外科药学专论系列丛书

U0147420

外科中药学

主　编　唐洪梅　郑志华

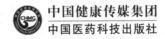

中国健康传媒集团
中国医药科技出版社

内 容 提 要

本书是"外科药学专论系列丛书"之一，共4篇11章，内容包括外科中药学概论，外科中药师工作，中医外科疾病的病因病机、辨证及药物治疗，毒性中药的管理和应用等。重点在于介绍各种中医外科常见疾病的中药治疗，并汇集大量单味中药、中药方剂与中成药。本书内容丰富，条理清晰，实用性强。本书可供外科中药师、外科药师及外科医师参考使用，也可作为其他专科药师、中药临床药师培训基地人才培养教材。读者通过本书可全面认识外科中药学，有助于提高中医外科疾病药物治疗水平。

图书在版编目（CIP）数据

外科中药学/唐洪梅，郑志华主编.—北京：中国医药科技出版社，2024.3
ISBN 978-7-5214-4527-5

Ⅰ.①外… Ⅱ.①唐… ②郑… Ⅲ.①外科－中药学 Ⅳ.①R287.2

中国国家版本馆CIP数据核字（2024）第050050号

美术编辑　陈君杞
版式设计　友全图文

出版　**中国健康传媒集团** | 中国医药科技出版社
地址　北京市海淀区文慧园北路甲22号
邮编　100082
电话　发行：010-62227427　邮购：010-62236938
网址　www.cmstp.com
规格　710×1000mm $\frac{1}{16}$
印张　19
字数　317千字
版次　2024年3月第1版
印次　2024年3月第1次印刷
印刷　北京侨友印刷有限公司
经销　全国各地新华书店
书号　ISBN 978-7-5214-4527-5
定价　**69.00元**

获取新书信息、投稿、为图书纠错，请扫码联系我们。

李涵涵（中国药科大学）

杨丽红（广州中医药大学第一附属医院）

吴映秀（佛山市中医院）

吴俊标（广东省中医院）

吴惠妃（中山市中医院）

邱绿琴［深圳市宝安中医院(集团)］

余应嘉（广州市中西医结合医院）

陈锡培（东莞市中医院）

林子贝（广州市中西医结合医院）

欧阳炜（广东省第二中医院）

庞　牧（深圳市中医院）

房财富（中山大学肿瘤防治中心）

柯颖川（东莞市中医院）

钟燕珠（广东省中医院）

索　娟（深圳市中医院）

唐　榕（广州市第一人民医院）

唐志芳［深圳市宝安中医院(集团)］

梁秀清（佛山市中医院）

蓝义琨（佛山市中医院）

外科药学是研究外科患者特殊用药特点，寻找最适合外科患者药物治疗方案，解决外科患者药物相关问题，改善外科患者临床结局的学科。目前，外科药学以西药的药物治疗管理为主，然而随着国家对中医药的重视和扶持以及中医药在临床的广泛应用，不仅在中医院，在西医院中医药都被作为外科疾病治疗的重要手段。

与此同时，中医药在外科领域的应用，从最早期的疮疡拓展到泌尿系统疾病、皮肤疾病、外周血管疾病、肿瘤、肛肠疾病的治疗及围手术期康复等，基本涵盖了外科全部领域。中医药在外科的应用，不仅通过促进修复和改善受损组织或器官功能，更注重整体干预，善于通过中药内治和外治相结合的手段达到治疗效果。显然，中药在外科疾病的应用十分重要，是外科药物治疗管理的一部分。如何根据各外科疾病特点，保证中药内治、外治的有效性和安全性，是临床药师面临的新挑战。因此，建立外科中药学，为药师提供外科疾病用药领域的知识体系，对开展中西结合的外科药学服务具有重要意义。

我们定义外科中药学是一门研究患者中医外科疾病用药特点，寻找最适合患者的中药治疗方案，解决相关药物问题，以改善临床结局的学科。本书重点研究各类常见外科疾病的临床治疗方剂、中成药的使用，中药品种的选择，药物相互作用，监护治疗的有效性和药物不良反应等。对于治疗中用到的有毒中药的管理和使用，也是本书的重要内容之一。

根据《中华人民共和国野生动物保护法》，来源于国家保护动物品种的动物药不再作药用，本书介绍其替代品种供参考。书中出现的毒性中药品种按《医疗用毒性药品管理办法》管理和应用。

为促进外科中药学高质量发展，广东省药学会组织长期从事中药临床药学工作且具有外科药学丰富实践经验的专家，编写了这本《外科中药学》专著。本书可供外科中药师、外科药师及外科医师参考使用，也可作为其他专科药师、中药临床药师培训基地人才培养教材。

鉴于编者水平所限，书中难免有疏漏和不当之处，敬请专家、同道斧正。

编　者

2023 年 11 月

目录

第四篇　毒性中药在外科治疗中的管理及应用

第一篇

外科中药学概论

第一章
外科中药学的建立背景、定义及意义

中医外科学历史悠久、疾病范围广泛，随着社会的进步、学术的发展，现代中医外科对疮疡、瘿、瘤、岩、皮肤及性传播疾病、乳房疾病、肛肠疾病、泌尿男性生殖系统疾病、周围血管疾病、骨关节疾病及其他外伤性疾病，在以中医药理论为指导的基础上，吸收西医先进手术技术，广泛运用中药与西药结合进行治疗。近年来，中药的不合理应用及中西药物不合理联用现象日益增多，中药的不良反应和不良事件频发，与此同时，外科医生更注重手术治疗，使外科的不合理用药情况相对内科更为常见，因此迫切需要药师参与治疗。为什么要设立"外科中药师"？"外科中药学"的学科构架是什么？外科中药学服务与传统药学服务是什么关系？这是我们开展外科中药学教育所要解决的问题。

第一节　外科中药学的建立背景

一、中药学走向临床是学科发展的必然

自古医、药是一家。古希腊的希波克拉底（Hippocrates，公元前460年～公元前370年），既是"西方医学之父"，亦被尊为"西方药学之父"，他在《希波克拉底文集》中记载了近400种草药，创制并应用了含漱剂、栓剂、丸剂、锭剂、软膏、蜡膏、坐药和吸入剂。在中国，张仲景的《伤寒杂病论》不仅确立了中医临床的基本原则，还创造了大量有效的方剂，因此后世称张仲景为"医圣"。孙思邈编撰了世界上第一部国家级药典——《新修本草》，后世尊称孙思邈为"药王"。李时珍的药学巨著《本草纲目》对后世影响极大，他被后人尊称为"药圣"。

到近代，由于自然科学，特别是生物学和化学的发展，医学、药学和中药学各自发展为独立的一级学科。一直以来，医生直接对患者进行疾病诊断、治疗，并处理由治疗带来的各种问题。一个疾病专科常用的药物一般不会超过30种，医生在掌握本专科疾病病理生理、诊断、治疗的基础上，再完全弄清本专科及相关专科药物的作用机制、使用方法、不良反应及处理措施等是十分艰巨的任务。

中医药作为我国独具特色的卫生资源，是中国特色医药卫生事业不可或缺的重要组成部分，随着大众对中医药的需求日益增长，中药的不合理应用及中西药不合理联用现象日益增多，特别是近年来发生的马兜铃肾病事件、中成药重金属砷、汞含量严重超标事件以及中药注射剂不良反应事件等一系列中药药害事件使中药的安全性受到了质疑，究其根源，并不是中药本身出现了问题，而是中药使用的合理性出现了问题。药物的不合理使用不仅危害了患者的健康，而且浪费了有限的卫生资源，而紧密结合中医临床开展的中药临床药学，其工作核心就是合理用药。中药临床药师经过系统的药学训练，能把工作重点聚焦在用药上，在中药品种选择、炮制加工、中西药联合应用及制剂服务方面有其独特之处。中药临床药师进入临床团队，可配合临床团队更合理地使用药物，使患者获得更好的临床治疗结局。这对促进我国中医药事业发展，使中医药走向世界、造福人类都具有重大的现实意义和深远的历史意义。

二、医院中药学发展历程

中医药是中华文明的瑰宝，为防病治病、保障人民身体健康做出了重要贡献。1949年以后，我国中药事业有了很大的发展。尤其是今天，国家对中医药的重视和支持到了前所未有的程度，中医药临床取得了长足的发展，国内不仅是中医医院，还有很多综合医院也都在应用中成药和中药饮片。医院中药学是在这种大形势下应运而生的一门新兴学科，是医院药学的重要分支，它涵盖医院中药供应、中药临床药学、中药调剂、中药制剂、中药质量鉴定及医院中药药事管理等内容。

随着医疗改革政策的推行，我国医疗机构的药学工作也面临重大变革。1949年以后，医院药学部门名称的变化从药房、药局、药剂科到药学部，工作内容从传统的药品供应保障发展到以患者为中心的药学服务。医院药师从几百人发展到近45.3万人，临床药师从无到所有医院全覆盖。为了适应我国中医药事业发展的需要，医院中药学学科正逐步成为一门迈向临床的学科。

中药临床药学作为临床药学一个新的分支，以中医药理论为指导并结合现代科学手段开展临床工作，充分发挥中医整体观念和辨证施治优势，以实现临床用药的安全性和有效性。它的诞生进一步丰富医院中药学的工作内涵，推动医院中药学的发展，虽然中药临床药学起步较晚，但随着国家对中医药事业的扶持，中药临床药学工作也得到重视和发展。北京中医药大学、河南中医药大学和南京中医药大学等许多高等院校，已经率先开展了中药临床药学本科及研究生教育。完整的中药临床药师培养模式也已起步。2016年由中华中医药学会牵头的中药临床药师培训基地正式建立，首批有10家医院成为中药临床药师培训基地，截至2021年年底，共有47家医院获批成为中华中医药学会中药临床药师培训基地。

三、外科中药师培养的必要性和迫切性

中药临床药学教育的蓬勃发展极大地促进了医院中药临床药学的开展，目前中药临床药学工作虽然也涉及外科，但重点仍在内科，中药临床药师培训专业设置包括通科、肺病科、脑病科、肿瘤内科、脾胃病科、内分泌科、心血管科、儿科、肾内科、妇科等，缺乏外科中药师培训。内科医生的治疗手段主要是药物，他们对药物，尤其是本专科的药物是较为熟悉的，不合理用药的情况相对较少；而在外科，相对药物治疗，外科医生更关注手术或者其他非药物疗法，但药物治疗对于外科也是必不可少的，外科的不合理用药情况相对内科更为常见，因此，中医外科对药师的需求也更为迫切，有必要培养一批外科中药师以协助外科临床治疗。

四、外科中药师的概念

随着我国医疗改革的进一步深入，医院药师必须转型、发展，契合临床需要，才能避免在医疗改革的大潮中被淘汰。外科是药师发挥作用的重要领域。

在国外，药师开展外科药学服务早有先例，在美国，药师在围手术期抗菌药物管理团队中发挥重要的作用，他们的外科药学发展历程对我们的工作有重要启示：药师的进入一开始是为了控制医疗成本，现在则是直接监护患者；由于与团队的其他成员在角色上没有冲突，药师可以处于良好的位置并提出改变治疗方法的建议，不会引起团队其他成员的焦虑，因而在团队不同成员间起桥梁作用；药师通过审方促进用药的合理性，是保证用药安全、适当的安全网；药师主要负责

抗生素的选择，包括是广谱还是窄谱，按PK/PD原则选择合适的剂量，口服还是静脉给药，治疗时长是多少。在丹麦，2009年实施的丹麦医疗质量计划（DDKM）要求医师要记录患者病史、药物重整和登记过敏，其中用药方面的内容让外科医师备感困扰，临床药师与外科医师的合作就此开始，并取得了良好的效果。

2011年，卫生系统的"全国抗菌药物临床应用专项整治活动"中要求药师对围手术期预防性使用抗菌药物进行管理。广东省药学会2015年率先提出"外科药师"的概念，除抗菌药物外，让药师将围手术期的抗血栓、镇痛、临床营养一并管理起来，并采用"协议处方权"的形式，通过药师与医师签订处方协议，使药师成为内科医师在外科发挥作用的抓手。

传统中医药理论中虽然没有药学服务概念，但药学服务的理念在传统中医药理论和实践中早有体现，涉及中药的煎药方法、用药禁忌、配伍禁忌、用药食忌、用药注意事项等各方面。下面以桂枝汤为例看外科中药学服务内容，桂枝汤主要用于外感风寒证，恶风、头痛、舌苔白、脉浮缓者。《伤寒杂病论》桂枝汤原方记载：桂枝三两（去皮）、芍药三两、甘草二两（炙）、生姜三两（切）、大枣十二枚（擘）。上五味，咬咀，以水七升，微火煮取三升，去滓，适寒温，服一升。服已须臾，啜热稀粥一升余，以助药力。温覆令一时许，遍身漐漐微似有汗者益佳，不可令如水流漓，病必不除。若一服汗出病瘥，停后服，不必尽剂；若不汗，更服依前法，又不汗，后服小促其间，半日许，令三服尽。若病重者，一日一夜服，周时观之，服一剂尽，病证犹在者，更作服；若汗不出，乃服至二三剂。禁生冷、黏滑、肉面、五辛、酒酪、臭恶等物。该方涉及中药药学服务内容如下。①方剂中中药饮片的给付以及中药饮片名称的考证等问题，经考证唐代以前医药文献，发现当时桂枝和肉桂是同一药物，"桂枝去皮"应是我们现在的"肉桂去表面粗皮"。②服药方法及服药监护：服药一升，并喝热稀粥以助药力；盖被以保暖，并以微微出汗为佳，而不应大汗淋漓，否则病不除；如果服后不出汗，可以再次服，如果服后还不出汗，可以再服，半日可将一剂服完；若病重服完一剂后汗不出，可再服一至两剂；如果服用一次汗出，病去即可停服，不用将一剂服完。③服用桂枝汤的用药禁忌：禁生冷、黏滑、肉面、五辛、酒酪、臭恶等物；服药期间不宜喝酒，食用生冷辛辣食物。由此例子可见，外科中药师工作内容贯穿中药临床用药服务的全过程，保证临床用药的安全性和有效性。外科中药师在外科工作中提供中药学服务以解决中医外科临床中用药问题为目标，帮助医师在外科治疗中更加顺利地解决临床问题。

第二节　外科中药学的定义和开展外科中药学工作的意义

一、外科中药学的定义

外科中药学（Surgical Pharmacy of Chinese Medicine）是研究患者中医外科疾病用药特点，寻找最适合患者的中药治疗方案，解决相关药物问题，以改善临床结局的学科。

外科中药学服务是临床药学服务的一部分。中医外科疾病的治疗分为内治法和外治法两大类，由于病情变化错综复杂，大部分外科疾病必须外治与内治并重。外科医师对用药的熟悉程度可能不如内科医师，因此外科中药师所承担的风险可能会比从事内科药学服务的药师高，外科中药师应由具有中药临床药学服务工作基础的药师来担任。

二、开展外科中药学工作的意义

药师投身临床工作是学科发展的必然，也是药学服务转型的要求。药师是在医院内具有系统药学知识的医务人员，从理论上讲，应对医院内药品的全链条管理负责，实现患者的全程化药学服务，这不仅仅是在传统的医院药学工作中传递服务，也包括提供临床治疗的药学服务。药师加入临床治疗团队中，才能使临床中的药学服务工作得到可持续发展。

中医外科医师的关注点聚焦于手术疗法和其他疗法（如引流法、针灸法、冷冻法等），使得中医外科成为中药师进入临床的良好切入点，中药师的作用能得到有效发挥。同时，药师在中医外科药学服务工作的成功，有利于拉动医院药学工作的开展。如：中医外科是医院尤其是中医医院重要的医疗科室，其对中药师的需求可极大地消除其他医务人员对药师作用的疑虑；外科成功的用药干预有利于内科药学工作的开展；药师通过中药学服务，可为临床和公众提供更多的合理用药知识宣传和技术支持，促进中药的合理使用，使中医药为保障人类健康发挥更大的作用。

第二章
中医外科疾病的病因病机

第一节　致病因素

外科疾病的发生大致有外感六淫、外来伤害、感受特殊之毒、情志内伤、饮食不节、劳伤虚损、痰饮瘀血等七个方面的因素。

一、外感六淫

六淫邪毒能直接或间接地侵害人体引发外科疾病。《外科启玄·名疮疡当分三因论》云："天地有六淫之气，乃风寒暑湿燥火，人感受之则营气不从，逆于肉理，变生痈肿疔疖。"当自然界气候异常变化或人体抗病能力低下时，风、寒、暑、湿、燥、火则成为六淫邪气侵害人体。六淫致病大多具有以下特点：①季节性，与时令气候密切相关；②地域性，与生活、工作的区域环境密切相关；③相兼性，六淫既可以单独致病也可以两种以上同时侵犯人体而为病。

1.风　具有善动不居、轻扬开泄的特点。风为阳邪，来去疾速，善动不居，变幻无常，多为阳证；风性上行，多侵犯人体上部，致颈痈、头面丹毒等病。风邪致病特点是其肿宣浮，患部皮色或红或不变，痛无定处，走注甚速，伴恶风、头痛等全身症状。

2.寒　具有寒冷、凝结、收引的特征。寒为阴邪，易伤阳气，常侵袭人体的筋骨关节。寒邪侵袭人体易致局部气血凝滞，经脉阻滞，血脉运行失常，故易生冻疮、脱疽、流痰等。患部特点多为色紫青暗，不红不热，肿势散漫，痛有定处，得暖则减，化脓迟缓，常伴恶寒、四肢不温、小便清长等全身症状。

3.暑　具有炎热、升散、兼湿等特性。主要发生在夏至之后、立秋之前。暑为阳邪，暑热外受，蕴蒸肌肤，汗出过多，或汗出不畅，以致暑湿逗留，易发生暑疖，甚至形成暑湿流注。患部表现为焮红、肿胀、灼热、糜烂流脓或伴滋水，或痒或痛，其痛遇冷则减，常伴口渴、胸闷、神疲乏力等全身症状。

4.湿　具有重着、黏滞、趋下的特性。湿为阴邪，易伤阳气，湿性趋下，故生于身体下部的外科疾病，多与湿邪有关。且湿性黏滞，着而难去，致病每多缠绵难愈，或反复发作。湿邪可与风、寒、暑、热兼夹为患，外科疾病中以湿热致病多见。湿热流注于下肢与二阴，可发臁疮、脱疽、下肢丹毒及囊痈等病；湿热下注于膀胱，则见尿频、尿急、尿痛、尿血等症，如血淋、石淋等。湿侵肌肤，郁结不散，与气血相搏，可发生湿疮、水疱、脓疱疮、渗液等损害。湿邪致病特点：局部肿胀、起水疱、糜烂、渗液、瘙痒，常伴纳差、胸闷腹胀、大便稀薄、四肢困倦、舌苔厚腻、脉濡或缓等全身症状。

5.燥　具有干燥、收敛等特性。燥性干涩，易伤津液，致皮肤干燥皲裂，外邪乘机侵袭，易致生痈或引起手足部疔疮等病。燥邪易伤人体阴液，侵犯皮肤，致患部干燥、枯槁、皲裂、脱屑等，常伴口干唇燥、咽喉干燥或疼痛等全身症状。

6.火　具有炎热升腾等特性。火邪的特点是属热，热为火之轻，火为热之重，两者仅在程度上有差别。其患病大多由于直接感受温热之邪所引起，如疔疮、有头疽、痈、药毒、丹毒等。火为阳邪，其病一般多为阳证，特点多为发病迅速，来势猛急，焮红灼热，肿势皮薄光亮，疼痛剧烈，容易化脓腐烂，或有皮下瘀斑，常伴口渴喜饮，小便短赤、大便干结等全身症状。

总之，六淫邪毒均可成为外科疾病的致病因素。在发病过程中，由于风、寒、暑、湿、燥诸邪毒均能化热生火，所以疮疡的发生尤以"热毒""火毒"最为常见，正如《医宗金鉴·外科心法要诀》所说"痈疽是火毒生"。

二、外来伤害

凡跌扑损伤、沸水、火焰、寒冻及利器均可导致皮肤、肌肉、筋骨、内脏损伤。引起局部气血凝滞、血行不畅，导致瘀血流注、水火烫伤、冻伤、外伤染毒等外伤性疾病；同时也可因外伤而再感受毒邪，发生破伤风或手足疔疮等；或因损伤致脉络瘀阻，气血运行失常，筋脉失养而发生脱疽等。

三、感受特殊之毒

特殊之毒不仅包括虫毒、蛇毒、疯犬毒、药毒、食物毒，还有疫毒。外科疾病中可因虫兽咬伤，感受特殊之毒而发病，如毒蛇咬伤、狂犬病；接触疫畜如牛、马、羊而感染疫毒的疫疔；因虫蜇后引起的虫咬皮炎；某些人由于禀性不耐，接触生漆后而发漆疮，或服用某些药物或食物后可中毒等。此外，凡未能找到明确致病的病邪者也称为毒，如无名肿毒。由毒而致病的特点是一般发病迅速，有的可具有传染性，常伴有局部疼痛、瘙痒、麻木，以及发热、口渴、便秘等全身症状。

四、情志内伤

情志是指人体的内在精神活动，包括喜、怒、忧、思、悲、恐、惊，故又称七情。七情一般不会导致或诱发疾病。而过于突然、强烈或持续不解的情志反应，超越了人体生理和心理的适应和调节能力，可使体内的气血、经络、脏腑功能失调而发生外科疾病。如肝主疏泄，能调节乳汁的分泌，产妇过度精神紧张，易致肝胃不和，使乳汁积滞，乳络不畅，瘀久化热，邪热蕴蒸，以致经络阻塞，气血凝滞，导致乳痈的发生。再如瘿病，多由于忧恚郁怒，情志内伤，以致肝脾气逆，脏腑失和而生。情志内伤所致的外科疾病，大多发生在乳房、胸胁、颈部两侧等肝胆经循行部位，患部特点为肿胀，或软如馒，或坚硬如石，常皮色不变，或伴精神抑郁、急躁易怒、喉间梗塞等症状。

五、饮食不节

饮食是人类赖以生存和维持健康的基本条件，过饥过饱，或饥饱无常，均可导致疾病的发生。恣食膏粱厚味、醇酒炙煿或辛辣刺激之品，可使脾胃功能失调，湿热火毒内生，若同时感受外邪则易发生痈、有头疽、疔疮等疾病，故《素问·生气通天论》说："高粱之变，足生大丁。"而且由于饮食不节，脾胃火毒所致的痈、有头疽、疔疮等病，较之单由外邪所引起的更为严重，如消渴病合并有头疽。皮肤病中的粉刺、酒齄鼻的发生，多与过食醇酒炙煿、辛辣刺激之品有关。

六、劳伤虚损

劳伤虚损主要是指过度劳力、劳神、房事过度等因素，导致脏腑经络及精气血津液的失常而发生疾病。如肾主骨，肾虚则骨髓空虚，风寒痰浊乘机入侵而生流痰；肾阴不足，虚火上炎，灼津为痰，痰火凝结而生瘰疬，且瘰疬治愈之后可因体虚而复发；肝肾不足，寒湿外侵，凝聚经络，闭塞不通，气血运行不畅而成脱疽，或致阳痿；劳力过度或久立久行使肌肉劳损，可引起下肢筋瘤等。

七、痰饮瘀血

痰饮、瘀血均是疾病过程中形成的病理产物，在一定的条件下，又能作用于人体，干扰机体的正常功能，引起新的病变。临床上痰与瘀常相兼致病，互为因果。外科所涉及之痰主要指凝聚于肌肉、经络、骨节之间，有征可凭的有形之痰，所致病具有起病缓慢、病程较长、早期症状多不明显等特点。痰阻阳明、少阳之经，可致瘰疬；痰凝乳络，可生乳核、乳癖；痰凝肌肤，可发为肢体结节肿块；痰留骨节，可发为流痰等。

瘀血是体内因血行滞缓或血液停积而形成的病理产物。病位固定，病证繁多，瘀阻皮肤可发生白疕、油风、瓜藤缠、药毒等；瘀阻肌肤，营气不从，逆于肉理，乃生痈肿、疮疡等；瘀阻趾端，血行闭塞，可发生脱疽；脉络滞塞不通，则发恶脉、胸痹；瘀血滞留肛门不散，脉络曲张，则发为痔；下焦蓄血，瘀阻膀胱，则致癃闭；瘀血阻于肠胃，血热相结，可发肠痈、肠结；肾岩、乳岩等恶性肿瘤，瘀血更是重要的致病原因。

第二节　发病机制

由于各种致病因素侵袭作用于机体，与机体正气相争，邪胜则引起气血凝滞、经络阻塞、营气不从、脏腑失和，导致阴阳失调，产生各种病理变化，从而发生外科疾病。外科疾病的发病机制主要涉及邪正盛衰、气血凝滞、经络阻塞、脏腑失和四个方面。

一、邪正盛衰

邪正盛衰是指在疾病过程中，机体正气的抗病能力与致病邪气之间的相互斗争中所发生的盛衰变化，直接影响疾病的预后与转归，同时也决定着病证的虚实变化。"正气存内，邪不可干"若正气充盛，抗邪有力，则病邪难于入侵，即不发病。若邪气偏盛，正气相对不足，邪胜则发生外科疾病。外科疾病过程中，邪正盛衰的变化受治疗用药的影响较大。如阳证疮疡初期，一味地内服大剂量寒凉克伐药物，常使正气内伤，气血凝滞而毒聚不散；又如疮疡脓成，无论阳证、阴证，不用托法，或溃后排脓不畅，不及时切开引流，均可致毒留肌肤、筋骨，甚而内攻脏腑。重症或久病伤正之后，或热毒伤阴，或脓泄大伤气血，阳证实证可转为阴证虚证，从而导致正邪关系的本质发生动态变化。

二、气血凝滞

气血凝滞是指气血生化不及或运行障碍而致其功能失常的病理变化。当致病因素造成局部气血凝滞之后，可出现疼痛、肿胀、结节、肿块、出血、皮肤增厚、紫斑等。气血阻滞于人体，因部位不同而各具临床特征。如阻于膀胱则淋浊、癃闭、血尿；阻于肌肤则刺痛、肿胀、瘀斑、血肿；阻于筋骨则酸胀疼痛；阻于经脉则肢体拘急、活动不利，甚则麻木冷痛。气血凝滞，郁而化热，热胜肉腐，血肉腐败，则蒸酿液化为脓。

气血的盛衰直接关系着外科疮疡的起发、破溃、收口等，对整个病程的长短有一定的影响。如气血充足，外科疮疡不仅易于起发、破溃，而且易于生肌长肉而愈合；如气虚则难于起发、破溃；血虚则难以生肌收口；气虚下陷可致脱肛；血虚不润可致皮肤干燥、脱屑、瘙痒。可见气血的盛衰与外科疾病的预后和治疗都有着密切关系。

三、经络阻塞

局部经络阻塞是外科疾病总的发病机制之一；同时，身体经络的局部虚弱也能成为外科疾病发病的条件。如外伤瘀阻后形成瘀血流注、白驳风，头皮外伤血肿后常可导致油风的发生等，所谓"最虚之处，便是容邪之地"。此外，患处部位所属经络与外科疾病的发生发展也有着重要的联系。如有头疽生于项的两侧者，为足太阳膀胱经所属，该经为寒水之经，也为多血少气之经，所以难以起发。臁疮本属难以愈合之病，而外臁与内臁相比，则较易收口，原因是外臁为足三阳经所属，为多气多血之经，而内臁为足三阴经所属，为多气少血之经。经络也是传导毒邪的通路，它具有运行气血、联络人体内外各组织器官的作用，经络与外科疾病的发生、变化有着密切的联系。

四、脏腑失和

人体是一个完整统一的有机体，外科疾病虽然绝大多数发于体表的皮、肉、脉、筋、骨的某一部位，但与脏腑有着密切的联系。《素问·至真要大论》说："诸痛痒疮，皆属于心。"《外科启玄·明疮疡大便秘结论》亦云："大凡疮疡皆由五脏不和，六腑壅滞，则令经络不通而所生焉。"如心火充盛、脾胃湿热火毒等可导致疮疡的发生；肠胃湿热蕴蒸，可发为粉刺；肺肾两亏，可发生瘰疬、流痰。因此，外科疾病的发生与脏腑功能失调有关。

脏腑内在的病变可以反映于体表，而体表的毒邪通过经络的传导也可以影响脏腑而发生病变。如有头疽、颜面疔疮、疫疔、毒蛇咬伤等可因热毒、疫毒、蛇毒的毒邪炽盛，或因体虚不胜邪而使毒邪走散，内攻脏腑。如毒邪攻心，蒙蔽心包，扰乱神明，则出现神昏谵语；毒邪犯肺即可见咳嗽、胸痛、血痰等，形成走黄、内陷危证。

总之，从外科疾病的发生、发展、变化的过程来看，它与气血、脏腑、经络的关系是极其密切的。概括而言，便是阴阳的平衡失调，气血、脏腑、经络均是寓于阴阳之中。气为阳，血为阴；腑属阳，脏属阴；经络之中有阳经、阴经之分，它们之间相互依存、相互制约和相互转化。由于各种致病因素破坏了这种关系，造成阴阳的平衡失调，就能导致疾病的发生。

第三章
中医外科疾病的辨证

第一节　阴阳辨证

一、阴阳是外科疾病辨证的总纲

阴阳是八纲辨证的总纲。准确归类外科疾病诊断的前提是辨清阴证和阳证。《黄帝内经·阴阳应象大论》曰："善诊者，察色，按脉，先别阴阳。"外科在辨别阴阳属性上还有自己的特点，《外科正宗》《外科大成》《医宗金鉴》等外科重要文献着重论述阴证阳证，而略于表里、寒热、虚实；《疡医大全》曰："凡诊视痈疽，施治必须先审阴阳，乃为医道之纲领，阴阳无谬，治焉有差。医道虽繁，而可以一言蔽之者，曰阴阳而已。"进一步指出阴阳在外科疾病辨证方面的重要性。所以，阴阳不仅是八纲辨证的总纲，也是一切外科疾病辨证的总纲。

二、辨阴证阳证

中医外科疾病的阴阳辨证重点在于局部症状，其辨别要点概括如表1-3-1。

表1-3-1　中医外科疾病局部辨证要点

要点	阳证	阴证
发病缓急	急性发作	慢性发作
病位深浅	发于皮肉	发于筋骨
皮肤颜色	红活焮赤	紫暗或皮色不变
皮肤温度	灼热	不热或微热

续表

要点	阳证	阴证
肿形高度	高起	平坦下陷
肿胀范围	肿胀局限，根脚收束	肿胀范围不局限，根脚散漫
肿胀硬度	软硬适度，溃后渐消	坚硬如石，或柔软如棉
疼痛感觉	比较剧烈	不痛、隐痛、酸痛或抽痛
脓液稀稠	稠厚	稀薄或为纯血水
病程长短	短	长
全身症状	初起常伴有形寒发热、口渴、纳呆、大便秘结、小便短赤，溃后症状逐渐消失	初起一般无明显病状，酿脓期常有骨蒸潮热、颧红，或面色㿠白、神疲、自汗、盗汗等症状，溃脓后更甚
预后顺逆	易消、易溃、易敛，预后多顺（良好）	难消、难溃、难敛，预后多逆（不良）

第二节　部位辨证

部位辨证又称"外科三焦辨证"，是指按外科疾病发生的上、中、下部位进行辨证的方法。外科疾病的发生部位包括上部（头面、颈项、上肢）、中部（胸腹、腰背）、下部（臀腿、胫足）。清代高锦庭归纳了上、中、下三部的发病特点，进而提出外科病位辨证的思想，以上、中、下三个部位作为探讨其共同规律的出发点，与其他辨证方法相互补充、相互联系，对临床应用具有重要指导作用。其具体辨证内容如表1-3-2。

表1-3-2　中医外科疾病部位辨证要点

部位	病因特点	发病特点	常见症状	常见疾病
上部辨证	风邪易袭，温热多侵。病因多为风温、风热	来势迅猛	发热恶风，头痛头晕，面红目赤，口干耳鸣，鼻燥咽痛，舌尖红而苔薄黄，脉浮而数。局部红肿宣浮，忽起忽消，根脚收束，肿势高突，疼痛剧烈，溃疡脓稠而黄	头面部疖、痈、疔诸疮；皮肤病如油风、黄水疮等；颈项多见瘰、瘤等；上肢多见外伤染毒，如疖、疔等
中部辨证	多为气郁、火郁致脏腑功能失和	常于发病前有情志不畅的刺激史，或素有性格郁闷。发病时情志变化可影响病情	情志不畅，呕恶上逆，胸胁胀痛，腹胀痞满，纳食不化，大便秘结或硬而不爽，腹痛肠鸣，小便短赤，舌红，脉弦数。局部初觉疼痛灼热，继则红肿起疱，或流滋水；或局部高肿，触之硬痛，脓腔深在，脓液稠厚，或伴鲜血；或局部肿物，随喜怒消长，忽大忽小等	乳房肿物、腋疽、胁疽、背疽、急腹症、缠腰火丹及癥瘕积聚等

续表

部位	病因特点	发病特点	常见症状	常见疾病
下部辨证	寒湿、湿热多见	起病缓慢，初觉沉重不爽，继则症形全现。病程缠绵不愈，反复发作，或时愈时发	患部沉重不爽，二便不利，或肿胀如棉，或红肿流滋，或疮面紫暗、腐肉不脱、新肉不生，疮面时愈时溃	臁疮、脱疽、股肿、子痈、子痰、水疝等

第三节　经络辨证

一、人体经络

经络是体表组织与脏腑器官之间的重要联络渠道。经络辨证的目的在于更好地指导诊断与治疗（表1-3-3）。

表1-3-3　中医外科疾病经络循行部位

部位	所属经络
头顶	正中属督脉经；两旁属足太阳膀胱经
面部、乳部	属足阳明胃经（乳房属胃经，乳外属足少阳胆经，乳头属足厥阴肝经）
耳部前后	属足少阳胆经和手少阳三焦经
手、足心部	手心属手厥阴心包经；足心属足少阴肾经
背部	总属阳经（因背为阳，中行为督脉之所主，两旁为足太阳膀胱经）
臂部	外侧属手三阳经；内侧属手三阴经
腿部	外侧属足三阳经；内侧属足三阴经
腹部	属阴经（因腹为阴，中行为任脉之所主）
其他	如生于目部为肝经所主；生于耳内为肾经所主；生于鼻内为肺经所主；生于舌部为心经所主；生于口唇为脾经所主

一是探求局部病变与脏腑器官之间的内在联系，以了解疾病传变规律。体表病变在多数情况下是脏腑病变的反映，可谓"有诸内必形诸外"，如肝病见少腹痛，胃火见牙痛等。通过经络辨证，从体表局部症状测知脏腑功能盛衰。

二是依据所患疾病部位和经络在人体的循行分布，从局部症状所循经络了解脏腑的病变，在经络循行的部位或经气聚集的某些穴位处存有明显压痛或局部形态的变化，反映了不同脏腑的病变，亦有助于诊断。如胆囊炎在右肩胛处压痛，肠痈在阑尾穴处压痛。

三是经络气血的多少与疾病的性质密切相关，气血盛衰关系到疾病的发生与转归，依据疾病所属经络，结合疾病发展特点、性质等情况，可以明确地指导用药。如《灵枢·官能》篇谓："察其所痛，左右上下，知其寒温，何经所在。"有头疽好发于项部，此乃足太阳膀胱经循行之处。

二、十二经脉气血

手足十二经脉有气血多少之分。

多气多血之经：手阳明大肠经、足阳明胃经。

多血少气之经：手太阳小肠经、足太阳膀胱经、手厥阴心包经、足厥阴肝经。

多气少血之经：手少阳三焦经、足少阳胆经、手少阴心经、足少阴肾经、手太阴肺经、足太阴脾经。

凡外疡发于多气多血之经者，病多易溃易敛，实证居多，故治疗时要注重行气活血。发于多血少气之经者，血多则凝滞必甚，气少则外发较缓，故治疗时注重破血，注重补托。发于多气少血之经者，气多则结必甚，血少则收敛较难，故治疗时要注重行气，注重滋养。

三、引经药

由于疮疡所发生部位和经络的不同，治则就有所分别，所以可结合经络所主的部位而选用引经药物，使药力直达病所，以提高疗效。常用的引经药如表1-3-4。

表1-3-4　常用引经药

经络	手太阳经	足太阳经	手阳明经	足阳明经	手少阳经	足少阳经
引经药	黄柏、藁本	羌活	升麻、石膏、葛根	白芷、升麻、石膏	柴胡、连翘、地骨皮（上）、青皮（中）、附子（下）	柴胡、青皮

续表

经络	手太阴经	足太阴经	手厥阴经	足厥阴经	手少阴经	足少阴经
引经药	桔梗、升麻、白芷、葱白	升麻、苍术、白芍	柴胡、丹皮	柴胡、青皮、川芎、吴茱萸	黄连、细辛	独活、桂枝、肉桂、细辛

第四节 局部辨证

外科疾病最显著的特征就在于局部病灶的存在，临床上局部辨证主要是辨红肿、发热、疼痛、成脓、麻木、溃疡、结节、肿块、瘙痒、功能障碍以及皮肤部位的各种损害等。由于局部病灶存在的直观性，有效地提供了临床辨证的客观依据。也有某些全身性疾病，其病灶却反映在局部。由于疾病的病因不同，程度各异，因而转归顺逆相差甚远。外科辨证虽多从局部病变着手，以局部症状为重点，但也绝不能孤立地以局部症状为依据，只有从整体观念出发，局部与全身辨证相结合，外在表现与五脏六腑病变相结合，辨证求因，全面分辨疾病的性质，综合起来进行辨证，抓住证候的主要致病因素，才能为施治提供可靠的依据。

一、辨肿

肿是由各种致病因素引起的经络阻隔、气血凝滞而形成的体表症状。肿势的缓急、集散程度，常为判断病情虚实、轻重的依据。由于患者体质的强弱与致病原因的不同，发生肿的症状也有所差异。

（一）肿的性质

1.**热肿** 肿而色红，皮薄光泽，焮热疼痛，肿势急剧。常见于阳证疮疡，如疖疔初期、丹毒等。

2.**寒肿** 肿而不硬，皮色不泽，苍白或紫暗，皮肤清冷，常伴有酸痛，得暖则舒。常见于冻疮、脱疽等。

3.**风肿** 发病急骤，漫肿宣浮，或游走无定，不红微热，或轻微疼痛。常见于痄腮、大头瘟等。

4.**湿肿** 皮肉重垂胀急，深按凹陷，如烂棉不起，浅则光亮如水疱，破流黄水，浸淫皮肤。常见于股肿、湿疮等。

5.**痰肿** 肿势软如棉，或硬如馒，大小不一，形态各异，无处不生，不红不热，皮色不变。常见于瘰疬、脂瘤等。

6.气肿 皮紧内软，按之凹陷，复手即起，似皮下藏气，富有弹性，不红不热，或随喜怒消长。常见于气瘿、乳癖等。

7.瘀血肿 肿而胀急，病程较快，色初暗褐，后转青紫，逐渐变黄至消退。也有血肿染毒、化脓而肿。常见于皮下血肿等。

8.脓肿 肿势高突，皮肤光亮，焮红灼热，剧烈跳痛，按之应指。常见于某些疾病染毒所致，如乳痈、肛痈等。

9.实肿 肿势高突，根盘收束。常见于正盛邪实之疮疡。

10.虚肿 肿势平坦，根盘散漫。常见于正虚不能托毒之疮疡。

（二）肿的病位与形色

由于发病部位的局部组织有疏松和致密的不同，肿的情况也有差异。发生在表浅部位，如皮毛、肌肉之间者，赤色为多，肿势高突，根盘收束，肌肤焮红，发病较快，并易脓、易溃、易敛；手指部因组织致密，故局部肿势不甚，但其疼痛剧烈；病发手掌、足底等处，因病处组织较疏松，肿势易于蔓延，其肿处每较他处为大而明显；在筋骨、关节之间，发病较缓，并有难脓、难溃、难敛的特点；病发皮肉深部，肿势平坦，皮色不变者居多，至脓熟仅透红一点；大腿部由于肌肉丰厚，肿势更甚，但外观不明显；颜面疔疮、有头疽等显而易见，若脓未溃时，由红肿色鲜转向暗红而无光泽，由高肿转为平塌下陷，可能是邪毒走黄或内陷之危象。

二、辨肿块、结节

肿块是指体内比较大的或体表显而易见的肿物，如腹腔内肿物或体表较大的包块等；而较小触之可及的称为结节，主要见于皮肤或皮下组织。

（一）肿块

1.大小 一般以厘米为测量单位，测量其大小可作为记录肿块变化，观察治疗效果的客观依据。选择具体测量方法时要注意肿块覆盖物的厚度，特别是哑铃状及其他形状的肿块，因其体表虽小体内却很大。有些囊性变或出血性肿块随时间变化而增大，要随时观察其大小。B超测量可准确提示有意义的数值。

2.形态 常见的肿块形态特征有扁平、扁圆、圆球、卵圆、索条状、分叶状及不规则形态等。表面是否光滑可协助判断其性质，例如良性肿瘤因有完整包膜，触诊时多表面光滑；而恶性肿瘤多无包膜，所以表面多粗糙，高低不平，形状不一。

3.**质地** 从肿块质地的软硬可判断其不同性质。如骨瘤或恶性肿瘤质地坚硬如石；脂肪瘤柔软如馒；囊性肿块按之柔软等。但囊性病变囊内张力增大到一定程度时，触诊也很硬韧。临证时注意这些辨证要点，则不难鉴别。

4.**活动度** 根据肿块活动度一般可确定肿块的位置或性质。如皮内肿块可随皮肤提起，推移肿块可见皮肤受牵扯；皮下肿块用手推之能在皮下移动，无牵拉感等。总的原则是良性肿块多活动度好，恶性肿块活动度较差。但是，有的肿块不活动或活动度极小，却不一定是恶性。如皮样囊肿，镶嵌在颅骨上，致颅骨成凹，推之难移。

5.**位置** 有些肿块特别需要确定其生长的位置，以决定其性质和选择不同的治疗方法。如蔓状血管瘤看似位于体表，却多呈哑铃状，很可能外小内大，深层部分可以延伸到人体的骨间隙或内脏间隙。肌肉层或肌腱处肿块，可随肌肉收缩掩没或显露，如腱鞘囊肿、腘窝囊肿等。再有平卧位触摸不清或比较深在的腹部不易判断的肿块，检查时应选择不同体位，让患者平卧位抬头，这时腹肌紧张，可清楚地触及肿块，说明肿块位在腹壁；若肿块消失说明肿块位于腹肌之下或腹腔内。另外，对某些肿块则需要借助仪器检查。

6.**界限** 指肿块与周围组织间的关系。一般认为非炎症性、良性肿块常有明显界限；而恶性肿块呈浸润性生长，与周围组织融合，无明显界限。炎性肿块或良性肿块合并感染，或良性肿块发生恶性变时，均可由边界清楚演变为边界不清，临证中应综合分析，予以鉴别。

7.**疼痛** 一般肿块多无疼痛，恶性肿块初期也很少疼痛。只有当肿块合并感染，或良性肿瘤出现挤压症状，或恶性肿瘤中、后期出现破溃或压迫周围组织时可有不同程度的疼痛。

8.**内容物** 由于肿块来源及形成或组织结构的区别，肿块内可有不同的内容物。如某些肉瘿（甲状腺囊肿）含淡黄色或咖啡色液体；水瘤（淋巴管瘤）为无色透明液体；胶瘤（腱鞘囊肿）为淡黄色黏冻状液体；结核性脓肿内为稀薄暗淡夹有败絮样物质；脂瘤（皮脂腺囊肿）内含灰白色豆腐渣样物质等。

（二）结节

结节是相对肿块而言，大者为肿块，小者为结节。其大小不一，多呈圆形、卵圆形、扁圆形等局限性隆起，亦可相互融合成片或相连成串，亦有发于皮下，不易察觉，用手才能触及。结节疼痛多伴有感染；生长缓慢、不红无肿的结节，多考虑良性结节；对不明原因增长较快的结节，应尽快手术治疗，必要时应做病理检查。由于发生部位及形态不同，成因及转归各异，特别需要仔细辨认。

三、辨痛

痛是气血凝滞、阻塞不通的反映，也是疮疡最常见的自觉症状，而疼痛增剧与减轻又常为病势进展与消退的标志。由于患者邪正盛衰与痛的原因不一，以及发病部位的深浅不同，疼痛的发作情况也有所不同。因此，欲了解和掌握疼痛的情况，还应从引起疼痛的原因、发作情况、疼痛性质等几方面进行辨证，必要时痛肿合辨。

（一）疼痛原因

1.**热痛** 皮色焮红，灼热疼痛，遇冷痛减。常见于阳证疮疡。

2.**寒痛** 皮色不红，不热，酸痛，得温痛缓。常见于脱疽、寒痹等。

3.**风痛** 痛无定处，忽彼忽此，走注甚速，遇风则剧。常见于行痹等。

4.**气痛** 攻痛无常，时感抽掣，喜缓怒甚。常见于乳癖等。

5.**湿痛** 痛而酸胀，肢体沉重，按之见水肿或糜烂流滋。常见于臁疮、股肿等。

6.**痰痛** 疼痛轻微，或隐隐作痛，皮色不变，压之酸痛。常见于脂瘤、肉瘤。

7.**化脓痛** 痛势急胀，痛无止时，如同鸡啄，按之中软应指。多见于疮疡成脓期。

8.**瘀血痛** 初起隐痛，微热微胀，皮色不变或暗褐，或见皮色青紫瘀斑。常见于创伤或创伤性皮下出血。

（二）疼痛类别

1.**卒痛** 突然发作，病势急剧。多见于急性疾病。

2.**阵发痛** 时重时轻，发作无常，忽痛忽止。多见于石淋等疾病。

3.**持续痛** 痛无休止，持续不减，连续不断。常见于疮疡初起与成脓时或脱疽等。

（三）疼痛性质

1.刺痛　痛如针刺，病变多在皮肤。如蛇串疮。

2.灼痛　痛而有烧灼感，病变多在肌肤。如疖、颜面疔、烧伤等。

3.裂痛　痛如撕裂，病变多在皮肉。如肛裂、手足皲裂较深者。

4.钝痛　疼痛滞缓，病变多在骨与关节间。如流痰等。

5.酸痛　痛而有酸，病变多在关节间。如鹤膝痰等。

6.胀痛　痛而紧张，胀满不适。如血肿、癃闭等。

7.绞痛　痛如刀绞，发病急骤，病变多在脏腑。如石淋等。

8.啄痛　痛如鸡啄，并伴有节律性痛，病变多在肌肉，常见于阳证疮疡化脓阶段。

9.抽掣痛　痛时扩散，除抽掣外伴有放射痛。如乳岩、石瘿之晚期。

（四）痛与肿结合辨

（1）先肿而后痛者，其病浅在肌肤。如颈痈。

（2）先痛而后肿者，其病深在筋骨。如附骨疽。

（3）痛发数处，同时肿胀并起，或先后相继者。如流注。

（4）肿势蔓延而痛在一处者，是毒已渐聚；肿势散漫而无处不痛者，是毒邪四散，其势鸱张。

（5）肿块坚硬，如石不移，不痛或微痛，日久逐渐肿胀，时觉掣痛者，常为岩。

（6）肿势坚巨，已成脓而觉痛，症情较轻；已成脓而不觉痛，症情较重。

四、辨痒

痒是皮肤病主要的自觉症状之一，且多有不同程度的局部表现，如皮肤脱屑、潮红、丘疹、水疱、风团块等；在疮疡的肿疡、溃疡阶段也时有发生。痒是因风、湿、热、虫之邪客于皮肤肌表，引起皮肉间气血不和所致；或由于血虚风燥，肤失濡养而发。由于发生痒的原因不一，以及病变的发展过程不同，痒的临床表现也各异。

（一）辨痒的原因

1.风胜　走窜无定，遍体作痒，抓破血溢，随破随收，不致化腐，多为干性。如牛皮癣、白疕、瘾疹等。

2.湿胜　浸淫四窜，黄水淋漓，易沿表皮蚀烂，越腐越痒，多为湿性，或有传染性。如急性湿疮、脓疱疮等。

3.热胜　皮肤瘾疹，焮红灼热作痒，或只发于裸露部位，或遍布全身，甚至糜烂，滋水淋漓，结痂成片，常不传染。如接触性皮炎等。

4.虫淫　浸淫蔓延，黄水频流，状如虫行皮中，其痒尤甚，最易传染。如手足癣、疥疮等。

5.血虚　皮肤变厚、干燥、脱屑，很少糜烂流滋水。常见于牛皮癣、慢性湿疮等。

（二）辨痒的病变过程

1.肿疡作痒　一般较为少见，如有头疽、疔疮初起，局部肿势平坦，根脚散漫，脓犹未化之时，可有作痒的感觉，这是毒势炽盛，病变有发展的趋势。特别是疫疔，只痒不痛，但病情更为严重。又如乳痈等经治疗后局部肿痛已减，余块未消之时，也有痒的感觉，这是毒势已衰，气血通畅，病变有消散之趋势。

2.溃疡作痒　如痈疽溃后，肿痛渐消，忽然感觉患部发热奇痒，常由于脓区不洁，脓液浸渍皮肤，护理不善所致；或因应用汞剂、砒剂、敷贴膏药等引起皮肤过敏而发。如溃疡经治疗后，脓流已畅，余肿未消之时；或于腐肉已脱、新肌渐生之际，而皮肉间感觉微微作痒，这是毒邪渐化，气血渐充，助养新肉，将要收口的佳象。

五、辨麻木

麻木是由于气血失调或毒邪炽盛，以致经脉阻塞，气血不达而成。由于麻木的致病原因不同，其临床表现也有差别。如疔疮、有头疽坚肿色褐，麻木不知痛痒，伴有较重的全身症状，为毒邪炽盛，壅塞脉道，气血不运所致，常易发展为走黄和内陷；如麻风病患部皮肤增厚，麻木不仁，不知痛痒，为气血失和所致；脱疽早期患肢麻木且冷，为气血不运，脉络阻塞，四末失养所致。

六、辨脓

脓是外科疾病中常见的病理产物，因皮肉之间热胜肉腐蒸酿而成。及时正确辨别脓的有无、脓肿部位深浅，然后才能进行适当的处理；依据脓液性质、色泽、气味等变化，有助于正确判断疾病的预后顺逆，这是判断外科疮疡发展与转归的重要环节。

（一）成脓的特点

1.疼痛　阳证脓疡，因正邪交争剧烈，脓液积聚，脓腔张力不断增高，压迫周围组织而疼痛剧烈。局部按之灼热痛甚，拒按明显；老年体弱者应激力差，反应迟钝，痛感缓和。阴证脓疡则痛热不甚而酸胀明显。

2.肿胀　皮肤肿胀，皮薄光亮为有脓。深部脓肿，皮肤变化不明显，但胀感较甚。

3.温度　用手仔细触摸患部，与周围正常皮肤相比，若为阳证脓疡，则多局部温度增高。

4.硬度　《外科理例》云："按之牢硬未有脓，按之半软半硬已成脓，大软方是脓成。"《疡医大全》又谓："凡肿疡按之软隐者，随手而起者，为有脓；按之坚硬，虽按之有凹，不即随手起者，为脓尚未成。"肿块已软为脓已成。

（二）确认成脓的方法

1.按触法　用两手食指（示指）的指腹轻放于脓肿患部，相隔适当的距离，然后以一手指稍用力按一下，另一手指端即有一种波动的感觉，这种感觉称为应指。经反复多次及左右相互交替试验，若应指明显者为有脓。

2.透光法　用左手遮住患指（趾），同时用右手把手电筒放在患指（趾）下面，对准患指（趾）照射，然后注意观察指（趾）部上面，如见深黑色的阴影为有脓。此法适用于指、趾部甲下的辨脓。不同部位的脓液积聚，其阴影可在其相应部位显现。如蛇眼疔甲根后的脓液积聚，可在指甲根部见到轻度的遮暗；蛇头疔脓液在骨膜部，沿指骨的行程有增强的阴影而周围清晰；在骨部的，沿着骨有黑色遮暗，并在感染区有明显的轮廓；在关节部的，则关节处有很少的遮暗；在腱鞘内的，有轻度遮暗，其行程沿整个手指的掌面；全手指尖部、整个手指的脓肿则呈一片显著暗区。

3.点压法　在手指（趾）部，当病灶处脓液很少的情况下，可用点压法检查。用大头针尾或火柴头等小的圆钝物，轻轻点压患部，如有局限性的剧痛点，即为可疑脓肿。

4.穿刺法　脓液不多且位于组织深部时，用按触法辨脓有困难，可直接采用注射器穿刺抽脓，不仅可以用来辨别脓的有无，确定脓肿深度，而且还可以采集脓液标本，进行培养和药物敏感试验。

5. B超 B超的特点是操作简单、无损伤，可比较准确地确定脓肿部位，并判断脓肿大小，引导穿刺或切开排脓。

（三）辨脓的部位深浅

确认脓的部位深浅，可为切开引流进刀的深度提供依据。若深浅不辨，浅者深开，容易损伤正常组织，增加患者痛苦；深者浅开，则达不到引流目的。

1.浅部脓疡 肿块高突坚硬，中有软陷，皮薄焮红灼热，轻按则痛且应指。

2.深部脓疡 肿块散漫坚硬，按之隐隐软陷，皮肤不热或微热，不红或微红，重按方痛。

（四）辨脓的形质、色泽和气味

1.脓的形质 如脓稠厚者，为元气充盛；淡薄者，为元气较弱。如先出黄白稠厚脓液，次出黄稠滋水，是将敛佳象；若脓由稠厚转为稀薄，为体质渐衰，一时难敛。

2.脓的色泽 如黄白质稠，色泽鲜明，为气血充足，属于佳象；如黄浊质稠，色泽不净，为气火有余，尚属顺证；如黄白质稀，色泽洁净，气血虽虚，未为败象；如脓色绿黑稀薄，为蓄毒日久，有损筋伤骨之可能；如脓中夹有瘀血者，为血络损伤。

3.脓的气味 一般略带腥味者，脓液稠厚，大多是顺证现象；脓液腥秽恶臭者，其质必薄，大多是逆证现象，常为穿膜损骨之征。

总之，脓为气血所化，宜稠厚不宜稀薄；宜明净不宜污浊；宜排出不宜滞留。

七、辨溃疡

（一）色泽

阳证溃疡多色泽红活鲜润，疮面脓液稠厚黄白，腐肉易脱，新肉易生，疮口易敛，知觉正常；阴证溃疡多疮面色泽灰暗，脓液清稀，或时流血水，腐肉不脱，或新肉不生，疮口经久难敛，疮面不知痛痒。如疮顶突然陷黑无脓，四周皮肤暗红，肿势扩散，多为疔疮走黄之象；如疮面腐肉已尽，而脓水灰薄，新肉不生，状如镜面，光白板亮，为虚陷之证。

（二）溃疡形态

1.化脓性溃疡　疮面边沿缘整齐，周围皮肤微有红肿，一般口大底小，内有少量脓性分泌物。

2.压迫性溃疡（缺血性溃疡）　初期皮肤暗紫，很快变黑并坏死，滋水、液化、腐烂，脓液有臭味，可深及筋膜、肌肉、骨膜。多见于压疮（褥疮）。

3.疮痨性溃疡　疮口多呈凹陷形或潜行空洞或漏管，疮面肉色不鲜，脓水清稀，并夹有败絮状物，疮口愈合缓慢或反复溃破，经久难愈。

4.岩性溃疡　疮面多呈翻花状如岩穴，有的在溃疡底部见有珍珠样结节，内有紫黑坏死组织，渗流血水，伴腥臭味。

5.梅毒性溃疡　多呈半月形，边缘整齐，坚硬削直如凿，略微内凹，基底面高低不平，存有稀薄臭秽分泌物。

八、辨出血

出血是临床中常见而重要的症状之一，中医外科出血疾病以便血、尿血最为常见，准确辨认出血的性状、部位、原因，对及时诊断、合理治疗具有十分重要的意义。

（一）便血

指血从肛门下泄，包括粪便带血或单纯下血。便血有"远血""近血"之说。上消化道出血，一般呈柏油样黑便，为远血；直肠、肛门的便血，血色鲜红，为近血。便血的颜色与出血部位、出血量以及血液在肠道内停留时间长短有关。如出血量多、速度快则呈鲜红色；若出血量小、速度慢，血液在肠道内停留时间较长，可为暗红色。粪便可全为血液或混合有粪便，也可仅黏附于粪便表面或于排便后肛门滴血。

（二）尿血

指排尿时尿液中有血液或血块。一般以无痛为"尿血"，有痛称"血淋"。泌尿生殖系的感染、结石、肿瘤、损伤等是导致尿血的主要原因。

如肾、输尿管结石，多在疼痛发作期间或疼痛后出现不同程度的血尿，一般为全程血尿；膀胱、尿道结石多为终末段血尿；肾肿瘤常为全程无痛血尿，一般呈间歇性；膀胱肿瘤呈持续性或间歇性无痛肉眼血尿，出血较多者可排出血块。临床上可根据病史、体征以及相关检查，明确出血部位。另外，全身性疾病或泌尿系统邻近器官病变也可能引起尿血。

第二篇

外科中药师工作模式及流程

第一章
外科中药师工作模式

第一节　外科药物治疗基本管理原则

一、获取患者完整用药史

仔细询问患者用药史，全面掌握患者的用药情况，包括所有处方药、非处方药、中药方剂、保健品等，了解患者是否吸烟、饮酒，对患者既往及当前使用的药物（尤其是中药方剂、中成药）进行用药评估，发现可能的药物治疗相关问题，并给予药物重整等干预措施。

用药史获取过程中，药师需掌握如何有效地采集患者既往用药信息，包括与本次疾病相关的治疗药物以及其他伴随用药，引导患者充分完整地表述自己的用药情况。此外，与药物治疗所需的临床信息也需要收集，主要包括以下内容。

（1）个人基本信息　性别、年龄、身高、体重和妊娠、哺乳等。

（2）现病史　症状、体征、既往实验室检查结果等。

（3）本次疾病诊断　中医外科疾病范围较广，包括疮疡、乳房疾病、瘿、瘤、岩、皮肤及性传播疾病、肛肠疾病、泌尿男性生殖系统疾病、周围血管疾病、内痈（如肝痈、肠痈等）、急腹症、疝及其他外伤性疾病等。患者对中医诊断的描述可能存在偏差，中药师可通过查阅病历获取患者的中西医诊断及证型，分清局部辨证与全身辨证。

（4）本次疾病治疗史和治疗反应　包括疗效和不良反应。

（5）既往史和不良反应史（包括过敏史）。

（6）个人史和家族史。

（7）用药依从性　正确收集用药史及临床相关信息，有助于后续为患者制订合理的给药方案，减少药物不良反应，充分发挥药物的治疗作用。

二、观察药物使用疗效及不良反应

外科疾病的发生大致有外感六淫、感受特殊之毒、外来伤害、情志内伤、饮食不节、劳伤虚损、痰饮瘀血脓毒等七个方面的致病因素，发病机制主要涉及邪正盛衰、气血凝滞、经络阻塞、脏腑失和四个方面。中医外科的治疗方法分内治法和外治法两大类，均需辨证施治。使用中成药或中药方剂治疗时，首先应评估用药是否与证型一致，因病情的变化往往是错综复杂的，评估时应根据全身和局部情况、病情的发展阶段综合分析判断。同时需注意合理配伍，利用药物间的相互作用（相杀、相畏）增强功效，减少毒性。注意药物用量、用药时间，防止药物在体内蓄积中毒，同时还要注意个体差异，如孕妇、老人、儿童、体弱者要考虑机体特点，尤其是使用含毒性中药饮片的中药方剂或中成药，通常从小剂量起始，逐渐加量；如需长期用药，必须注意有无蓄积性，可逐渐减量，或采取间歇给药，中病即止，防止蓄积中毒。

药物使用过程中，需监护中药可能导致的不良反应，重点加强对中药注射剂、含毒性中药饮片的中药方剂或中成药的不良反应监测。中药不良反应可以涉及全身各个系统，对于恶心、呕吐等消化系统不良反应，一旦出现可以考虑停药，而对于血液系统、肝肾功能损害，则需定期监测相关指标，及时发现，及时处理。

三、关注中西药物联用

针对需要长期用药的慢性病患者，比如患有高血压、糖尿病和血脂异常及其引发的相关心脑血管疾病的患者，往往需要长期服用降压药、降糖药、调脂药、抗栓药等，使用中药治疗时，需评估其对原用药物以及因病情需要新增西药的影响。了解中成药与中药组方中各种药物化学成分的性质及药理作用，了解中西药物之间的相同或差异之处，关注中西药物配伍禁忌及相互作用，合理联用，避免不良相互作用的发生。

第二节 外科中药师的职责

由于外科疾病的致病原因不同，病机转化有别，症状表现各异，在治疗过程中往往会针对病种、病位、病因病机、病情，分别运用不同的药物治疗方法，同时结合患者的体质强弱、疾病所属的经络部位等，加减不同的药物。外科药物治疗管理贯穿于患者整个住院期间及出院后的诊疗过程中，作为临床治疗团队中的一员，外科中药师的主要职责是以患者为核心，协助医生合理使用中药饮片、中成药，制定规范化的临床中药治疗路径，对患者进行用药教育，指导患者安全用药，使患者不受或减少与用药有关的损害，提高临床中药治疗水平，提升患者生活质量。

第三节　外科中药师参与中医外科临床药物治疗管理的切入点

一、药物重整以及药物治疗相关问题评估

患者入院时中药师对其进行药学问诊，获取完整用药史与过敏史，包括基础疾病史、用药目的、西药及中成药名称（通用名、商品名）、规格、用法用量、用药疗程、近期服用中药方剂处方信息等。收集患者药物治疗清单，尤其是中药使用情况，分析其是否存在重复用药、药物间是否存在相互作用、是否与现有疾病存在关联。重点关注是否存在中药所致的药源性疾病，及时发现并停用相关药物。住院期间中药师应依据各种中药的相关知识，如升降浮沉、性味归经、最新的药物资讯，协同医生做好中药遴选，对中医药治疗或中西药联合应用提出意见或调整建议，为临床使用中药提供知识与技术支持。针对使用的中药，中药师应制定详细的监护计划，包括疗效和不良反应监护，必要时可运用中药药动学方法，采用现代中药检测技术开展用药评价。

二、参与中医外科疾病临床路径的制定

国家发布了部分外科疾病的中医临床路径，但针对治疗方法有一部分并未列出具体的药物。比如股肿（下肢深静脉血栓形成）的中医临床路径，治疗方法项下只列出了中药的选用原则："1.辨证选择口服中药汤剂或中成药。湿热下注证：清热利湿，活血通络。2.辨证选择静脉滴注中药注射液。3.外治法：根据病情需要选择。"中药师可结合医院的药品目录，协助医生根据不同的证型选择适宜的口服中药方剂、口服中成药、中药注射剂以及外用中药，完善本医疗机构的中医临床路径。

三、配合医生开展中药临床应用研究

中药师可结合临床药物治疗实践，配合医生开展中药临床应用研究，不断探求、创新和发展。如研究每一种药物在不同组方中的最佳用量，选择最佳用药时间和用药途径；寻找合理的中药配伍，发挥复方的协同作用。对于已上市的中成药、中药注射剂可开展综合评价，通过回顾性研究、前瞻性研究进行药物有效性、安全性及经济性评价。另外，中药师还可参与中药新药临床试验和中药新药上市后安全性与有效性监测。

四、协助临床开展中药个体化治疗服务

中医外科治疗中常常会运用外治法治疗疾病，其中药物疗法常使用的剂型有膏药、油膏、箍围药、草药、掺药等，而临床工作中往往没有现成的药物制剂供使用。有条件的医院，中药师可辅助临床科室探索中药传统制剂的个体化治疗，提供饮片的临方炮制，传统丸、散、膏、丹制剂的个体化制备，中药汤剂个体化煎煮等药学服务工作，保障中药多途径、多方法治疗的有效性与安全性，促进中药治疗从饮片炮制、使用方法及疗效监护等各个环节的精准化。

五、用药教育与随访

中药师应根据中医的"辨证施治"原则，结合患者的疾病及证型，对每位患者进行针对性的用药指导，这是与西药药学服务不同的地方，更体现出中药药学服务的多样性与复杂性。根据中药材的性能，如中药的饮食禁忌、有毒无毒、归经、升降浮沉以及四气五味，指导患者正确使用中药。出院时指导患者掌握正确的中药储藏方法、中药汤剂煎煮方法、服用方法以及用药注意事项。对于需长期用药的患者，尤其是使用含毒性中药饮片的中药方剂或中成药，可通过随访评估中药疗效与安全性。

第二章
外科中药师工作流程

一、治疗前药学评估

药师在患者治疗前，一是了解患者的外科疾病发展阶段，阴阳属性、经络属性及部位深浅，熟悉基本治则和治法；二是对患者既往用药信息，包括主要疾病治疗药物、合并慢性疾病药物或自服药物及保健品等不同情况进行筛选，充分评估。主要分成两类患者：一类为既往无慢性疾病史，无长期用药史患者，根据患者当前状态及药学评估预期与之后治疗方案有无用药相关性，并对患者进行用药教育；第二类为有慢性疾病史、长期用药患者，自服药物涉及西药及中药，需要评估患者当前用药与之后治疗药物有无相关性和相互作用。

1.心血管系统药物　如降压药物及抗心律失常药物，对血压和心率的控制往往会对外科治疗的结局产生一定的影响。而在外科治疗中的一些中药或中成药存在拮抗降压和抗心律失常的作用，如骨科药物治疗常用乌头类药物散寒止痛、皮肤病常用麻黄等发散风邪，这些药物都会影响血压及心率。因此，应在治疗前对患者心血管情况做评估，包括心功能、血压、心率等。

2.抗栓药物　主要涉及心脑血管性疾病，包括抗血小板药物和抗凝药物，与外科治疗中常用的活血化瘀类药物存在相互作用，因此在治疗用药前需评估患者凝血功能及制订患者的抗栓方案。

3.降糖药物　对高血糖患者加强血糖管理，根据年龄分层及是否实施手术制定不同的降糖目标，尽量避免低血糖、血糖大幅波动和高血糖，减少因以上因素引起的感染及疮口愈合延迟等。

4.中草药及保健品　对于患者治疗前使用的中草药，应甄别是治疗用药还是辅助性用药，尤其对于保健品，如为非必需使用，建议在治疗前停用，以减少保健品与药物相互作用。

二、治疗中药学服务

1.审核医嘱 结合治疗前的药学预评估记录审核医嘱，确保药物重整正确执行。

2.治疗监护

（1）疗效监护 观察患者全身症状及局部症状的表现及转归，辨清疾病发展阶段，以便及时调整治则及方药。全身症状主要包括发热、恶寒；局部症状包括疼痛、肿胀、瘙痒、脓肿、溃疡等，如脓肿，在治疗期间注意脓液的部位、深浅、形质、色泽、气味变化等。

（2）不良反应监护 根据外科所用中药的特点，监护药物对患者脏腑功能、生理生化指标的影响，如清热药物多苦寒，使用时应注意对脾胃运化和阴液输布功能的影响；活血化瘀类药物的使用，除对局部出血症状的监护外，还要关注凝血指标、血红蛋白水平。对于外用药，由于部分药物具有腐蚀性，局部皮肤反应及患者耐受性也是需要关注的。

（3）外科所用中药多为攻伐类药物，因此老年人、孕产妇或体质衰弱的患者，应注意根据其生理特点，避免使用或缩短疗程使用此类药物。

3.用药教育

（1）药物使用 内服药物的服用方法、服用时间、服用剂量等；外用药物使用方法及日常护理等。

（2）预防和调护 外科疾病的主要致病因素包括外感六淫、外来伤害、饮食不节、劳伤虚损、情志内伤等，因此倡导清淡饮食、劳逸结合、调畅情志的生活方式。加强个人护理，对疮口、皮肤组织损伤应及时清洁，避免搔抓，以防感染。根据疾病性质、发展阶段，向患者提供个性化的药膳服务。

三、出院药学服务

1.出院药物重整 核对出院小结中的出院带药，并与当前医嘱进行比对，对差异进行分析、干预，最终列出出院用药清单，对患者进行用药指导和教育，并告知患者门诊随访时间。

2.出院用药教育 患者出院用药教育原则上包括：①按医嘱定时、定量用药；②对日常情况进行记录；③定期门诊复查；④反馈药物使用过程中出现的不良反应；⑤交代其他注意事项，包括饮食、运动、情绪调节、个人护理等方面。

3.患者随访　　出院后可进行患者随访，可结合移动应用、药学门诊、随访信息系统、电话、邮件等形式进行随访，随访的主要内容如下。

（1）建立患者健康档案。健康档案包括患者基本情况、疾病类型、治疗前后症状及体征，目前服药情况以及肝、肾功能和循环系统功能等重要指标。

（2）评估患者用药依从性，确认是否出现了新的药物治疗问题。

（3）确定药物疗效、可能出现的不良反应及相关的复查指标，如血、尿常规，肝、肾功能等。

（4）根据疾病和所用药物设定随访时间及随访形式，对于合并多种慢性疾病者、年老体弱者及孕产妇应加强随访。

第三篇

中医外科疾病药物治疗

第一章
中医外科疾病基本用药及用药监护

外科的治疗方法分内治法和外法治两大类。内治法基本与内科相同，但另有透脓、托毒等法，以及针对某些外科疾病应用比较独特的方药，这与内科有显著区别，为外科内治法之特点；而外治法中的外用药物、手术疗法和其他疗法中的引流、垫棉、挂线等法，则为外科所独有。一般来说，大部分外科疾病必须外治与内治并重，相辅相成，以增强疗效。本章从药学角度，着重阐述内外治法的基本用药及用药监护。

第一节 内治法用药

一、内治法基本原则

内治法在整体观念进行辨证施治的基础上，依据外科疾病的发生发展过程，确立消、托、补三个总的治疗原则。然后循此治则，运用具体的治疗方法，如解表、清热、和营等法，选用适当的方药，取得疗效。

（一）消法

消法是运用不同的治疗方法和方药，使初起的外科疾病得到消散，不使邪毒结聚、走窜、发展或成脓，是一切外科疾病初起的治疗法则。此法适用于尚未成脓的初期肿疡和非化脓性肿块性疾病及各种皮肤疾病等。在具体应用消法时，必须针对病种、病位、病因病机、病情，分别运用不同的方法。表邪者解表，里实者通里，热毒蕴结者清热，寒邪凝结者温通，痰凝者祛痰，湿阻者理湿，气滞者行气，血瘀者化瘀和营等。此外，还应结合患者的体质强弱、肿疡所属的经络部位等，加减不同的药物。按此施治，则未成脓者可以内消，即使不能消散，也可移深居浅，转重为轻。若疮形已成，则不可概用内消之法，以免毒散不收，气血受损；或脓毒内蓄，侵蚀好肉，甚至腐烂筋骨，内消反使溃后难敛，不易速愈。

（二）托法

托法是用补益气血和透脓托毒的药物，扶助正气、托毒外出，以免毒邪扩散和内陷的治疗法则。托法适用于外疡中期，即成脓期，此时热毒已腐肉成脓，由于一时疮口不能溃破，或机体正气虚弱无力托毒外出，均会导致脓毒滞留。治疗上根据患者体质强弱和邪毒盛衰状况，分为补托和透托两种方法。补托法用于正虚毒盛，不能托毒外达，疮形平塌，根脚散漫不收，难溃难腐的虚证；透托法用于虽正气未衰而毒邪炽盛者，可用透脓的药物，促其早日脓出毒泄，肿消痛减，以免脓毒旁窜深溃。

（三）补法

补法就是用补养的药物，恢复其正气，助养其新生，使疮口早日愈合的治疗法则。此法则适用于溃疡后期，此时毒势已去，精神衰疲，血气虚弱，脓水清稀，肉芽灰白不实，疮口难敛。外科疾病只要有虚证存在，特别是疮疡的生肌收口期，均可应用补法。凡气血虚弱者，宜补养气血；脾胃虚弱者，宜理脾和胃；肝肾不足者，宜补益肝肾等。但毒邪未尽之时切勿用补法，以免留邪为患，助邪鸱张，犯"实实之戒"。

二、内治法常用中药（方剂、药材与中成药）

消、托、补三大法是临床治疗外科疾病的三大法则，但由于疾病的病种、病因、病机、病位、病性、病程等不同，所以在临床具体运用多种治法，归纳起来大致有解表、通里、清热、温通、祛痰、理湿、行气、和营、内托、补益、调胃等11种，具体治法与相应的药物如下。

（一）解表法

解表法是用发汗开泄腠理，使壅阻于皮肤血脉之间的外邪随汗而解的方法。因邪有风热、风寒之分，故法有辛凉、辛温之别。

1. **常用方剂** 辛凉解表方，如银翘散或牛蒡解肌汤；辛温解表方，如荆防败毒散、桂枝汤。

2.常用药材 辛凉解表药，如薄荷、桑叶、蝉衣、牛蒡子、连翘、浮萍、菊花等；辛温解表药，如荆芥、防风、麻黄、桂枝、羌活、生姜、葱白等。

3.常用中成药 消风止痒颗粒、桂枝颗粒、防风通圣丸、花藤子颗粒、乌蛇止痒丸、肤痒颗粒等。

4.用药监护要点

（1）使用这类药物应注意观察患者全身症状，如发热、口干、口渴缓解情况；局部症状，如疮疡红肿痛、皮疹颜色、皮肤瘙痒、麻木的改善情况。

（2）服用解表剂后观察患者出汗情况，以遍身持续微汗为宜，以免耗气伤津，出汗期间应及时补充液体。

（3）对于疮疡破溃，日久不敛，年老体弱者不宜发汗太过；麻疹已透，不宜使用解表药。

（4）解表药多为辛味药，不宜久煎；含有挥发油的药物，如薄荷、细辛宜后下。

（二）通里法

通里法是用泻下的药物，使蓄积在脏腑内部的毒邪得以疏通排出，从而达到除积导滞、逐瘀散结、泄热定痛、祛邪消毒的目的。外科通里法常用的为攻下（寒下）和润下两法。

1.常用方剂 攻下法方，如大承气汤、内疏黄连汤、凉膈散；润下法方，如润肠汤。

2.常用药材 攻下药，如大黄、芒硝、枳实、番泻叶；润下药物，如瓜蒌仁、火麻仁、郁李仁、蜂蜜等。

3.常用中成药 三黄片、一清胶囊、当归龙荟丸、麻仁软胶囊等。

4.用药监护要点

（1）使用时应中病即止，不宜过剂，否则会损耗正气，导致疾病迁延难愈。

（2）老年人、妊娠期妇女、哺乳期妇女、月经期妇女、体质虚弱者应慎用此类药物。

（3）含有蒽醌类成分的泻下药物，如大黄、番泻叶等入煎剂时不宜久煎；芒硝入煎剂宜冲服。

（三）清热法

清热法是用寒凉的药物，使内蕴之热毒得以清解的治法。由于外科疮疡多因火毒所生，所以清热法是外科的主要治疗法则。在具体运用时，首先必须分辨热之盛衰、火之虚实。实火宜清热解毒，热在气分当清气分之热，入营当清营泄热，入血直须凉血散血；阴虚火旺当养阴清热。以上三法在热毒炽盛时可相互同用。

1.常用方剂 清热解毒方，如五味消毒饮；清气分之热方，如黄连解毒汤；清营分热方，如清营汤；清血分热方，如犀角地黄汤；养阴清热方，如知柏地黄丸；清骨蒸潮热方，如清骨散。

2.常用药材 清热解毒药有蒲公英、紫花地丁、金银花、连翘、七叶一枝花、野菊花等；清气分热药有黄连、黄芩、黄柏、石膏等；清营血分热药有水牛角、生地黄、赤芍、牡丹皮、紫草、大青叶等；养阴清热药有生地黄、玄参、麦冬、龟板、知母等；清骨蒸潮热药有地骨皮、青蒿、鳖甲、银柴胡等。

3.常用中成药 雷公藤多苷片、栀子金花丸、一清胶囊、苦参胶囊、金银花软胶囊、龙胆泻肝胶囊、季德胜蛇药片等。

4.用药监护要点

（1）观察患者全身症状和局部症状的改善情况以评估用药疗效。全身症状包括发热、口干、大便干结等；局部症状包括疔疮、疖、痈的红、肿、热、痛，皮肤病患者的皮损、红斑、瘀点情况等。

（2）清热药多苦寒，容易损伤胃气而致纳呆、呕恶、便溏，使用时应兼顾胃气，可适当配伍健脾益气药，如大枣、茯苓等，同时不宜过用。

（3）辨清疾病发展阶段，疮疡溃后体质虚弱者，不宜过投清热苦寒药物，以免影响伤口愈合。

（四）温通法

温通法是用温经通络、散寒化痰的药物，以驱散阴寒凝滞之邪的治法，为治疗寒证的主要法则。本法在外科临床运用时主要有温经通阳、散寒化痰和温经散寒、祛风化湿两法。临床上使用温通法多配伍补气养血、活血通络之品，使元气充足，血运无阻。

1.常用方剂 温经通阳方，如阳和汤，以温阳补虚为主，一般多用于体质较虚者；温经散寒方，如独活寄生汤祛邪补虚并重，如体质较强者，只要去其补虚之品，仍可应用。

2.常用药材 温经通阳、散寒化痰药物，如附子、肉桂、干姜、桂枝、麻黄、白芥子等；温经散寒、祛风化湿药物，如细辛、桂枝、羌活、独活、秦艽、防风、桑寄生等。

3. 常用中成药　独活寄生丸。

4. 用药监护要点

（1）观察患者恶寒的全身情况是否改善；患处疼痛、麻木、漫肿情况是否好转。

（2）该类药物多温燥，能助火劫阴，阴虚有热者慎用该类药物。

（3）含有乌头碱的药物，如附子、制川乌等，入煎剂时应先煎、久煎，以降低毒性；同时应注意观察患者服用后是否有唇麻、肢体麻木、心动过速等不良反应。

（五）祛痰法

祛痰法是用咸寒软坚化痰的药物，使因痰凝聚之肿块得以消散的治法。祛痰法在临床运用时大多数是针对不同的病因、配合其他治法使用，才能达到化痰、消肿、软坚的目的，故分疏风化痰、清热化痰、解郁化痰、养营化痰等法。另可根据病变部位、经络脏腑所属而随经用药，如病在颈项、腮颐加疏肝清火之品，病在乳房加清泻胃热之品；瘿瘤瘰疬者适当配伍软坚散结药，阴疽流注者则配伍温阳通滞药。

1. 常用方剂　疏风化痰方，如牛蒡解肌汤合二陈汤；清热化痰方，如清咽利膈汤合二母散；解郁化痰方，如逍遥散合二陈汤；养营化痰方，如香贝养荣汤。

2. 常用药材　化痰药配伍疏风、清热、养血药。疏风化痰药，如牛蒡子、薄荷、蝉衣、夏枯草、陈皮、杏仁、半夏等；清热化痰药，如贝母、桔梗、瓜蒌、天竺黄、竹茹等；解郁化痰药，如柴胡、川楝子、郁金、香附、海藻、昆布、白芥子等；养营化痰药，如当归、白芍、首乌、茯苓、贝母等。

3. 常用中成药　乳癖散结胶囊、西黄丸等。

4. 用药监护要点

（1）用药过程中注意观察肿块大小、质地、疼痛变化等。

（2）注意化痰药中有毒品种的毒性反应监护。如化痰药中半夏、天南星、白附子生用辛烈毒性大，一般仅供外用，内服应选用炮制品。使用含有半夏、天南星、白附子的中药方剂内服时，应注意监护患者是否有口舌麻木和针刺感，咽喉麻辣感、发痒、烧灼感，恶心呕吐，呼吸困难等，一旦发生应及时采取解救措施。皂荚含有皂苷，能刺激及腐蚀胃黏膜，并有强溶血作用，刺激局部黏膜，一般内服焙焦用。使用过程中如出现呕吐、腹泻、灼热、恶心、烦躁、呼吸麻痹等，应及时采取解救措施。黄药子具有肝毒性，肝功能不全患者慎用。

（3）部分化痰药，如海藻、昆布、海蛤壳等因富含碘，可对甲状腺疾病的治疗产生影响，甲状腺功能亢进患者应慎用。

（六）理湿法

理湿法是用燥湿或淡渗利湿的药物祛除湿邪的治法。湿邪停滞能阻塞气机，又常与其他邪气结合为患，最多为夹热，其次为夹风，因此理湿之法不单独使用，必须结合清热、祛风等法，才能达到治疗目的。如湿热两盛，留恋气分，要利湿化浊、清热解毒；湿热下注膀胱宜清热泻火、利水通淋；湿热蕴结肝胆，宜清肝泻火、利湿化浊；风湿袭于肌表，宜除湿祛风。

1. 常用方剂　燥湿健脾方，如平胃散；清热利湿方，如二妙丸、萆薢渗湿汤、五神汤、龙胆泻肝汤等；除湿祛风方，如豨莶丸。

2. 常用药材　燥湿药物，如苍术、佩兰、藿香、厚朴、半夏、陈皮等；淡渗利湿药物，如萆薢、泽泻、薏苡仁、猪苓、茯苓、车前草、茵陈等；祛风除湿药，如白鲜皮、豨莶草、威灵仙、防己、木瓜、蚕沙等。

3. 常用中成药　连翘败毒丸、金花消痤丸、四妙丸、芩连片、消炎利胆片、舒胆片、热淋清颗粒等。

4. 用药监护要点

（1）观察患者胸闷呕恶、脘腹胀满、纳食不佳的症状是否改善，局部皮肤、生殖器官等病变处颜色、瘙痒、肿痛情况的变化等。

（2）理湿药易伤阴液，因此阴虚、津液亏损者宜慎用。使用理湿药过程中，注意观察患者小便情况，防止过用伤阴。

（3）燥湿药多气味芳香，富含挥发油，入煎剂不宜久煎，以免影响药效。

（七）行气法

行气法是运用行气的药物调畅气机、流通气血，以达到解郁散结、消肿止痛作用的一种治法。气血凝滞是外科病理变化中的一个重要环节，局部肿胀、结块、疼痛都与气机不畅、血脉瘀阻有关。因气为血帅，气行则血行，气滞则血凝，故行气之时多与活血药配合使用；又气郁则水湿不行、聚而成痰，故行气药又多与化痰药合用。

1. 常用方剂　疏肝解郁、行气活血方，如逍遥散、清肝解郁汤；理气化痰、软坚散结方，如海藻玉壶汤、开郁散。

2. 常用药材　疏肝解郁、行气活血药，如柴胡、香附、枳壳、陈皮、木香、延胡索、金铃子、当归、川芎、白芍、丹参等；理气解郁、化痰软坚药，如海藻、昆布、贝母、青皮、半夏等。

3. 常用中成药　逍遥丸、丹栀逍遥丸、胆舒胶囊、胆石利通片等。

4. 用药监护要点

（1）观察肿块大小、质地变化。

（2）行气药多辛香温燥，容易耗气伤阴，故气虚、阴伤或火盛患者须慎用。

（八）和营法

和营法是用调和营血的药物，使经络疏通、血脉调和流畅，从而使疮疡肿消痛止的治法。外科病中疮疡的形成多因"营气不从，逆于肉理"而成，所以和营法在内治法中应用比较广泛。大致可分活血化瘀和活血逐瘀两种治法。

1. 常用方剂　活血化瘀方，如桃红四物汤；活血逐瘀方，如大黄䗪虫丸。

2. 常用药材　活血化瘀药，如桃仁、红花、当归、赤芍、红藤等；活血逐瘀药，如䗪虫、水蛭、虻虫、三棱、莪术等。

3. 常用中成药　脉络宁注射液、通塞脉片、脉管复康片等。

4. 用药监护要点

（1）和营活血药一般性多温热，所以火毒炽盛者不应使用，以防助火；对气血亏损者，破血逐瘀药也不宜过用，以免伤血。

（2）使用活血药过程中，注意监护患者有无皮下瘀斑、眼底出血、黑便等情况，一旦出现，应及时调整用药；定期监测血细胞、凝血功能等。

（九）内托法

内托法是用补益和透脓托毒的药物扶助正气，托毒外出，使疮疡毒邪移深居浅，早日液化成脓，或使病灶趋于局限化，使邪盛者不致脓毒旁窜深溃，正虚者不致毒邪内陷，从而达到脓出毒泄、肿消痛止的目的。临床上根据病情虚实情况，托法可分为透托法和补托法两类，补托法又可分为益气托毒法和温阳托毒法。

1. 常用方剂 透托方，如透脓散；益气托毒方，如托里消毒散；温阳托毒方，如神功内托散。

2. 常用药材 如黄芪、党参、白术、当归、白芍、附子、干姜、皂角刺等。

3. 用药监护要点

（1）观察患者全身症状改善情况，如精神状况，面色、二便情况；观察局部症状，如疮形变化，脓水质地、数量变化等。

（2）透托法不宜用之过早，肿疡初起未成脓时勿用；补托法在正实毒盛的情况下不可施用，否则不但无益，反能滋长毒邪，使病势加剧而犯实实之戒，故透脓散方中的当归、黄芪，凡湿热火毒炽盛之时皆去而不用。

（3）内托法常与清热法同用，因热盛则肉腐，肉腐则为脓，故透脓的同时要酌加清热药物，火热息则脓腐尽。

（十）补益法

补益法是用补虚扶正的药物，使体内气血充足，以消除虚弱，恢复正气，助养新肉生长，使疮口早日愈合的治法。补益法主要有益气、养血、滋阴、助阳等作用。一般适用于疮疡中后期、皮肤病等有气血不足及阴阳偏虚者。

1. 常用方剂 益气方，如四君子汤；养血方，如四物汤；气血双补方，如八珍汤；滋阴方，如六味地黄丸；助阳方，如桂附八味丸、右归丸。

2. 常用药材 益气药，如党参、黄芪、白术；养血药，如当归、熟地黄、鸡血藤、白芍；滋阴药，如生地黄、玄参、麦冬、女贞子、旱莲草；温阳药，如附子、肉桂；助阳药，如仙茅、淫羊藿、巴戟天、鹿角片等。

3. 常用中成药 玉屏风颗粒、贞芪扶正颗粒、润燥止痒胶囊、六味地黄丸、知柏地黄丸等。

4. 用药监护要点

（1）一般阳证溃后多不应用补法，如需应用，也多用清热养阴醒胃之法，当确显虚象之时，方加补益之品。

（2）补益法若用于毒邪炽盛、正气未衰之时，不仅无益，反有助邪之弊。若火毒未清而见虚象者，当以清火为主，佐以补益之品，忌用大补，防止胃呆气滞，中焦痞满之患。

（3）补阳药物性多温燥，能伤阴助火，容易引起咽干、口渴、颜面潮红、心烦等症状，如出现上述症状，可酌情加入甘润之品配伍；补气药性味多甘，能壅滞气机，可引起胃脘满闷，可酌情配伍行气药以调畅气机；养阴药物性多滋腻黏滞，如熟地、阿胶、玉竹等，可能引起胃胀、消化不良、便溏等症状，宜饮食清淡，同时可酌加健脾行气药物，助运脾胃，恢复气机升降。

（4）补益药物入煎剂可适当增加煎煮时间，或制成膏滋服之，以持续和缓地发挥药效。

（十一）调胃法

调胃法是用调理胃气的药物，使纳谷旺盛，从而促进气血生化的治法。凡在外科疾病的发展过程中出现脾胃虚弱、运化失司，应及时调理脾胃。调胃法在具体运用时分理脾和胃、和胃化浊及清养胃阴等法。

1. 常用方剂 理脾和胃方，如异功散；和胃化浊方，如二陈汤；清养胃阴方，如益胃汤。

2. 常用药材 理脾和胃药，如党参、白术、茯苓、陈皮、砂仁等；和胃化浊药，如陈皮、茯苓、半夏、厚朴、竹茹、谷芽、麦芽等；清养胃阴药，如沙参、麦冬、玉竹、生地黄、天花粉等。

3. 常用中成药 六君子丸等。

4. 用药监护要点

（1）观察患者食欲、舌苔、大便的改善情况。

（2）理脾和胃、和胃化浊两法的适应证中均有胃纳不佳之症，但前者适用于脾虚而运化失常者，后者适用于湿浊中阻而运化失常者，区分要点在于苔是否腻与厚薄、舌质淡与不淡，以及有无便溏、胸闷欲恶之症。而清养胃阴法的应用重点在于抓住舌光质红之症。假如三法用之不当，则更增胃浊或重伤胃阴。

第二节 外治法用药

外治法是运用药物、手术、物理方法或使用一定的器械等，直接作用于患者体表某部或病变部位而达到治疗目的的一种方法。常用的方法有药物疗法、手术疗法和其他疗法三大类。本节主要介绍药物疗法。

药物疗法是根据疾病所在的部位不同，以及病程发展变化所需，将药物制成不同的剂型施用于患处，使药力直达病所，从而达到治疗目的的一种方法。常用的有膏药、油膏、箍围药、掺药、草药、酊剂、洗剂等。

一、膏药

膏药古代称薄贴，现称硬膏。膏药是按配方用若干药物浸于植物油中煎熬，去渣存油，加入黄丹再煎，利用黄丹在高热下发生物理变化凝结而成的制剂；或药物经捣烂后再用竹签将药肉摊在纸或布上而成的膏药制剂。目前通过剂型改革，有些已制成胶布型膏药。

膏药富有黏性，敷贴患处能固定患部，使患部减少活动；保护溃疡疮面，可以避免外来刺激或毒邪感染；依据所选药物的功用不同，对肿疡可起到消肿定痛的作用，对溃疡可起到提脓祛腐、生肌收口的作用。

1. **适应证** 一切外科疾病初起、成脓、溃后各个阶段均可应用。

2. **常用方剂** 太乙膏、千捶膏性偏凉，具有消肿、解毒等作用，可用于红肿热痛明显之阳证疮疡，为肿疡、溃疡的通用方，初起贴之能消，已成贴之能溃，溃后贴之能祛腐。阳和解凝膏性偏温热，功能温经和阳、祛风散寒、调气活血、化痰通络，用于疮形不红不热、漫肿无头之阴证疮疡未溃者。咬头膏具有腐蚀性，功能蚀破疮头，适用于肿疡脓成、不能自破以及不愿接受手术切开排脓患者。

3. **常用中成药** 拔毒膏、伤疖膏、小败毒膏、阳和解凝膏等。

4. **用药监护要点**

（1）膏药摊制的形式有厚薄之分，薄型的膏药多适用于溃疡，宜于勤换；厚型的膏药多适用于肿疡，宜于少换，一般3～5天调换1次。

（2）膏药使用前宜加温软化，趁热敷贴患部，使患部得到较长时间的热疗，改善局部血液循环。

（3）用药后如皮肤出现过敏反应需及时停用。

二、油膏

油膏是将药物与油类煎熬或捣匀成膏的制剂，现称软膏。目前，油膏的基质有猪脂、羊脂、松脂、麻油、黄蜡、白蜡及凡士林等。在应用上，其优点有柔软、滑润、无板硬黏着不舒的感觉，尤其对病灶的凹陷折缝处，或大面积的溃疡，使用油膏更为适宜，故常用油膏来代替膏药。

1. **适应证** 适用于肿疡、溃疡，皮肤病糜烂结痂渗液不多者，以及肛门病等。

2. 常用方剂　由于油膏方剂的组成不同，在具体运用时应针对疾病的性质和发病阶段，根据病情辨证选药。如肿疡期可选用金黄膏、玉露膏、冲和膏、回阳玉龙膏。金黄膏、玉露膏有清热解毒、消肿止痛、散瘀化痰的作用，适用于疮疡阳证。金黄膏长于除湿化痰，对肿而有结块，尤其是急性炎症控制后形成的慢性迁延性炎症更为适宜。玉露膏性偏寒凉，对焮红灼热明显、肿势散漫者效果较佳。冲和膏有活血止痛、疏风祛寒、消肿软坚的作用，适用于半阴半阳证。回阳玉龙膏有温经散寒、活血化瘀的作用，适用于阴证。溃疡期可选用生肌玉红膏、红油膏、生肌白玉膏。生肌玉红膏功能活血祛腐、解毒止痛、润肤生肌收口，适用于一切溃疡腐肉未脱、新肉未生之时，或日久不能收口者。红油膏功能防腐生肌，适用于一切溃疡。生肌白玉膏功能润肤生肌收敛，适用于溃疡腐肉已净、疮口不敛者，以及乳头皲裂、肛裂等病。疯油膏功能润燥杀虫止痒，适用于牛皮癣、慢性湿疮、皲裂等。青黛散油膏功能收湿止痒、清热解毒，适用于蛇串疮及急、慢性湿疮等皮肤焮红痒痛、渗液不多之症，亦可用于疖腮及对各种油膏过敏者。消痔膏、黄连膏功能消痔退肿止痛，适用于内痔脱出、赘皮外痔、血栓外痔等出血、水肿、疼痛之症。

3. 常用中成药　生肌玉红膏、紫草膏、解毒生肌膏、复方片仔癀软膏、马应龙麝香痔疮软膏、龙珠软膏等。

4. 用药监护要点

（1）用药后如皮肤出现过敏反应需及时停用。

（2）部分油膏孕妇禁用，如复方片仔癀软膏。

三、箍围药

古称敷贴，是药粉和液体调制成的糊剂，具有箍集围聚、收束疮毒的作用，用于肿疡初期，促其消散；若毒已结聚，也能促使疮形缩小，趋于局限，早日成脓和破溃；即使肿疡破溃，余肿未消，也可用它来消肿，截其余毒。

1. 适应证　凡外疡不论初起、成脓及溃后，肿势散漫不聚而无集中之硬块者，均可使用本法。

2. 常用箍围药　箍围药的药性有寒、热之分，如金黄散、玉露散可用于红肿热痛明显的阳证疮疡；疮形肿而不高，痛而不甚，微红微热，属半阴半阳证者，可用冲和散；疮形不红不热、漫肿无头属阴证者，可用回阳玉龙散。

3.用药监护要点

（1）箍围药使用时是将药粉与各种不同的液体调制成糊状，调制液体多种多样，临床应根据疾病的性质与阶段不同使用。一般阳证多用菊花汁、金银花露或冷茶汁调制，半阴半阳证多用葱、姜、韭捣汁或用蜂蜜调制，阴证多用醋、酒调敷。上述液体取用有困难时，可用冷茶汁加白糖少许调制。

（2）用于外疡初起时，箍围药宜敷满整个病变部位；若毒已结聚，或溃后余肿未消，宜敷于患处四周，不要完全涂布。敷贴应超过肿势范围。

（3）凡外疡初起，肿块局限者，一般宜用消散药。阳证不能用热性药敷贴，以免助长火毒；阴证不能用寒性药敷贴，以免寒湿痰瘀凝滞不化。箍围药敷后干燥之时，宜时时用液体湿润，以免药物剥落及干板不舒。

（4）用药后如皮肤出现过敏反应需及时停用。

四、掺药

将各种不同的药物研成粉末，根据制方规律，并按其不同的作用配伍成方，用时掺布于膏药或油膏上，或直接掺布于病变部位，谓之掺药，古称散剂，现称粉剂。掺药治疗外科疾病时应用范围很广，不论肿疡、溃疡、皮肤病及肛门病等均可应用。由于疾病的性质和发展阶段不同，应用时要根据具体情况选择用药，可掺布于膏药、油膏上，或直接掺布于疮面上，或黏附在纸捻上插入疮口内，或将药粉时时扑于病变部位，以达到消肿散毒、提脓祛腐、腐蚀平胬、生肌收口、定痛止血、收涩止痒、清热解毒等目的。

掺药配制时应研极细，研至无声为度。植物类药宜另研过筛；矿物类药宜水飞；麝香、樟脑、冰片、朱砂粉、牛黄等香料、贵重药宜另研后再与其他药物混匀，制成散剂方可应用，否则用于肿疡药性不易渗透，用于溃疡容易引起疼痛。有香料的药粉应密封保存，以免香气走散。

1.消散药 将具有渗透和消散作用的药粉掺布于膏药或油膏上，贴于患处，可以直接发挥药力，使疮疡蕴结之毒移深居浅，肿消毒散。

（1）适应证 适用于肿疡初起而肿势局限、尚未成脓者。

（2）常用方剂 阳毒内消散、红灵丹具有活血止痛、消肿化痰之功，适用于一切阳证；阴毒内消散、桂麝散、黑退消有温经活血、破坚化痰、散风逐寒之功，适用于一切阴证。

（3）用药监护要点

①部分方剂中含有生南星、生半夏等毒性药物，外用也不宜过量或持续使用，疮面大者更不宜使用，以防止吸收中毒。

②消散药中多含有麝香，孕妇禁用。

2. 提脓祛腐药　具有提脓祛腐的作用，能使疮疡内蓄之脓毒早日排出，腐肉迅速脱落。一切外疡在溃破之初应选用提脓祛腐药；若脓水不能外出，则攻蚀越深，且腐肉不去则新肉难生，不仅增加患者的痛苦，而且影响疮口的愈合，甚至造成病情恶化而危及生命。因此，提脓祛腐是处理溃疡早期的一种基本方法。

（1）适应证　凡溃疡初期，脓栓未溶，腐肉未脱，或脓水不净、新肉未生的阶段，均宜使用。

（2）常用方剂　九一丹、八二丹、七三丹、五五丹、黑虎丹等。

（3）用药监护要点

①提脓祛腐药多为刺激药，故眼、唇处慎用。升丹属有毒刺激性药物，对升丹过敏者禁用；对升丹过敏者，可用黑虎丹。

②对大面积疮面应慎用，以防过多吸收而发生汞中毒。若病变在眼部、唇部附近者也应禁用，以免强烈腐蚀有损容貌。

③升丹放置陈久使用可使药性缓和，从而减轻疼痛。

④升丹为汞制剂，宜用黑瓶贮藏，以免氧化变质。在腐肉已脱、脓水已少的情况下，更宜减少升丹含量。

⑤肾功能不全者禁用含汞制剂。

3. 腐蚀药与平胬药　腐蚀药又称追蚀药，具有腐蚀组织的作用，掺布患处能使疮疡不正常的组织得以腐蚀枯落。平胬药具有平复胬肉的作用，能使疮口增生的胬肉回缩。

（1）适应证　凡肿疡在脓成未溃时；痔疮、瘰疬、赘疣、息肉等；疮疡破溃以后，疮口太小，引流不畅；疮口僵硬，胬肉突出，腐肉不脱等妨碍收口时均可使用。

（2）常用方剂　由于腐蚀平胬成方的药物组成不同，药性作用有强弱之分，所以在临床上应根据其适应证分别使用。如白降丹，适用于溃疡疮口太小，脓腐难去者，还可用于赘疣及瘰疬。枯痔散一般用于痔疮，将此药涂敷于痔核表面，能使其焦枯脱落。三品一条枪插入患处能腐蚀漏管，也可以蚀去内痔，攻溃瘰病。平胬丹适用于疮面胬肉突出者，掺药其上能使胬肉平复。

（3）用药监护要点

①腐蚀药一般含有汞、砒（三氧化二砷）成分，因汞、砒的腐蚀力较其他药物大，在应用时必须谨慎。

②在头面、指、趾等肉薄近骨之处，不宜使用过烈的腐蚀药物。如需使用，必须加赋形药减低其药力，以免伤及周围正常组织，待腐蚀目的达到，即应改用其他提脓祛腐或生肌收口药。

③不要长期、过量使用，以免引起汞中毒。

④对汞、砒过敏者应禁用。

⑤肝、肾、心功能不全者忌用。

4.祛腐生肌药　具有提脓祛腐、解毒活血、生肌收敛的作用，掺敷在疮面上能改善溃疡局部血液循环，促使脓腐液化脱落，促进新肉生长。

（1）适应证　溃疡日久，腐肉难脱，新肉不生；或腐肉已脱，新肉不长，久不收口者。

（2）常用方剂　回阳玉龙散用于溃疡属阴证，腐肉难脱，肉芽暗红，或腐肉已脱，肉芽灰白，新肉不长者，具有温阳活血、祛腐生肌之功。月白珍珠散、拔毒生肌散用于溃疡阳证，其中月白珍珠散用于腐肉脱而未尽，新肉不生，久不收口者，有清热解毒、祛腐生肌之功；拔毒生肌散用于腐肉未脱，常流毒水，疮口下陷，久不生肌者，有拔毒生肌之功。回阳生肌散用于溃疡虚证，脓水清稀，久不收口者。具体使用时，取药粉适量，直接掺布在疮面上；或制成药捻，插入疮口内。

（3）用药监护要点　祛腐生肌药用于慢性溃疡比较适宜，使用时应根据溃疡阴阳属性辨证选药。若全身情况较差，气血虚衰者，还应配合内治法，以促进溃疡愈合。

5.生肌收口药　具有解毒、收敛、促进新肉生长的作用，掺敷疮面能使疮口加速愈合。疮疡溃后，当脓水将尽，或腐脱新生时，若仅靠机体的修复能力来长肉收口则较为缓慢，因此生肌收口也是处理溃疡的一种基本方法。将药物掺布于疮面上应用。

（1）适应证　凡溃疡腐肉已脱、脓水将尽时均可使用。

（2）常用方剂　生肌散、八宝丹等，不论阴证、阳证均可。

（3）用药监护要点

①脓毒未清、腐肉未净时，不宜早用生肌收口药，容易增加溃烂，延缓治愈，甚至引起迫毒内攻之变。

②已成漏管，即使用之勉强收口，仍可复溃，此时须配以手术治疗，方能达到治愈目的；若溃疡肉色灰淡而少红活，新肉生长缓慢，应配合内服药补养和食物营养，内外兼施，以助新生；若臁疮日久难敛，则宜配以绑腿缠缚，改善局部的血液循环。

6. 止血药　具有收涩凝血的作用，掺敷于出血之处，外用纱布包扎固定，可以促使创口血液凝固，达到止血的目的。

（1）适应证　适用于溃疡或创伤出血，属于小络损伤而出血者。

（2）常用方剂　桃花散适用于溃疡出血；圣金刀散适用于创伤性出血；云南白药对于溃疡出血、创伤性出血均可使用；三七粉调成糊状涂敷患部也有止血作用。

（3）用药监护要点　若大出血，必须配合手术与内治方法急救，以免因出血不止而引起晕厥。

7. 清热收涩药　具有清热收涩止痒的作用，掺扑于皮肤病糜烂渗液不多的皮损处，达到消肿、干燥、止痒的目的。

（1）适应证　急性或亚急性皮炎而渗液不多者均可使用。

（2）常用方剂　青黛散清热止痒的作用较强，用于皮肤病大片潮红丘疹而无渗液者；三石散收涩生肌作用较好，用于皮肤糜烂、稍有渗液而无红热之时，可直接干扑于皮损处，或先涂一层油剂再扑三石散，外加包扎。

（3）用药监护要点

①一般不用于表皮糜烂、渗液较多的皮损处，因为用后反使渗液不能流出，容易导致自身过敏性皮炎；

②粉末与毛发易黏结成团，因此不宜用于毛发生长的部位，必须用时可剃去毛发再扑药粉。

五、酊剂

将各种不同的药物浸泡于乙醇溶液内，最后倾取其药液，即为酊剂。

1.适应证　一般用于疮疡未溃及皮肤病等。

2.常用方剂/中药制剂　红灵酒有活血、消肿、止痛之功，用于冻疮、脱疽未溃之时；10%土槿皮酊、复方土槿皮酊有杀虫止痒之功，适用于鹅掌风、灰指甲、脚湿气等；白屑风酊有祛风、杀虫、止痒之功，适用于面游风。

3.用药监护要点

（1）一般酊剂有刺激性，所以凡疮疡破溃后或皮肤病有糜烂者均应禁用。

（2）将酊剂盛于遮光密闭容器中，充装宜满，并在阴凉处保存。

六、洗剂

洗剂是按照组方原则，将各种不同的药物先研成细末，然后与水溶液混合在一起而成。因加入的粉剂多系不溶性而呈混悬状，用时需加以振荡，故也称混合振荡剂或振荡洗剂。

1.适应证 一般用于急性、过敏性皮肤病，如酒齄鼻、粉刺、湿疮等。

2.常用方剂/中药制剂 三黄洗剂有清热止痒之功，用于一切急性皮肤病，如湿疮、接触性皮炎，皮损为潮红、肿胀、丘疹等；颠倒散洗剂有清热散瘀之功，用于酒齄鼻、粉刺。上述方剂中常可加入1%～2%薄荷脑或樟脑，以增强止痒之功。

3.用药监护要点

（1）应用洗剂时应充分振荡，使药液均匀，以毛笔或棉签蘸之涂于皮损处，每日3～5次。

（2）凡皮损处糜烂渗液较多，或脓液结痂，或深在性皮肤病，均应禁用。

第二章
中医外科常见疾病的治疗

第一节 疮 疡

疮疡，广义上是指一切体表浅显的外科疾病；狭义上是指由感染因素引起的体表化脓性疾病，未溃者称肿疡，已溃者称溃疡。疮疡是中医外科常见的疾病，痈疽、疔疮、疖肿、流痰、流注、瘰疬等都属于疮疡范畴。

疮疡的致病因素分外因和内因两大类。外因引起的疮疡以"热毒""火毒"最为多见，常起病急，发展快，多属阳证，如疔疮、痈、发等；内伤因素引起的疮疡大多因虚致病，起病缓，发病慢，多属阴证，如流痰、瘰疬等。一般认为疮疡的发生，从外感受者轻，从内发外者重。

一、临床特征与基本治则

（一）临床特征

按阴阳辨证，疮疡可分阳性疮疡和阴性疮疡，其中以阳性疮疡居多。不论阳性疮疡还是阴性疮疡，在病理变化过程中常表现为初期、中期（脓成期）、后期（溃破期）三个不同阶段。

阳性疮疡以"热毒""火毒"最为多见，常起病急，发展快，患处七日内肿不消则成脓，脓未成易消，既成易溃、易敛，病程短。全身多伴有表证、实证、热证的邪盛表现，如脉洪数而有力，发热，口渴，便秘，溲赤等。初期常由小渐大，疮顶高突，焮红疼痛，根脚收束，按无波动；中期又称脓成期，顶高根收，皮薄色红，易脓易腐，按之剧痛，并出现波动感，患处肤温高于周围；后期又称破溃期，脓汁稠厚黄白，色鲜不臭，腐肉易脱，肿势易消，脓出热退，溃后疮面新鲜红活，肉芽易生，疮口易敛。

阴性疮疡大多因虚致病，起病缓，发病慢，脓未成难消，既成难溃，溃后不易收口，病程长。全身多伴有虚证、寒证、里证的正虚表现，如骨蒸潮热、颧红，或面色㿠白，疲倦、自汗、盗汗等。初期疮形肿势平塌，皮色不变或色白，根脚散漫，不热或微热，隐隐作痛或不按不痛，发展缓慢；中期脓成后局部肿硬紫暗，不腐不溃，疮顶软陷；后期皮虽破溃，但肉坚无脓，时流污水或血水，有特殊臭味，肿势不减，身热不退，溃后疮面腐肉难脱，或腐肉虽脱新肉不生，疮口经久难敛。

"疮科辨证，首重阴阳"，只有辨清疮疡证属阴还是阳，治疗上才不易发生原则性错误，表3-2-1总结了阳性、阴性疮疡的鉴别特征。

表3-2-1 阳性、阴性疮疡鉴别特征

鉴别项目	阳性疮疡	阴性疮疡
起病	急	缓
病期	短	长
病位	浅（皮肉）	深（筋骨）
肿形	高突、局限	平塌、散漫
肿硬	略硬于正常组织	硬如石或软如绵
皮色	红赤	暗紫或不变
皮温	灼热	不热或微热
疼痛	剧烈而拒按	不痛、隐痛、酸痛或抽痛
脓汁	黄稠有光泽	稀白或如败絮
病名	疖、疔、痈、发、有头疽、流注、发颐、丹毒、无头疽	流痰、瘰疬
继发病	走黄、内陷、窦道	窦道
预后	良好	不良

（二）基本治则

疮疡治疗的思路是审明病机，辨清阴阳，分期施治。疮疡初期尚未成脓时，用消法使之消散，并针对病因、病情运用清热解毒、和营行瘀、理气、解表、温通、通里、理湿等治则，其中最常用的是清热解毒法；疮疡中期脓成不溃或脓出不畅，用托法以托毒外出，根据患者情况可采用透托法或补托法；疮疡后期体质虚弱者，用补法以恢复正气，使疮疡早日愈合，通常有益气、养血、滋阴、助阳等。除按病变过程，阴证、阳证，立出基本法则之外，尚有按部位治疗之法，如上部加祛风药，中部加行气药，下部加利湿药；还可按疮疡所属经络，选用一些引经药物。

外治法总则为消、腐、敛。初期宜箍毒消肿；中期宜提脓祛腐，脓熟时宜切开排脓，并提脓祛腐；后期宜生肌敛口。

此外，在疮疡的治疗中，还要重视患者的精神调摄、饮食宜忌、日常起居、护理换药等，加强医患配合，争取早日康复。

二、内治法与外治法常用中药（方剂、药材与中成药）

（一）内治法

疮疡多由毒邪内侵，邪热灼血，以致气血凝滞而成。发病初期往往伴有外感发热等症状，发热不解则热毒更胜，甚至外邪入里，火毒炽盛加剧，故而凡见有表证必须先解表，可用疏风解表法；热毒和火毒是疮疡主要致病因素，所以不论疮疡大小以及初、成、溃各期，只要热（火）毒能解，如用清热解毒法及清热凉血解毒法，疮疡也就迎刃而解了；疮疡初期或中期，表证已解，热毒入腑，兼有里实，大便燥结等，可用通里泻热法；湿邪与热邪也是致病因素，可用清热利湿法；气血凝滞，血脉瘀阻生成局部肿胀、结块，可用活血化瘀法通经络，畅血脉；气机阻滞，津液凝聚成痰，虽痰邪不是疮疡主要发病原因，但痰浊凝聚使肿块起，可用祛痰软坚法；疮疡溃后气血不足，正气虚，新肉难以生长，疮口难收，可用补益法；阴寒凝滞之邪阻于筋骨致阴性疮疡，可用温经回阳法。

1.疏风解表法 适用于疮疡伴有表证，表现为发热，恶寒，头痛，四肢酸痛，舌淡红，舌苔白或薄黄，脉数者。疮疡伴外感风热可用银翘散或牛蒡解肌汤，疮疡伴外感风寒可用荆防败毒散或万灵丹。

（1）常用方剂 牛蒡解肌汤、荆防败毒散。

牛蒡解肌汤

【处方】牛蒡子12g 薄荷6g 荆芥6g 连翘6g 栀子12g 牡丹皮12g 石斛3g 玄参12g 夏枯草15g

【功效】疏风清热，凉血消肿。

【品种选择】荆芥：生品擅于疏散风热，利咽喉，清利头目，炒炭能止血，因此在本方中宜选用生品入药。连翘：一般认为青翘初熟色青，清热解毒之力较强，老翘质轻透散，长于透热达表、疏散风热，建议选用青翘以加强清热解毒消痈之功。栀子：生品以泻火利湿，凉血解毒力强，炒后可缓和苦寒之性，消除副作用，炒栀子与焦栀子功用相似，二者均能清热除烦，用于热郁心烦，炒栀子比焦栀子苦寒之性略强，一般热较盛者可用炒栀子，脾胃较虚弱者可用焦栀子，栀子炭偏于凉血止血，本方中建议选用生品，治热毒所致的痈疮肿毒力胜。石斛：《中国药典》2020年版收录有石斛及铁皮石斛，前者来源于霍山石斛、金钗石斛、鼓槌石斛或流苏石斛的栽培品及其同属植物近似种，后者来源为兰科植物铁皮石斛，二者性味归经相似、均有益胃生津、滋阴清热之效，但以铁皮石斛力强。临床上细茎石斛（黄铜皮）、曲茎石斛、美花石斛、齿瓣石斛、叠鞘石斛等作为地方习用品种，也有一定应用，本方中石斛为佐药，用量小，选品影响不大，可根据地方标准及用药成本进行选择。

【用法用量】水煎煮，薄荷后下，食远服。

荆防败毒散

【处方】羌活4.5g　独活4.5g　柴胡4.5g　前胡4.5g　麸炒枳壳4.5g　茯苓4.5g　荆芥4.5g　防风4.5g　桔梗4.5g　川芎4.5g　甘草1.5g

【功效】发汗解表，消疮止痛。

【品种选择】柴胡：生柴胡的升散作用较强，多用于解表退热，醋炙能缓和升散之性，增强疏肝止痛作用，本方中宜选用柴胡生品以加强解表。桔梗：具宣肺利咽、祛痰排脓作用，多生用，常用于咳嗽痰多，胸闷不畅，咽痛，音哑，肺痈吐血，疮疡脓成不溃，而蜜炙桔梗可增强润肺止咳作用，故该方中宜用生品。甘草：生品长于清热解毒，可用于邪毒蕴结所致的痈疽疮肿，无论阳证、阴证；炙甘草偏于补中，本方中配伍少量甘草清热解毒，因此应使用生品。

【用法用量】水煎煮，食后缓缓温服。

【使用注意】本方药性偏温燥、凡里有实热或阴虚内热者不宜用。

（2）常用药材　牛蒡子、葛根、紫苏叶、薄荷、荆芥、防风、蝉蜕、淡豆豉等。

2.清热解毒法　是治疗阳证疮疡不可缺少的方法，适用于疮疡各期，并常与活血化瘀、托里透脓、通里泻热等法合用。

（1）常用方剂　普济消毒饮、黄连解毒汤、仙方活命饮。

普济消毒饮

【处方】黄芩15g　黄连15g　人参9g　橘红6g　生甘草6g　玄参6g　柴胡6g　桔梗6g　连翘3g　板蓝根3g　马勃3g　牛蒡子3g　僵蚕2g　升麻2g

【功效】清热解毒，疏风散邪。

【品种选择】黄芩、黄连：清热解毒，宜用生品，以祛上焦热毒。橘红：为橘皮陈久者去橘络所得；原方中使用的是橘红，燥湿化痰之力较胜而无发散之性，而陈皮理气化湿之力更胜，能疏通壅滞，有利于疮面肿毒消散，故该方中建议用陈皮。甘草宜选用生品，加强清热解毒作用。

【用法用量】水煎煮，食远服。

【使用注意】本方药物多苦寒辛散，脾胃虚者需慎用。

黄连解毒汤

【处方】黄连9g　黄芩6g　黄柏6g　栀子9g

【功效】泻火解毒。

【品种选择】黄连：本品大苦大寒，脾胃虚弱者可选用酒黄连，借酒力缓其寒性。黄芩：本品苦寒，为免伤脾阳，或热入血分，可选用酒黄芩，借黄酒之力，主入血分，用于上焦肺热及四肢肌表之湿热。黄柏：《中国药典》2020年版载有黄柏（川黄柏）和关黄柏，两者均苦、寒，归肾、膀胱经，清热燥湿，泻火除蒸，解毒疗疮，二者功能、主治虽一致，但临床应用仍以川黄柏为优，炮制品有盐黄柏和黄柏炭，前者滋阴降火力强，后者偏于止血，本方取黄柏泻下焦火之效，故选用川黄柏生品。

【用法用量】水煎煮，食远服。

【使用注意】本方为大苦大寒之剂，久服或过量易伤脾胃，非火盛者不宜使用；阴虚火旺者忌服。

仙方活命饮

【处方】穿山甲3g　皂角刺3g　当归尾3g　赤芍3g　乳香3g　没药3g　天花粉3g　贝母3g　白芷6g　金银花9g　陈皮9g　甘草3g

【功效】清热解毒，消肿溃坚，活血止痛。

【品种选择】贝母：川贝母清热润肺，化痰止咳，散结消痈，其药效偏于扶正为主，而浙贝母清热化痰止咳，解毒散结消痈，以祛邪为主，本方宜选用浙贝母。芍药：赤芍味苦入肝，善清肝凉血化瘀，对于红肿、灼热、刺痛明显的血热血瘀患者应选用赤芍；白芍味酸入肝脾，善补血敛阴平肝，多治肝脾不和之胸胁脘腹疼痛或四肢挛急疼痛，本方宜用赤芍。穿山甲：穿山甲性微寒，味咸，通经下乳、消肿排脓、搜风通络。穿山甲与皂角刺通行经络，透脓溃坚，可使脓成即溃。穿山甲属国家一级保护野生动物，禁止入药，根据功效特点可选用穿山龙替代，穿山龙具有活血通络功效，可用于痈肿疮毒。乳香、没药：功效活血止痛，消肿生肌，生品气味浓烈，对胃有一定的刺激性，容易引起恶心、呕吐；生品多外用，醋炙后可增强活血止痛、收敛生肌的功效，并可缓和刺激性，故两药宜用醋炙品。甘草：本方中配伍少量生甘草清热解毒，用于邪毒蕴结所致的痈疽疮肿，调和诸药。

【用法用量】水煎煮，或水、酒各半煎煮，食远服。

【使用注意】疮疡已溃及阴疽患者忌用，脾胃素虚、气血不足者慎用。

（2）常用药材 蒲公英、金银花、连翘、紫花地丁、野菊花、重楼、天花粉、半边莲、皂角刺、穿心莲、马齿苋等。

3.凉血清热法 适用于火毒进入营血，内攻脏腑，蒙蔽心包。表现为高热寒战，神昏谵语，烦躁不安，舌质红绛，苔少，脉象洪数等疔疮走黄，或者疽毒内陷者。

（1）常用方剂 清营汤、犀角地黄汤。

清营汤

【处方】犀角9g 地黄15g 玄参9g 竹叶心3g 麦冬9g 丹参6g 黄连5g 金银花9g 连翘6g

【功效】清营解毒，透热养阴。

【品种选择】犀角：原方为犀角，现已禁药用，临床上使用水牛角替代，剂量可用至30g。地黄：原方中地黄为鲜地黄，以清热生津，凉血止血为主，然而临床用药使用鲜品多有不便，可以干品生地黄替代，取其清热凉血、养阴生津之效。竹叶心：原方为竹叶心，取其清心泻火之功，其在清营汤中作用主要是协助君药犀角清透心（包）邪热，因竹叶心较少使用，《中国药典》2020年版中载有淡竹叶而无竹叶心，淡竹叶同样有清热、泻心火除烦之效，故此方可选取淡竹叶。

【用法用量】水牛角镑片先煎，后下余药。水煎煮，分3次服用。

【使用注意】湿重者慎用，以防滋腻而助湿留邪。

犀角地黄汤

【处方】犀角屑12g 地黄24g 芍药9g 牡丹皮12g

【功效】清热解毒，凉血散瘀。

【品种选择】芍药：若热盛出血明显者，宜选白芍，白芍苦酸微寒，养血敛阴且助生地黄凉血和营泻热；若瘀血见症明显者，则选用赤芍，赤芍苦辛而散，可凉血化瘀。地黄：选用干品，即《中国药典》中的生地黄，有清热凉血，养阴生津之效。犀角屑：原方为犀角屑，现用水牛角替代。

【用法用量】水煎煮，水牛角镑片先煎，后下余药，每日3次。

【使用注意】若患处皮色红，可加玄参、紫草、金银花、大青叶；血热毒盛者可加金银花、连翘、红花、丹参、甘草等以增强清解血分热毒之效；本方寒凉清滋，对于阳虚失血，脾胃虚弱者忌用。

（2）常用药材 水牛角、地黄、牡丹皮、玄参、丹参等。

4. 通里泻热法 对于一般疮疡来说，本法较少单独使用，多与清热解毒法并用。适用于疮疡初期或中期，表证已解，热毒入腑，具有便结里实等证，分为攻下法和润下法。若为热邪在里，内结不散的实热阳证，表现为疮疡焮红高肿，口干饮冷，壮热烦躁，呕恶，便结，舌苔黄腻或黄糙，脉数有力等用攻下法。若为阴虚肠燥便结之证，表现为阴虚火旺，口干食少，大便秘结，舌干质红，脉象细数或无力等则用润下法。

（1）常用方剂 内疏黄连汤、增液汤。

内疏黄连汤

【处方】木香 黄连 栀子 当归 黄芩 白芍 薄荷 槟榔 桔梗 连翘 甘草 大黄

【功效】清热解毒，消肿散结。

【品种选择】大黄：本方重用大黄活血泻火，使热毒从大便而解，其炮制品泻下之力不如生大黄，此处应选生品，为减少泻下成分结合型蒽醌的破坏以增强泻下作用，煎煮时应后下。白芍：此方源自《素问·病机气宜保命集》，白芍生品味微寒，长于养血敛阴，平抑肝阳，炒制后寒性缓和，长于养血合营，敛阴止痛，此处应选用炒白芍，取其敛阴止痛之效；赤芍味苦入肝，善清肝凉血化瘀，对于红肿、灼热、刺痛明显的血热血瘀者应选用赤芍。

【用法用量】查阅文献，该方剂未有剂量记载。临床使用时，各药可参考《中国药典》、各省市中药炮制规范的剂量范围，根据患者病情个体化用药。水煎煮，大黄后下，食远服。

【使用注意】大黄以利为度，如无便秘，可不用；若局部红肿较甚，可加水牛角、牡丹皮、地黄以清热凉血；痈肿触之有波动感，加皂角刺；若有痔疮出血者，宜改黄连为胡黄连，加槐花、地榆以凉血止血。

增液汤

【处方】玄参30g 麦冬24g 地黄24g

【功效】增液润燥。

【品种选择】地黄：生地黄，性寒、味甘，清热凉血，养阴生津；熟地黄性微温，味甘，滋阴补血益精填髓，本方中发挥滋阴清热作用，壮水生津，与玄参相须相宜，故宜用生地黄。麦冬：麦冬和天冬同属滋阴类药，均有养阴润肺、生津润燥的作用，两药也常配伍使用，然天冬清火润燥之力更强，苦寒之性也更甚，长期服用易伤及肾阳；天冬善治肺热引起的内热消渴，若长期阴虚火旺致肠燥便结，则可选用天冬；麦冬善治胃热引起的内热消渴，若疮疡伴有肺燥肺热、喉咙痛选麦冬为宜。

【用法用量】水煎煮，食远服。

【使用注意】本方寒凉甘润，肾阳不足或脾气亏虚之便秘、邪热尚盛及表邪未去者不宜使用；本方为养阴生津之剂，湿邪未尽时慎用，以免恋邪助湿。

（2）常用药材 黄连、栀子、黄芩、地黄、玄参、麦冬、火麻仁等。

5.清热利湿法 适用于湿热交并之症，单独由湿邪致发疮疡者较为少见，多与热邪同时致病，如臁疮皮肤红肿作痒、皮破流水、肝火湿热下注所致囊痈、子痈等。

（1）常用方剂 二妙散、龙胆泻肝汤。

二妙散

【处方】黄柏15g 苍术15g

【功效】清热燥湿。

【品种选择】黄柏：《中国药典》2020年版收载黄柏、关黄柏，前者为芸香科植物黄皮树的干燥树皮，习称"川黄柏"，后者为芸香科植物黄檗的干燥树皮，但二者性味归经及功能主治均一致，苦，寒，归肾、膀胱经，清热燥湿，泻火除蒸，解毒疗疮，可用于疮疡肿毒、湿疹湿疮。二妙散中黄柏苦寒，清热燥湿，为君药，《雷公炮炙论》记有"凡使黄檗，用刀削粗皮"，（川）黄柏与关黄柏最大的区别在于二者栓皮（粗皮）的不同，川黄柏栓皮薄，皮层可直接剥离，关黄柏栓皮特别厚，药材一般都有未去除干净的栓皮，虽性味归经及功能主治一致，但临床应用仍以（川）黄柏为优，故选用（川）黄柏生品。此外，生黄柏性寒苦燥而沉，长于清热、燥湿、解毒，酒制后可缓和寒性，增强清湿热利关节作用，故此处宜选用酒炒黄柏。苍术：苍术生品温燥而辛烈，燥湿、祛风、散寒力强，既祛已成之湿又治湿邪之源。原方中为制苍术，经米泔水浸后炒制，功同生品，经米泔水浸泡后能缓和燥性，减轻辛烈温燥的作用，有和胃的作用。如脾胃不和，痰饮停滞，脘腹痞满可用麸炒苍术。两药制用，可减其苦寒或温燥之性，以防败胃伤津之虞。

【用法用量】丸剂，每次9g，淡盐汤送下；可作散剂，二药等份，研细末和匀，每次3~6g；亦可作汤剂，用量宜减，水煎煮，食远服。

龙胆泻肝汤

【处方】龙胆草6g 黄芩9g 栀子9g 泽泻12g 木通6g 车前子9g 当归3g 地黄9g 柴胡6g 甘草6g

【功效】清泻肝胆实火，清利肝经湿热。

【品种选择】龙胆草：龙胆草味极苦，性寒，生品善于清热泻火，燥湿，多用于湿热黄疸，阴肿阴痒，白带，湿疹瘙痒等；经酒制后，能缓和过于苦寒之性，并引药上行，方中宜选用酒龙胆。黄芩：生品味苦，性寒，清热泻火力强，用于热入气分，清肝肺之火，方中炒黄芩减其苦寒之性。栀子：生品以泻火利湿、凉血解毒力强，苦寒之性较强，易伤中气且对胃有一定刺激性，脾胃虚弱者易致恶心，酒炒后防其过于苦寒凉遏，脾胃虚弱者宜用酒炒品。当归：生品质润，长于补血，调经，润肠通便；酒炙后，增强活血补血调经的作用。地黄：原方中地黄为酒炒，缓其寒性。柴胡：可选用醋制品，醋制后能缓和升散之性，增强疏肝之力，并能引诸药归于肝胆之经，而生品升散作用较强，多用于解表退热。甘草：选用生品，清热解毒，调和诸药。木通：《中国药典》2005年版起已不再收载关木通，此处木通为木通或川木通，前者是木通科植物木通、三叶木通、白木通的干燥藤茎，后者是毛茛科植物小木通或绣球藤的干燥藤茎，二者具有味苦性寒，归心、小肠、膀胱经的共性，实际应用有细微差别，一切实邪所致经脉不通，阻滞气化诸症应用木通；湿热瘀血所致经脉不通，阻滞气化诸症则应用川木通。

【用法用量】水煎煮，食远服。

【使用注意】方中有甘草，应注意配伍禁忌。本方药物多苦寒、渗利，易伤脾胃，脾胃虚寒者和孕妇慎用。

（2）常用药材 萆薢、黄柏、苍术、泽泻、龙胆草、黄芩、车前子、栀子、牡丹皮、滑石、通草等。

6.活血化瘀法　适用于疮疡初期，局部表现红肿焮硬，或已切开排脓而周围肿势仍坚硬不散者。疮疡初期，气血凝滞为主要矛盾，运用此法可使局部气血通畅，起到消肿及减少化脓的作用。

（1）常用方剂　复元活血汤、七厘散（可外敷）。

复元活血汤

【处方】大黄18g　柴胡15g　桃仁15g　红花6g　穿山甲6g　当归9g　天花粉9g　甘草6g

【功效】活血祛瘀，疏肝通络。

【品种选择】大黄：原方中大黄需要酒浸且用量大，主要取其荡涤瘀血、引瘀下行、推陈致新作用，现代应用本方时应选用酒大黄，且无须后下。皂角刺（代替穿山甲）：原方使用炮穿山甲，穿山甲长于消肿排脓，可使痈肿疮毒未成脓者消肿，已成脓者，可促使破溃，对于痈疡已破溃的，则不宜用穿山甲；由于穿山甲现属国家一级保护野生动物，禁止入药，此方可用皂角刺代替，皂角刺与穿山甲都有消肿作用，但通经作用不如穿山甲，因此如需加强通经作用，可加用通经活络药物。柴胡：可选用醋柴胡，增强疏肝理气，引药入肝经作用。

【用法用量】水煎煮，食远服。

【使用注意】运用本方时应"以利为度"，不必尽剂，若瘀血已下，免伤正气。若虽"得利痛减"而病未痊愈，需继续服药者，应更换方剂或调整原方剂量。孕妇忌用。

七厘散

【处方】朱砂3.6g　麝香0.36g　冰片0.36g　乳香4.5g　红花4.5g　没药4.5g　血竭30g　儿茶7.2g

【功效】散瘀消肿，定痛止血。

【品种选择】麝香：人工麝香主要含麝香酮、麝香醇、芳活素等，麝香酮是其主要活性成分，功能开窍醒神，活血通经，消肿止痛，可代替天然麝香使用。乳香、没药：生品气味浓烈，对胃有一定的刺激性，容易引起恶心、呕吐，多外用，醋炙后可增强活血止痛、收敛生肌的功效，并可缓和刺激性，故内服宜用醋炙品，外用可选生品。血竭：原方出自《同寿录》，选用瓜儿血竭，主产自印度尼西亚、马来西亚、伊朗等国，以印度尼西亚苏门答腊岛所产为佳，俗称"麒麟竭"，《中国药典》2020年版收录的就是进口血竭。我国从剑叶龙血树和海南龙血树的树干中提出的树脂，作为国产血竭，俗称"龙血竭"，亦可药用，纳入地方标准中。进口与国产的血竭虽然在化学成分上有很大不同，但是药理作用相似，可以替代使用。临床使用时，可参考《中国药典》、各省市中药炮制规范的标准选择品种。

【用法用量】共研极细末，密闭储存备用。每服0.22~1.5g，黄酒或温开水送服；外用适量，以酒调敷伤处。

【使用注意】方中有麝香、朱砂，运动员及相关人员应慎用；孕妇禁用。本品不宜过量、长期服用。

（2）常用药材 当归、赤芍、桃仁、红花、丹参、乳香、没药、鸡血藤等。

7.内托透脓法 适用于疮疡中期未溃阶段，由于正虚毒盛不能托毒外达，致使肿疡既不消散又久不成脓或成脓极为缓慢，表现为疮疡平塌不起，根盘散漫不收，难腐难溃，以及溃后脓出不多，疮形仍坚肿不消等。内托透脓法分为透脓和补托两法，注意一般疮疡毒盛正气不虚，局部很快酿脓或已酿脓者，勿需使用本法，行手术切开排脓即可。若使用补托等法，反而助邪养疮，使病情加剧。

（1）常用方剂 透脓散、托里消毒散。

透脓散

【处方】当归6g 黄芪12g 穿山甲3g 川芎9g 皂角刺5g

【功效】补气养血，托毒溃痈。

【品种选择】黄芪：生品长于益卫固表，利水消肿，托毒排脓，多用于卫气不固，自汗时作，体虚感冒，气虚水肿，疮疡难溃等，本方中重用黄芪，且宜用生品，甘温益气，托疮生肌。穿山甲：原方用穿山甲，其性微寒，味咸，通经下乳、消肿排脓、搜风通络，原方中穿山甲与皂角刺通行经络，透脓溃坚，可使脓成即溃；穿山甲属国家一级保护野生动物，禁止入药，结合功效，可选用白芷替代，白芷具有散风除湿、通窍止痛、消肿排脓的功效，用于此方中可发挥消肿排脓之功。

【用法用量】水煎煮，临服入酒适量。

【使用注意】本方不宜用之过早，疮疡初起未成脓者禁用。本方一般用于实证，因此使用时亦可去黄芪，以免益气助火。

托里消毒散

【处方】人参 川芎 当归 白芍 白术 金银花 茯苓 白芷 皂角刺 甘草 桔梗 黄芪

【功效】消肿，溃脓，生肌。

【品种选择】人参：人参味甘，微温，擅于大补元气，适用于疾病后期元气亏虚证，此方中人参以红参为宜，取其大补元气、益气摄血之效；如患者除了气虚外，伴有阴虚内热，可用西洋参养阴、清热、生津；临床也可使用党参替代，用量宜偏大。白芍：此方源自《外科正宗》，原方选用白芍，取其敛阴止痛之效，而赤芍味苦入肝，善清肝凉血化瘀，对于红肿、灼热、刺痛明显的血热血瘀患者应选用赤芍；本方也可用炒白芍，炒制后寒性缓和，取其养血和营、敛阴止汗之力。黄芪：原方中为盐水拌炒，处方开具时可选用生品，取其托毒生肌之功。

【用法用量】查阅文献，该方剂未有剂量记载。临床使用时，各药可参考《中国药典》、各省市中药炮制规范的剂量范围，根据患者病情个体化用药。水煎煮，食远服。

【使用注意】若气虚甚者，加大人参、黄芪用量，以益气托毒；血虚甚者，加大当归、芍药用量，以养血补血；痛甚者，加大人参、芍药用量，以益气缓急止痛；溃烂流脓者，加大当归、黄芪用量，以益气生肌固表。

（2）常用药材　人参、黄芪、芍药、川芎、当归、白术、白芷、皂角刺等。

8.祛痰法　痰浊留滞于肌肉或筋骨之内可致疮疡，形成痰浊的原因多样，因此要针对不同病因，配合其他治法才能达到化痰软坚的目的，常用疏风化痰法及解郁化痰法。

（1）疏风化痰法　适用于风热夹痰者，其气血被毒邪壅塞于皮肉之间，继而炼液成痰，痰毒互阻，结块而肿，如颈痈（痰毒）初期，结块肿痛，寒热交作者。

①常用方剂　牛蒡解肌汤。

【功效】【品种选择】和【用法用量】可参考本章前文"1.疏风解表法"的牛蒡解肌汤分析。

②常用药材　牛蒡子、葛根、紫苏叶、薄荷、荆芥、防风、蝉蜕、淡豆豉等。

（2）解郁化痰法　本法适用于气郁夹痰者，如瘰疬、乳癖未溃破，结核坚硬，色白不痛者。

①常用方剂　逍遥散合二陈汤。

逍遥散合二陈汤

【处方】柴胡9g　白芍9g　当归9g　白术9g　茯苓9g　炙甘草5g　生姜3片

薄荷6g　半夏15g　橘红15g

【功效】解郁化痰。

【品种选择】柴胡：可选用醋柴胡，增强疏肝解郁、引药入肝经作用。芍药：赤芍味苦入肝，善清肝凉血化瘀，对于红肿、灼热、刺痛明显的血热血瘀患者应选用赤芍；白芍味酸入肝脾，善补血敛阴平肝，本方宜用炒白芍，炒制后寒性缓和，取其养血和营，敛阴止汗之力。甘草：生品味甘偏凉，长于泻火解毒，经蜜炙后，性平偏温，补脾和胃力强，本方中配伍少量炙甘草益气和中，调和诸药，因此宜使用蜜炙品。半夏：生品有毒，多作外用；经炮制后，能降低毒性，缓和药性，消除副作用，本方中宜选用清半夏，取其燥湿化痰之功。生姜：原方中为煨姜，生姜发汗解表，偏于散寒，经煨制后，重在温胃止呕，降逆和中，可直接用生姜片，取其辛散达郁之功。

【用法用量】水煎煮，食远服。

②常用药材　柴胡、郁金、香附、半夏、白术、白芍、陈皮、枳壳、木香等。

9.补益法　适用于流痰、阴疽、瘰疬等阴虚疮疡破溃后期。疮疡后期，热毒已解，因年老体弱、气血不足致使疮口腐肉难脱、新肉不生、长久不愈合的较重者需用此法，可分为补血法、补气法、气血双补法。一般气血充足，体质健壮，以及轻浅溃疡，勿须用补法；除了补托外，一般对于局部红肿热痛的疮疡，不论已溃或未溃，或热毒未尽者，亦勿须用补法。一般阳证溃后多不应用补法，如需运用，也多以清热养阴醒胃方法，当确显虚象之时方加补益之品。

（1）补血法　用于疮疡溃后脓血大泻所致血虚。

①常用方剂　当归补血汤。

当归补血汤

【处方】黄芪30g　当归6g

【功效】补气生血。

【品种选择】黄芪：生品长于益卫固表，利水消肿，托毒排脓，多用于卫气不固，自汗时作，气虚水肿，疮疡难溃等，本方中宜用生品，取其大补脾肺之气，以资化源，使气旺血生，托疮生肌，疮自收口愈合。当归：当归身擅长补血调经，归尾偏于破血逐瘀，此方中应选用归身，且以生用为宜，取其较强的补血作用。

【用法用量】水煎服，空腹温服。

【使用注意】阴虚内热证禁用。月经提前量多，色深红或经前、经期腹痛拒按，乳房胀痛者不宜服用。

②常用药材　当归、白芍、熟地黄、何首乌、赤小豆、龙眼肉等。

（2）补气法　用于疮疡溃后脓血大泻所致气虚。

①常用方剂　补中益气汤。

补中益气汤

【处方】黄芪18g　炙甘草9g　人参6g　当归3g　陈皮6g　升麻6g　柴胡6g　白术9g

【功效】补中益气，升阳举陷。

【品种选择】黄芪：生品长于益卫固表，利水消肿，托毒排脓，蜜炙后，甘温而偏润，长于益气补中，升阳固表，本方中宜用蜜黄芪。人参：可选用红参、西洋参、党参。白术：宜选用麸炒白术，以增强健脾作用，同时缓解燥性，协助黄芪补气健脾。升麻：生品升散作用较强，以解表透疹，清热解毒之力胜，蜜炙后，辛散作用减弱，以升脾阳为主，并减少对胃的刺激性，方中宜选用蜜炙品，助黄芪、人参等益气之品升提下陷之中气。

【用法用量】水煎服，其中人参宜另煎，药液空腹热服。

【使用注意】本方甘温升散，故对阴虚火旺及内热炽盛者忌用。口唇淡白、头晕乏力加川芎、熟地黄养血和血。

②常用药材　人参、党参、黄芪、白术、山药、甘草、白扁豆、大枣、饴糖等。

（3）气血双补法　用于疮疡溃后脓血大泻所致气、血虚症状兼见者。

①常用方剂　八珍汤、人参养荣汤。

八珍汤

【处方】人参15g　白术15g　茯苓15g　炙甘草15g　当归15g　白芍15g　熟地黄15g　川芎15g

【功效】益气补血。

【品种选择】人参：大补元气，方中宜用生晒参，取其甘温，大补元气，健脾养胃之效。白术：宜选用麸炒白术，以增强健脾作用，同时缓解燥性。白芍、川芎：两药宜酒制，白芍酒制后缓和酸寒之性，并引药上行，增强养血、活血、行气作用。

【用法用量】加生姜3片、大枣5枚，水煎煮，食远服。

【使用注意】若以血虚为主，眩晕心悸明显者，可加大熟地黄、白芍用量；若以气虚为主，气短乏力明显者，可加大人参、白术用量；兼见不寐者，可加酸枣仁、五味子。

人参养荣汤

【处方】人参3g　炙黄芪3g　白术3g　肉桂3g　当归3g　白芍9g　甘草3g　陈皮3g　茯苓3g　远志1.5g　五味子3g　熟地黄3g

【功效】益气补血。

【品种选择】黄芪：原方中黄芪选用蜜炙品，取其善补脾肺之气、生肌敛疮的作用。人参：人参味甘，微温，擅于大补元气，适用于疾病后期元气亏虚证，但其偏重于补气生津，安神，以清补为主；经蒸制的红参味甘而厚，性偏温，偏于益气摄血，以温补见长，此方中宜选用红参，取其大补元气、益气摄血之效。五味子：《中国药典》2020年版收载五味子的来源是木兰科植物五味子的干燥成熟果实，习称"北五味子"；木兰科植物华中五味子的干燥成熟果实收载为南五味子；四川等地的习用品称为"西五味子"，收录于四川中药材标准中；南、北五味子，都有收敛固涩，益气生津，补肾宁心之功效，但功能主治各有侧重，北五味子除收敛固涩外，功偏补益心肾，而南五味子则偏敛肺止咳；此处应选北五味子，取其敛阴止汗、补肺养心之效。

【用法用量】加姜3片、枣1枚，水煎煮，食远服。

【使用注意】本方为补虚而设，溃后虽气血亏虚但毒邪未尽时切勿使用，以免留邪为患，疮疡早起、成脓期热毒尚盛者禁用。

②常用药材　人参、党参、黄芪、白术、山药、甘草、白扁豆、大枣、当归、白芍、熟地黄、何首乌、赤小豆、龙眼肉等。

10.温经回阳法　适用于阴证疮疡。可分为温经散寒法与回阳化瘀法。

（1）温经散寒法　适用于阴证初期邪不能从热化或寒痰阻塞经络，症见形寒肢冷，局部不红不热，或根盘散漫，脉迟，苔白者。

①常用方剂　阳和汤。

阳和汤

【处方】熟地黄30g　鹿角胶9g　肉桂3g　姜炭2g　白芥子6g　麻黄2g　甘草3g

【功效】温阳补血，散寒通滞。

【品种选择】地黄：本方中宜选用熟地黄，取其滋补阴血，填精益髓之效。甘草：生品清热解毒，可用于邪毒蕴结所致的痈疽疮肿，无论阳证、阴证，炙甘草偏于补中，本方中配伍少量生甘草解毒、调和诸药。炮姜：炮姜苦、辛、温，长于温中止痛，止泻，温经止血，姜炭苦、涩，温，归脾、肝经，其辛味消失，守而不走，功专止血温经，味苦涩，故固涩止血作用强于炮姜，而温经作用不及炮姜，临床多用于各种虚寒性出血且出血较急、出血量较多者，方中宜选姜炭，与肉桂均入血分，温阳散寒，温通血脉。

【用法用量】水煎煮，食远服。

【使用注意】禁用于半阴半阳、阴虚有热、肿溃及乳岩。如见阴血虚寒者，加当归、川芎；阳虚寒重者，加附子；偏气虚者，加人参、黄芪以助益气；疼痛甚者，加乳香、没药活血化瘀止痛。

②常用药材　桂枝、麻黄、干姜、艾叶、肉桂、吴茱萸等。

（2）回阳化瘀法　适用于阴证疮疡元气虚寒，不能消散，腹痛泄泻，呕吐不食，手足或冷或不溃敛，筋挛骨痛。

①常用方剂　回阳三建汤。

回阳三建汤

【处方】附子3g　人参3g　黄芪3g　当归3g　川芎3g　茯苓3g　枸杞3g　陈皮3g　山萸肉3g　木香1.5g　甘草1.5g　紫草1.5g　厚朴1.5g　苍术1.5g　红花1.5g　独活1.5g

【功效】补气助阳，托毒消痈。

【品种选择】附子：炮附片以温肾暖脾，补命门之火力胜。用于心腹冷痛，虚寒吐泻，冷痢腹痛，冷积便秘，或久痢赤白等，淡附片以回阳救逆、散寒止痛为主；用于亡阳虚脱，肢冷脉微，寒湿痹痛，心腹疼痛，阳虚水肿，阳虚感冒等，本方宜选用淡附片。山萸肉：生品味酸涩，具有收涩固脱功能，本方山萸肉补气扶正以助其本，经酒制后，借酒温通之力以助药势，降低酸涩之性，增强补益肝肾功能，此处建议选用酒萸肉。

【用法用量】上药加煨姜3片、皂角树根白皮6g，用水400ml，煎至320ml，入酒30ml，随病上下，食前后服之。用绵帛盖暖疮上，不得大开疮孔走泄元气。

②常用药材　附子、细辛、炮姜、白芥子、莪术、三棱、红花、独活等。

（二）外治法

初期阳证可选用金黄散（膏）、玉露散（膏）、芙蓉膏等，或用清热解毒消肿的新鲜草药捣烂外敷；阴证可选用回阳玉龙散（膏）、阳和解凝膏、麝香回阳膏等。

中期阳证用八二丹、九一丹提脓祛腐，阴证用七三丹、五五丹提脓祛腐；疮口脓水较多时，不论阳证、阴证均可应用中药溶液湿敷。脓熟时，疮口太小或成漏时，用白降丹、千金散药线腐蚀；疮面胬肉突出时用平胬丹。

后期腐脱脓尽用生肌散、八宝丹，并根据情况配合使用垫棉法或扩创法。

（三）常用中成药

表3-2-2　治疗疮疡的常用中成药

药品名称	组成	功效	适应证	用法用量	备注
连翘败毒片	金银花、连翘、蒲公英、紫花地丁、大黄、栀子、黄芩、白鲜皮、木通、防风、白芷、蝉蜕、天花粉、玄参、浙贝母、桔梗、赤芍、甘草	清热解毒，消肿止痛	用于疮疖溃烂，灼热发烧，流脓流水，丹毒疱疹，疥癣痛痒	口服。一次4片，一日2次	孕妇忌用
连翘败毒丸（同仁堂）	连翘、金银花、苦地丁、天花粉、黄芩、黄连、黄柏、大黄、苦参、荆芥穗、防风、白芷、羌活、麻黄、薄荷、柴胡、当归、赤芍、甘草	清热解毒，消肿止痛	用于热毒蕴结肌肤所致的疮疡，症见局部红肿热痛、未溃破者	口服。一次6g，一日2次	孕妇禁用
西黄丸（胶囊）	牛黄或体外培育牛黄、麝香或人工麝香、醋乳香、醋没药	清热解毒，消肿散结	用于热毒壅结所致的痈疽疔毒、瘰疬、流注、癌肿	丸剂：口服。一次3g，一日2次胶囊：口服。一次4~8粒，一日2次	孕妇禁用；脾胃虚寒者慎用

续表

药品名称	组成	功效	适应证	用法用量	备注
醒消丸	麝香、乳香（制）、没药（制）、雄黄	行气活血，解毒消肿	用于气滞血瘀、邪毒结聚所致的痈疽肿毒、坚硬疼痛	用黄酒或温开水送服。一次1.5~3g，一日2次	孕妇禁用
五福化毒丸（片）	水牛角浓缩粉、玄参、赤芍、地黄、青黛、黄连、连翘、牛蒡子（炒）、桔梗、芒硝、甘草	清热解毒、凉血消肿	用于血热毒盛，小儿疮疖，痱毒，咽喉肿痛，口舌生疮，牙龈出血，痄腮	丸剂：口服。水蜜丸一次2g，大蜜丸一次1丸，一日2~3次 片剂：口服。3~6岁，一次5片；7~14岁，一次7片；一日3次，7天一疗程	孕妇禁用
鱼腥草注射液	鲜鱼腥草	清热解毒，消痈排脓，利湿通淋	用于痰热壅肺所致的肺脓疡；湿热下注所致的尿路感染；热毒壅盛所致的痈疖	肌内注射。一次2ml，一日4~6ml	孕妇、儿童禁用；禁止静脉给药
如意金黄散	黄柏、大黄、姜黄、白芷、天花粉、陈皮、厚朴、苍术、生天南星、甘草	清热解毒，消肿止痛	用于热毒瘀滞肌肤所致疮疡肿痛、丹毒流注，症见肌肤红、肿、热、痛，亦可用于跌打损伤	外用。红肿，烦热，疼痛，用清茶调敷；漫肿无头，用醋或葱酒调敷；亦可用植物油或蜂蜜调敷。一日数次	孕妇禁用；婴幼儿禁用
拔毒生肌散	黄丹、红粉、轻粉、龙骨（煅）、炉甘石（煅）、石膏（煅）、冰片、虫白蜡	拔毒生肌	用于热毒内蕴所致的溃疡，症见疮面脓液稠厚、腐肉未脱、久不生肌	外用适量。撒布疮面，或以膏药护之。每日换药一次	孕妇禁用；疮疡过大、过深者不可久用；疮疡无脓者慎用
生肌玉红膏	轻粉、紫草、白芷、当归、血竭、甘草、虫白蜡	解毒，祛腐，生肌	用于热毒壅盛所致的疮疡，症见疮面色鲜、脓腐将尽或久不收口；亦用于乳痈	疮面清洗后外涂本品，一日1次	孕妇禁用；溃疡腐脓未清者慎用

续表

药品名称	组成	功效	适应证	用法用量	备注
阳和解凝膏	肉桂、生附子、生川乌、生草乌、鲜牛蒡草（或干品）、荆芥、防风、白芷、鲜凤仙透骨草（或干品）、乳香、没药、五灵脂、大黄、当归、赤芍、川芎、续断、桂枝、地龙、僵蚕、人工麝香、苏合香、木香、香橼、陈皮、白蔹、白及	温阳化湿，消肿散结	用于脾肾阳虚、痰瘀互结所致的阴疽、瘰疬未溃、寒湿痹痛	外用。加温软化，贴于患处	孕妇禁用

以上中成药为说明书明确规定可用于治疗疮疡大类或小类，血府逐瘀丸（胶囊、口服液）和八珍丸（颗粒）说明书上的功能主治并未纳入相关适应证，为《中医外科临床诊疗指南》推荐使用，临床使用时应权衡风险和获益，辨证使用。

三、案例分析

（一）患者基本信息及诊疗过程

患者，女性，22岁。患者半月余前无明显诱因下出现右足破溃，后出现皮肤红肿渗液，局部瘙痒，无明显疼痛，当时未予重视，随后红肿范围较前扩大，局部溃烂，渗液明显，行走活动受限。舌暗红，苔黄腻，脉弦。既往体健；否认糖尿病、高血压、冠心病病史；否认其他慢性病史，否认有肝炎、肺结核等传染病病史。否认其他重大外伤、手术及输血史。否认药物、食物及接触物过敏史。

查体：右足散在溃烂红肿疮面，最大范围约3cm×3cm大小，可见湿疮，局部皮肤破溃，渗液明显，末梢血运感觉一般。肝功生化、凝血四项及疮面分泌物一般细菌培养未见异常。

辅助检查：白细胞总数$10.41×10^9$/L；中性粒细胞比例83%；淋巴细胞比例15.5%；血红蛋白106g/L；血小板计数$375×10^9$/L；全血超敏C反应蛋白6.3mg/L。

西医诊断：下肢皮肤感染，湿疹。

中医诊断：疮疡 湿热毒聚证。

中药方剂：金银花30g 当归尾10g 赤芍15g 醋乳香15g 醋没药15g 蒸陈皮10g 连翘10g 皂角刺15g 茯苓30g 甘草5g 四季青20g 白术10g 川贝母3g

（共3剂，每日1剂，水煎服）

二诊：患者右足红肿明显，局部破溃，渗液明显，行走活动受限，右足见散在溃烂红肿疮面，最大范围约3cm×3cm大小，可见湿疮，局部皮肤破溃，仍有渗液，末梢血运、感觉一般。无恶寒发热，无咳嗽咯痰，无胸闷气促，无呼吸困难，无咯血，无头晕头痛，无视物模糊，无腹痛腹胀，发病以来纳眠一般，二便调。中药原方续服。加复方黄柏液涂剂，外用，每次20ml，每日1次。

三诊：患者右足见散在疮面，大部分疮面已愈合，见轻微红肿，无明显渗液，末梢血运、感觉可。中药原方续服。姜黄、栀子、醋乳香、醋没药、酒大黄各15g，桂枝10g，红景天6g，打粉外敷。

（二）分析评价

1.该患者中药方剂治疗的评价

（1）下肢皮肤感染属于中医"疮疡"范畴，中医治之宜清热解毒、消肿溃坚、活血止痛。患者首诊"右足皮肤红肿溃烂伴渗液半月余"，病位在右足皮肤软组织、肌腠间，且"舌暗红，苔黄腻，脉弦"，为湿热毒聚证之征象。中医四诊合参，证属"湿热毒聚"，缘患者右足皮肤染毒，再兼内郁湿热，导致邪毒壅滞，致使营卫不和，经络阻塞，气血凝滞而成。邪热阻于皮肉之间，聚结成形，故症见右足皮肤软组织溃疡。遂中医内治以利湿解毒、化瘀通络为法，方拟仙方活命饮加减，用治湿热壅盛证。君药金银花为"疮疡圣药"，味甘苦性凉，最善清热解毒疗疮。当归尾、赤芍、乳香、没药、陈皮行气通络，活血散瘀，消肿止痛，五者共为臣药，以治患者因气血凝滞、气机运行不畅所致之患处红肿疼痛。连翘、皂角刺、贝母、四季青、白术、茯苓共为佐药，以增强清热利湿、散肿消结之力，再以甘草调和诸药，全方组成合理、对证。

（2）仙方活命饮原方中金银花、陈皮剂量为9g，余者皆为3g，疮疡已溃及阴疽患者忌用。本案例中患者年轻，体健，血常规显示白细胞、中性粒细胞及超敏C反应蛋白均升高，推测机体存在较强的炎症反应，故拟方各味药材均较原方提高剂量以保证疗效。患者患处已破溃，表明邪毒致正气有损，但患者舌象、脉象提示湿热毒聚、邪不在表，故去原方中防风、白芷二味解表药，加连翘、四季青，增强清热解毒之力。患处脓既已局部溃破，遣方应不侧重托毒排脓，宜益气养血，故去天花粉，留皂角刺以排尽余脓，加茯苓及白术以益气健脾，托邪外出。本拟方中川贝母建议更换为浙贝母，虽川贝母与浙贝母均可散结消痈，但前者长于清肺化痰，后者长于清热散结，故选择浙贝母更为适宜。患者病位在足，可在原方基础上添加牛膝，增强活血祛瘀功效，并引药下行。

（3）二诊患者右足红肿明显，疮面仍有局部破溃，中医外治予复方黄柏液涂剂清洁、消毒疮面。三诊患者疮面已收，轻微红肿，以自拟方打粉外敷，其中姜黄破血行气，通络止痛；醋乳香、醋没药活血化瘀，消肿止痛；栀子、酒大黄清热解毒、消肿止痛；桂枝、红景天活血止痛。全方合理，诸药合用，共收活血化瘀、通络展筋、消肿止痛之功，可消除患者右足红肿，改善血运。

2.评价本案例中复方黄柏液涂剂的使用合理性　复方黄柏液涂剂由金银花、连翘、蒲公英、连翘、蜈蚣组成，功能清热解毒，消肿祛腐。用于疮疡溃后，伤口感染，属阳证者。患者右足尤有渗液，不宜使用油性外用药膏，适宜选用水性洗剂，且患者右足可见湿疹，有文献报道复方黄柏液涂剂可用于治疗湿疹，选药合理。

3.用药监护

（1）本内服方剂性偏寒凉，脾胃本虚，气血不足者服用可能会引起大便稀溏或腹泻，宜饭后服用，以减少胃肠道不适，服药后注意观察患者是否耐受。

（2）复方黄柏液涂剂久贮会略有沉淀，摇匀后可使用，使用前应先按常规换药法清洁或清创病灶，应用时可将纱布条浸泡药液后，外敷于感染伤口内或破溃的脓肿内；该药仅供外用，不可内服，开瓶后不宜久存。

（3）嘱患者疮面尽量不要碰水，忌食火锅、麻辣烫、烧烤、卤制品、羊肉、狗肉、海鲜等辛辣、油腻、刺激性、热性食物。

第二节　乳房疾病

发生在乳房部位的疾病统称为乳房疾病。男女均可发病，女性发病率显著高于男性。《妇科玉尺·妇女杂病》指出："妇人之疾，关系最钜者，则莫如乳。"

关于乳房疾病,早在汉代就有记载。以后历代文献对多种乳房疾病的病因、症状、治法都有比较详细的描述,对现代诊治乳房疾病仍具有一定的指导意义。本节主要讨论乳房疾病的辨证治疗。

一、病因病机及证型分类

(一)病因病机

乳房疾病的发生主要由于肝气郁结,或胃热壅滞,或痰瘀凝结,或肝肾不足,或乳汁蓄积,或外邪侵袭等,影响相关脏腑、经脉的生理功能而产生病变。化脓性乳房疾病多由乳头破碎或凹陷畸形、感染邪毒,或嗜食厚味、脾胃积热,或情志内伤、肝气不舒,以致乳汁郁滞,排泄障碍,或痰浊壅滞,郁久化热,热胜肉腐而成脓肿。肿块性乳房疾病多因忧思郁怒,肝脾受损,气滞痰凝,或肝肾不足,冲任失调,气血运行失常,导致气滞、血瘀、痰凝,阻滞乳络而成。

(二)证型分类

临床辨证除观察乳房局部病变外,尚须结合全身症状,从而辨证求因、审因论治。现将主要辨证要点归纳分述如下。

1.肝胃郁热　由于肝气不舒,失于条达,胃经积热,经络阻塞,气血瘀滞,日久化热,致局部红肿热痛,成脓时则剧痛。伴有恶寒发热、口渴欲饮、小便短赤、舌苔白或黄、脉弦数。如乳痈、乳发等。

2.肝气郁结　情志不畅,郁闷忧思,致肝气不舒而失于条达,气不舒则气滞血瘀;肝郁犯脾,脾失健运,则痰浊内生。气滞痰瘀互结而成肿核,形如桃李,质地坚实或坚硬,表面光滑,推之可动或固定不移。伴有胸闷不舒、心烦易怒、月经不调、舌苔薄白、脉弦滑等。如乳癖、乳岩等。

3.肝肾不足　由于先天不足或后天失调,生育过多,以致肝肾亏损,冲任失调,精血不足,水不涵木,易致肝火上升,火灼津为痰,痰瘀互结,聚而成核。乳核生长与发展,常与发育、月经、妊娠等有关,胀痛常在经前加重。伴有头晕耳鸣、腰酸乏力、月经不调、舌苔薄白、脉弦细数等。如乳癖、乳疬等。

4.阴虚痰凝　由于肺肾阴虚,肺津不布,致阴虚火旺,灼津为痰,痰火循经结于乳房。其肿块皮色不变,微微作痛,化脓迟缓,脓水清稀。常伴有午后潮热、夜间盗汗、形瘦食少、舌质红、苔薄白、脉细数等。如乳痨。

二、常用治疗方剂、药材与中成药

（一）内治法

内治法包括散、清、理气、托里消毒、补气血等方法。

1.疏风解表法　适用于乳痈、乳发等初起证属邪阻经络，营卫不和者。乳房结块肿痛；伴有恶寒发热，舌苔薄白，脉浮数等。

（1）常用方剂　瓜蒌牛蒡汤、银翘散。

瓜蒌牛蒡汤

【处方】瓜蒌　炒牛蒡子　天花粉　黄芩　陈皮　栀子　连翘　皂角刺　金银花　甘草　青皮　柴胡

【功效】疏肝解郁，清解邪热。

【品种选择】瓜蒌：瓜蒌皮之功，重在清热化痰，宽胸理气；瓜蒌子之功重在润燥化痰，润肠通便；全瓜蒌则兼有瓜蒌皮、瓜蒌子之功效。此方宜选用瓜蒌皮。黄芩：生品清热泻火力强，酒炙后可借黄酒升腾之力清上焦湿热，因此本方宜选用酒黄芩。柴胡：生柴胡升散作用较强，多用于解表退热，醋炙后可增强疏肝之效，因此本方宜选用醋柴胡。

【用法用量】查阅文献，该方剂未有剂量记载。临床使用时，各药可参考《中国药典》、各省市中药炮制规范的剂量范围，根据患者病情个体化用药。现代用法，水煎煮，食远服。

银翘散

【处方】连翘30g　金银花30g　桔梗18g　薄荷18g　淡竹叶12g　甘草15g　荆芥穗12g　淡豆豉15g　牛蒡子18g

【功效】辛凉透表，清热解毒。

【品种选择】金银花：金银花清热解毒力强，忍冬藤清热解毒作用较金银花弱，但偏于通经活络，因此本方宜使用金银花。荆芥穗：荆芥与荆芥穗功效相同，荆芥穗发散之力更强，长于祛风，本方偏于祛风，故选用荆芥穗。甘草：甘草宜生用，配合桔梗以清利咽喉，并调和诸药。

【用法用量】水煎煮，食远服。薄荷后下，煎药时间以15分钟左右为宜，不宜过煎。

（2）常用药材　瓜蒌子、炒牛蒡子、天花粉、黄芩、陈皮、栀子、连翘、皂角刺、金银花、青皮、柴胡、甘草等。

2.疏肝清热法　适用于乳痈、粉刺性乳痈等证属肝郁化热者。乳房结块红肿高突，灼热疼痛，中软应指。伴有壮热口渴，尿赤便秘，舌苔黄，脉弦数等。

（1）常用方剂　内疏黄连汤、柴胡清肝散。

内疏黄连汤

【处方】木香　黄连　栀子　当归　黄芩　白芍　薄荷　槟榔　桔梗　连翘甘草　大黄

【功效】清热解毒，消肿散结。

【品种选择】黄连、黄芩：黄连和黄芩都为清热燥湿药，宜使用生品，取其苦寒清热之功。当归：生品具有补血活血、调经止痛、润肠通便的作用，本方宜使用酒当归，增强其活血通经散结的作用。栀子：生品长于泻火利湿，凉血解毒，如脾胃较虚弱者，可选用炒栀子缓和苦寒之性，以免伤中。大黄：生品苦寒沉降，气味重浊，走而不守，泻下作用峻烈，本方大黄宜生用，取其泻下通便作用。甘草：生用意在清热解毒，调和诸药。

【用法用量】查阅文献，该方剂未有剂量记载。临床使用时，各药可参考《中国药典》、各省市中药炮制规范的剂量范围，根据患者病情个体化用药。现代用法，水煎煮，食远服。

柴胡清肝汤

【处方】地黄　当归　白芍　川芎　柴胡　黄芩　栀子　天花粉　防风　牛蒡子　连翘　甘草

【功效】清肝泻火。

【品种选择】地黄：鲜地黄以清热生津、凉血止血为主；生地黄以清热凉血、养阴生津为主；熟地黄以滋阴补血，益精填髓为主；本方宜选用生地黄，取其清热养阴生津之效。柴胡：生柴胡的升散作用较强，多用于解表退热，醋炙能缓和升散之性，增强疏肝止痛作用，本方中可选用醋柴胡加强疏肝止痛作用，如患者伴有外感发热症状，可用柴胡生品。当归：当归具有补血活血之效，如瘀血较重者，可用酒当归增强活血补血的作用。川芎：川芎生用具有活血行气，祛风止痛的功效，如需进一步加强活血行气止痛的功效，可使用酒炙川芎。黄连、栀子：本方宜使用生品，取其苦寒清热之功。

【用法用量】查阅文献，该方剂未有剂量记载。临床使用时，处方中各药可参考《中国药典》、各省市中药炮制规范的剂量范围，根据患者病情个体化用药。

现代用法，水煎煮，食远服。

（2）常用药材 黄连、栀子、柴胡、当归、赤芍、黄芩、夏枯草、白花蛇舌草、山楂、虎杖等。

3.扶正托毒法 适用于乳痈、乳痨、乳漏、乳岩等证属气血两虚、不能托毒外出、或脓虽外泄却难以生肌收口者。疮形平塌，漫肿不收，日久不易破溃，隐隐作痛；或溃后脓水清稀，久不收口；或乳岩破溃渗流血水。伴面色无华，气短乏力，食欲不振，舌质淡红，脉沉细无力等。

（1）常用方剂 托里消毒散、香贝养荣汤、归脾汤。

托里消毒散

【处方】人参　川芎　当归　白芍　白术　金银花　茯苓　白芷　皂角刺　甘草　桔梗　黄芪

【功效】补益气血，托毒消肿。

【品种选择】黄芪：生黄芪托毒生肌力强，蜜炙黄芪甘温而偏润，长于益气补中，本方宜使用生黄芪。当归：用当归身，取其补血之效，如需增强活血之效，可使用酒炙当归；如脾胃虚弱便溏者，可用土炒当归缓和其油润所致滑肠。白术：白术生品健脾燥湿，利水消肿为主，如脾虚便溏者，可使用土炒白术补脾止泻；如脾胃不和运化失常者，可使用麸炒白术缓和燥性，增强健脾消胀的作用。

【用法用量】查阅文献，该方剂未有剂量记载。临床使用时，各药可参考《中国药典》、各省市中药炮制规范的剂量范围，根据患者病情个体化用药。现代用法，水煎煮，食远服。

香贝养荣汤

【处方】香附　贝母　人参　茯苓　陈皮　熟地黄　川芎　当归　白芍　白术　桔梗　甘草　生姜　大枣

【功效】养营化痰。

【品种选择】白术：原方用生白术，取其健脾燥湿，利水消肿之效。香附：使用酒香附，取其通经脉、散结滞之效。白芍：原方使用酒炙白芍，酒炙白芍可降低酸寒伐肝之性，入血分，善于调经止血、柔肝止痛。地黄：宜选用熟地黄，取其滋阴补血、填精益髓之效。

【用法用量】查阅文献，该方剂未有剂量记载。临床使用时，处方中各药可参考《中国药典》、各省市中药炮制规范的剂量范围，根据患者病情个体化用药。

现代用法，加生姜3片、大枣2枚，水煎煮，食远服。

归脾汤

【处方】白术18g　茯神18g　黄芪18g　龙眼肉18g　炒酸枣仁18g　人参9g　木香9g　炙甘草6g　当归3g　制远志3g　生姜5片　大枣1枚

【功效】益气补血，健脾养心。

【品种选择】黄芪：方中黄芪宜用蜜炙黄芪，取其功善补气生血的作用。白术：宜用麸炒白术，以缓和燥性，增强健脾的作用。酸枣仁：生品和炒酸枣仁均有宁心安神作用，但酸枣仁经炒后质变酥脆，有利于煎出有效成分，提高疗效，因此本方宜选用炒酸枣仁。远志：宜用制远志，以缓和其苦燥之性，增强安神益智作用。甘草：宜用蜜炙甘草，以补益心脾之气，并调和诸药。人参：目前临床多用党参代替原经方的人参，增强健脾之效。

【用法用量】入煎剂，生晒参宜另煎，炒酸枣仁宜捣碎共煎。水煎煮，食远服。

（2）常用药材　党参、川芎、当归、白芍、白术、金银花、茯苓、白芷、皂角刺、甘草、桔梗、黄芪。

4.解郁化痰法　适用于乳癖、乳岩等证属肝失疏泄、痰气互结者。乳房胀痛，结块形成，质地坚实或坚硬，表面光滑，推之可动或固定不移。伴有胸闷不舒，心烦易怒，舌苔白腻，脉弦滑等。

（1）常用方剂　开郁散、逍遥蒌贝散。

开郁散

【处方】柴胡　当归　白芍　白芥子　白术　全蝎　郁金　茯苓　香附　天葵子　炙甘草

【功效】疏肝解郁，滋阴化痰。

【品种选择】当归：选用当归身，取当归补血汤中当归身治血虚烦躁之意。白芥子：生白芥子力猛，辛散作用强，善于通络止痛；炒后的白芥子可缓和辛散走窜之性，以免耗气伤阴，并善于顺气豁痰，因此本方宜选用炒白芥子。柴胡：柴胡宜选用醋柴胡，增强疏肝止痛的作用。郁金：郁金生用善行气以解郁，活血祛瘀以止痛；醋郁金则能引药入血，增强疏肝止痛的作用，因此本方宜选用醋郁金。香附：宜用醋炙，疏肝止痛作用增强，并能消积化滞。

【用法用量】查阅文献，该方剂未有剂量记载。临床使用时，各药可参考《中国药典》、各省市中药炮制规范的剂量范围，根据患者病情个体化用药。现代用法，水煎煮，食远服。

逍遥蒌贝散

【处方】柴胡 当归 白芍 白术 茯苓 瓜蒌皮 贝母 半夏 制南星 牡蛎 山慈菇

【功效】疏肝解郁，化痰散结。

【品种选择】柴胡：宜选用醋柴胡，增强疏肝止痛的作用。当归：选用当归身，取当归补血汤中当归身治血虚烦躁之意。白术：生品健脾燥湿、利水消肿为主；如脾虚便溏者，可使用土炒白术补脾止泻；如脾胃不和运化失常者，可使用麸炒白术缓和燥性，增强健脾的作用。贝母：川贝母、浙贝母均具有清热化痰、润肺止咳的功效，川贝母的润肺化痰功效更显著，擅长于散结，更适用于痰核瘰疬，因此本方宜选用浙贝母。半夏：常用有姜半夏、法半夏、清半夏三种炮制品，其中姜半夏降逆止呕作用更强，法半夏燥湿化痰、调和脾胃作用更强；清半夏能增强燥湿化痰作用，本方选用清半夏较宜。天南星：生品天南星有毒，一般选取炮制品以降低其毒性，其中制天南星燥湿化痰之余，善有消肿散结作用，而胆南星擅于清热化痰，因此方中应选用制天南星。牡蛎：生用有重镇安神、潜阳补阴、软坚散结的作用；煅牡蛎偏于收敛固涩，方中选用生牡蛎更为适宜。

【用法用量】查阅文献，该方剂未有剂量记载。临床使用时，各药可参考《中国药典》、各省市中药炮制规范的剂量范围，根据患者病情个体化用药。入汤剂，牡蛎先煎；水煎煮，食远服。

（2）常用药材 当归、生地黄、柴胡、半夏、茯苓、贝母、丹参、夏枯草、连翘、香附、生牡蛎等。

5. 调摄冲任法 适用于乳痈、乳癖等证属肝肾不足、冲任失调者。乳房结块的发生或发展常与乳房发育或月经、妊娠等有关，或乳房胀痛常在月经前加重。伴有头晕耳鸣，腰酸肢软，发育不良，或月经不调，舌苔薄，脉弦细数。

（1）常用方剂 二仙汤、右归饮。

二仙汤

【处方】仙茅 淫羊藿 当归 巴戟天 黄柏 知母

【功效】调摄冲任。

【品种选择】仙茅：生仙茅有毒，宜选用酒炙仙茅降低毒性，并且增强补肾阳、强筋骨、祛寒湿的作用。淫羊藿：淫羊藿生品以祛风湿、强筋骨力胜，羊油脂炙淫羊藿能增强温肾助阳的作用，本方宜使用炙淫羊藿。当归：用当归身，取其补血之效。巴戟天：巴戟天生品以祛风祛湿力胜，盐炙后的巴戟天专于入肾，温而不燥，本方中宜选用盐巴戟天。黄柏、知母：黄柏与知母生品苦燥，性寒而沉，盐炙后的黄柏与知母可引药入肾，缓和苦燥之性，增强滋肾阴的作用，本方中选用盐制品更为合适。

【用法用量】查阅文献，该方剂未有剂量记载。临床使用时，各药可参考《中国药典》、各省市中药炮制规范的剂量范围，根据患者病情个体化用药。现代用法，水煎煮，食远服。

右归饮

【处方】熟地黄6～9g　山药6g　枸杞子6g　山茱萸3g　炙甘草3～6g　肉桂3～6g　杜仲6g　附子3～9g

【功效】温补肾阳，填精补血。

【品种选择】附子：可根据药典收录品种选择炮制品黑顺片、白附片、淡附片、炮附片。山萸肉：生品补肝益肾，收敛固脱，经酒蒸后补益肝肾作用增强，在本方中可选用酒萸肉入药。杜仲：宜盐炙，增强补肝肾之功。

【用法用量】水煎煮，食远温服。附子需炮制，用量3～9g，以小剂量起始使用，根据患者耐受及病情轻重逐步加量，内服应先煎、久煎。

【使用注意】本方含附子，不宜与半夏、瓜蒌、天花粉、贝母、白及、白蔹同用。使用过程中应注意患者有无口唇及四肢麻木、胸闷心慌、血压下降等乌头碱中毒症状，一旦发生，应及时就医。

（2）常用药材　仙茅、淫羊藿、知母、黄柏、白术、茯苓、柴胡、熟地黄、山药、杜仲、肉桂等。

6.滋阴化痰法　适用于乳痨证属肺肾阴虚、痰火凝结者。乳房肿块初起皮色不变，微微作痛，化脓时皮色暗红，化脓迟缓，溃后脓水清稀，易成窦道。常伴有午后潮热，头晕耳鸣，夜间盗汗，形瘦食少，舌质红苔薄，脉细数等。

（1）常用方剂　消瘰丸、六味地黄丸、清骨散。

消瘰丸

【处方】玄参　煅牡蛎　川贝母

【功效】软坚化痰。

【品种选择】玄参：有清热解毒、散结消痈的功效。玄参与地黄均有清热凉血作用，但玄参咸寒，能软坚散结，兼解毒降火，地黄甘寒偏于补阴，无散结之效，因此本方中不宜用地黄替代玄参使用。牡蛎：牡蛎煅制后质地酥脆，收敛固涩作用增强，如取软坚散结作用，应以生牡蛎入药更为合适。贝母：川贝母与浙贝母都具有清热化痰的功效，浙贝母兼有散结作用，本方中选用浙贝母更为适宜。

【用法用量】查阅文献，该方剂未有剂量记载。临床使用时，各药可参考《中国药典》、各省市中药炮制规范的剂量范围，根据患者病情个体化用药。现代用法，水煎煮，食远服。

六味地黄丸

【处方】熟地黄24g　山茱萸12g　山药12g　泽泻9g　牡丹皮9g　茯苓9g

【功效】滋阴补肾。

【品种选择】山萸肉：在本方中可选用酒萸肉以增强补益肝肾作用。泽泻：宜选择盐泽泻，可增强利湿泄肾浊之功。

【用法用量】现代用法，可按原方比例酌定用量，水煎煮，食远服。

【使用注意】本方滋腻，脾虚之人服用后容易出现纳呆、腹满、便溏等症状，此类人群可酌加健脾、行气、消胀药物。

清骨散

【处方】银柴胡5g　胡黄连3g　秦艽3g　醋鳖甲3g　地骨皮3g　青蒿3g　盐知母3g　甘草2g

【功效】养阴清热。

【品种选择】知母：宜用盐知母，功专降火滋阴以退虚热。鳖甲：生鳖甲质地坚硬，有腥臭气，养阴清热，潜阳息风之力较强；醋制后质变酥脆，易于粉碎及煎出有效成分，并能矫臭矫味，醋制还能增强药物入肝消积、软坚散结的作用，因此本方宜选用醋鳖甲。甘草：宜用生甘草，既可以清热，又调和诸药，防苦寒药物损伤胃气。

【用法用量】入煎剂，鳖甲宜先煎，青蒿宜后下；水煎煮，食远服。

【使用注意】阴虚较甚、潮热较轻者不宜使用。

（2）常用药材　柴胡、鳖甲、地骨皮、熟地黄、山茱萸、知母、玄参、茯苓、丹皮、泽泻、牡蛎、贝母。

（二）外治法

外治法多采用敷贴方式，使用时应区分阳证和阴证。

（1）乳痈、乳发、粉刺性乳痈等属阳证　初起宜以清热解毒、活血消肿为主，用金黄散、玉露散、双柏散等，以水或蜜调后外敷，每日1～2次，或用金黄膏、玉露膏外敷；脓成后宜及时切开排脓；溃破后提脓祛腐，选用八二丹、九一丹药线引流；脓尽腐脱，肉芽新鲜，改用生肌散、生肌玉红膏等。

（2）乳痨等属阴证　初起用阳和解凝膏掺桂麝散或黑退消敷贴；脓熟后可切开排脓；溃后用七三丹、八二丹药线引流，红油膏盖贴；腐脱肉红，改用生肌散、生肌玉红膏。

（三）常用中成药

表3-2-3　治疗乳房疾病的常用中成药

药品名称	组成	功效	适应证	用法用量	备注
小金丸（胶囊、片）	制草乌、地龙、木鳖子（去壳去油）、酒当归、醋五灵脂、制乳香、制没药、枫香脂、香墨、人工麝香	散结消肿，化瘀止痛	用于阴疽初起，皮色不变，肿硬作痛，多发性脓肿、瘰疬、瘰疬，乳岩，乳癖	丸剂：打碎后内服。一次1.2～3g，一日2次；小儿酌减 胶囊剂：口服。（每粒装0.35g）一次3～7粒，（每粒装0.30g）一次4~10粒，一日2次；小儿酌减 片剂：口服。一次2～3片，一日2次，小儿酌减	孕妇禁用
乳增宁胶囊（片）	艾叶、淫羊藿、柴胡、川楝子、土贝母、天冬	疏肝散结，调理冲任	用于冲任失调、气郁痰凝所致乳癖，症见乳房结节、一个或多个、大小形状不一、质柔软，或经前胀痛、腰酸乏力、经少色淡；乳腺增生见上述证候者	胶囊：口服。一次4粒，一日3次 片剂：口服。一次4~6片，一日3次	孕妇禁用
乳核散结片	淫羊藿、鹿衔草、黄芪、当归、柴胡、郁金、光慈菇、漏芦、昆布、海藻	疏肝活血，祛痰软坚	用于肝郁气滞、痰瘀互结所致的乳癖，症见乳房肿块或结节、数目不等、大小不一、质软或中等硬、或乳房胀痛、经前疼痛加剧；乳腺增生病见上述证候者	口服。一次4片，一日3次	孕妇禁用
乳疾灵颗粒	柴胡、丹参、醋香附、青皮、赤芍、鸡血藤、炒王不留行、牡蛎、昆布、海藻、菟丝子、淫羊藿	疏肝活血，祛痰软坚	用于肝郁气滞、痰瘀互结所致的乳癖，症见乳房肿块或结节、数目不等、大小不一、质软或中等硬、或经前疼痛；乳腺增生病见上述证候者	开水冲服。一次1～2袋，一日3次	孕妇禁用

续表

药品名称	组成	功效	适应证	用法用量	备注
乳块消胶囊（片、颗粒、口服液、软胶囊、糖浆、丸）	橘叶、丹参、川楝子、王不留行、皂角刺、地龙	疏肝理气，活血化瘀，消散乳块	用于肝气郁结、气滞血瘀、乳腺增生、乳房胀痛	胶囊剂：口服。一次4~6粒，一日3次 片剂：口服。一次4~6片，一日3次 颗粒剂：开水冲服。一次1袋，一日3次；或遵医嘱 口服液：口服。一次1支，一日3次；或遵医嘱 软胶囊：口服。一次4~6粒，一日3次 糖浆：口服。一次10~15ml，一日3次 丸剂：口服。一次2~3g，一日3次	孕妇禁用
乳宁颗粒	柴胡、当归、醋香附、丹参、炒白芍、王不留行、赤芍、炒白术、茯苓、青皮、陈皮、薄荷	疏肝养血，理气解郁	用于肝气郁结所致的乳癖，症见经前乳房胀痛、两胁胀痛、乳房结节、经前疼痛加重；乳腺增生病见上述证候者	开水冲服。一次1袋，一日3次；20天为一疗程，或遵医嘱	孕妇禁用
乳泰胶囊	柴胡、当归、醋香附、丹参、炒白芍、王不留行、赤芍、炒白术、茯苓、青皮、陈皮、薄荷	疏肝养血，理气解郁	用于两胁胀痛、乳房结节压痛、经前乳房疼痛，月经不调，乳腺增生	口服。一次4粒，一日3次；20天为一疗程，或遵医嘱	孕妇禁用
乳康片（胶囊、丸、颗粒）	夏枯草、丹参、三棱、莪术、乳香、没药、玄参、牡蛎、浙贝母、瓜蒌、海藻、黄芪、白术、炒鸡内金、天冬	疏肝破血，祛痰软坚	用于肝郁气滞、痰瘀互结所致乳癖，症见乳房肿块或结节，或经前肿痛；乳腺增生病见上述证候者	片剂：口服。一次2~3片，一日2次 胶囊剂：口服。一次2~3粒，一日2次 丸剂：口服。（每20丸重1g）一次10~15丸，（每10丸重1g）一次6~9丸，一日2次 颗粒剂：口服。一次1袋，一日2次 饭后服用，20天为一疗程，间隔5~7天继续第二个疗程，亦可连续用药	孕妇禁用

药品名称	组成	功效	适应证	用法用量	备注
乳癖消胶囊（颗粒、片）	鹿角、鸡血藤、红花、三棱、牡丹皮、赤芍、蒲公英、连翘、天花粉、玄参、夏枯草、漏芦、昆布、海藻、木香	软坚散结，活血消痈，清热解毒	用于痰热互结所致的乳癖、乳痈，症见乳房结节、数目不等、大小形态不一、质地柔软，或产后乳房结块、红热疼痛；乳腺增生、乳腺炎早期见上述证候者	胶囊剂：口服。一次5~6粒，一日3次颗粒剂：开水冲服。一次1袋，一日3次片剂：口服。小片一次5~6片，大片一次3片，一日3次	孕妇禁用
乳癖散结胶囊（颗粒）	醋柴胡、酒炒赤芍、酒当归、酒川芎、醋延胡索、醋莪术、玫瑰花、醋鳖甲、牡蛎、麸炒僵蚕、夏枯草	行气活血，软坚散结	用于气滞血瘀所致的乳腺增生病，症见乳房疼痛、乳房肿块、烦躁易怒、胸胁胀满	胶囊：口服。一次4粒，一日3次颗粒剂：开水冲服。一次1袋，一日3次45天为一疗程；或遵医嘱	孕妇忌用用药期间监测肝功能
消核片	郁金、丹参、玄参、牡蛎、浙贝母、半枝莲、夏枯草、漏芦、金果榄、白花蛇舌草、海藻、昆布、芥子、甘草	行气活血，化痰通络，软坚散结	用于肝郁气滞、痰瘀互结所致的乳癖，症见乳房肿块或结节、数目不等、大小不一、质地柔软、或经前胀痛；乳腺增生病见上述证候者	口服。一次4~7片，一日3次，饭后服用，连服3个月为一个疗程	孕妇禁用肝功能不全者禁用
消乳散结胶囊	醋柴胡、炒白芍、醋香附、玄参、昆布、瓜蒌、夏枯草、牡蛎、当归、猫爪草、黄芩、丹参、土贝母、山慈菇、全蝎、牡丹皮	疏肝解郁，化痰散结，活血止痛	用于肝郁气痛、痰瘀凝聚所致的乳腺增生，乳房胀痛	口服。一次3粒，一日3次	孕妇禁用

三、案例分析

（一）患者基本信息及诊疗过程

患者，女，45岁。因"反复双乳房胀痛3年余，加重1月"就诊。患者近3年双乳反复胀痛，经前加重，经后痛减。已婚已育。月经周期正常，经量少，色暗淡，经行时常伴腰酸。于当地医院治疗后症状缓解，具体治疗经过不详。近1个月，自诉情绪波动后出现双乳胀痛加重。伴焦虑，无发热，纳可，眠差易醒，大便偏干，小便调。舌淡红，苔薄白，脉弦。既往无特殊病史。

专科检查：双侧乳房大小基本正常，无红肿，双侧乳房外上象限可触及表面结节状，压痛，质地软硬不一，边缘不清，双腋下未触及明显肿大淋巴结。

辅助检查：乳腺彩超显示双侧乳腺组织层次清晰，腺体组织回声增粗、增强，不均匀，结构紊乱，呈结节状改变。双侧乳腺导管未见明显扩张。左侧乳腺见一片状低回声区，范围约21mm×8mm（1-2点区），边界清，内回声欠均匀，内未见强光团回声，CDFI团块内部及周边未见明显血流信号。双侧乳腺呈增生改变。左侧乳腺片状低回声区，考虑增生灶（BI-RADS 3类）。乳腺钼靶：双乳腺体多量斑片样及絮片样致密影。双乳腺呈多腺体型，双乳符合 BI-RADS 3级改变。

中医诊断：乳癖 肝郁痰凝证。

西医诊断：乳腺增生病。

中药方剂：柴胡10g 当归10g 白芍10g 茯苓10g 白术12g 瓜蒌5g 贝母10g 清半夏10g 制天南星10g 牡蛎30g（先煎） 山慈菇9g 厚朴10g 枳实10g 延胡索10g 莪术9g

（共7剂，每日1剂，水煎服）

中成药：红金消结胶囊 4粒 t.i.d p.o. ×7天。

西药：枸橼酸他莫昔芬片 10mg b.i.d. p.o. ×7天。

维生素B_6片 20mg b.i.d. p.o. ×7天。

二诊：双乳疼痛感明显减轻，二便正常，纳可，眠差好转，舌淡红，苔薄白，脉弦。原方去厚朴、枳实，14剂，水煎服；继续服用红金消结胶囊 4粒 t.i.d. p.o. ×14天；枸橼酸他莫昔芬片 10mg b.i.d. p.o. ×14天；维生素B_6片 20mg b.i.d. p.o. ×14天。嘱经期停服。

三诊：双乳疼痛症状消失，情绪较前不易波动，纳眠可；复查乳腺彩超：双侧乳腺组织层次清晰，腺体组织回声增粗、增强，不均匀，结构紊乱，呈结节状改变。双侧乳腺导管未见明显扩张。左侧乳腺见一片状低回声区，范围约10mm×5mm（1-2点区），边界清，内回声欠均匀，内未见强光团回声，CDFI团块内部及周边未见明显血流信号。双侧乳腺呈增生改变。停中药汤剂。红金消结胶囊4粒 t.i.d. p.o. ×14天；枸橼酸他莫昔芬片 10mg b.i.d. p.o. ×14天；维生素B_6片 20mg b.i.d. p.o. ×14天。嘱经期停服。

四诊：患者自觉诸症明显好转，门诊乳房彩超显示左乳1-2点低回声区消失，双侧乳腺呈增生性改变。续服红金消结胶囊 4粒 t.i.d.×30天，以巩固疗效，同时嘱其畅情志，宽胸怀，规律生活、饮食。随访至今无复发。

（二）分析评价

1.评价该患者的初始中药方剂治疗

（1）乳腺增生病属于中医"乳癖"范畴，中医治疗多采用疏肝解郁、化痰散结为主。

患者起病较慢，中医四诊合参，证属"肝郁痰凝"，采用疏肝解郁、化痰散结，以逍遥蒌贝散加减治疗。方中柴胡疏肝解郁，疏散肝郁之气；当归、白芍养血柔肝，肝得条达，气顺则痰消；白术、茯苓健脾祛湿，使运化有机则杜绝生痰之源；瓜蒌、贝母、半夏、南星散结化痰；牡蛎、山慈菇软坚散结；莪术、延胡索行气活血止痛，厚朴、枳实化痰理气通腑，共奏疏肝理气、化痰散结之功。全方具有攻补兼施之能。组成合理。

（2）药味剂量符合《中国药典》及地方标准。

（3）处方中用名贝母，应选浙贝母，因浙贝母相对于川贝母更为苦寒，清热化痰散结的功效更优。

2.评价本案例中枸橼酸他莫昔芬片使用合理性

该患者45岁，未绝经，诊断为乳腺增生病，乳腺周期性疼痛症状明显。西药给予枸橼酸他莫昔芬片治疗。枸橼酸他莫昔芬片说明书中适应证主要推荐用于复发或转移性乳腺癌、早期乳腺癌术后的辅助治疗。在《安徽省乳腺增生病分级诊疗指南》（2017版）中指出，他莫昔芬治疗乳腺增生病，在广大患者的临床应用中，显示具有一定的临床效果。枸橼酸他莫昔芬片用于乳腺增生病属于超说明书适应证用药，但考虑相关指南中有推荐使用，故建议临床在特殊情况下，需让患者及家属充分知情同意后，方可使用。

3.用药监护

（1）口服枸橼酸他莫昔芬片期间，定期检测子宫内膜状况。

（2）红金消结胶囊原料中有鼠妇虫、黑蚂蚁，因此使用前应询问患者过敏史，如既往对动物蛋白有过敏反应，应建议医生用其他药物替代。

（3）嘱患者畅情志，规律作息，饮食宜清淡，忌食辛辣、鱼腥之品，适当控制脂肪类食物的摄入。

第三节　瘿

瘿是颈前结喉两侧肿块性疾病的总称，本病相当于西医学的甲状腺相关疾病，包括单纯性甲状腺肿、甲状腺腺瘤、甲状腺癌和急性甲状腺炎等。其临床特征为颈前结喉两侧或为漫肿，或为结块，可随吞咽动作上下移动，多数皮色不变，逐渐增大，病程缠绵。

在古代文献中按脏腑归属有五瘿之分，如宋代陈无择的《三因极一病证方论·瘿瘤证治》中记载："坚硬不可移者曰石瘿，皮色不变者曰肉瘿，筋脉露结者曰筋瘿，赤脉交结者曰血瘿，随喜怒消长者曰气瘿。"临床上气瘿、肉瘿、石瘿较为常见，而血瘿与筋瘿多属颈部血管瘤、颈部动脉体瘤，或因肿大的甲状腺压迫深部静脉引起颈部浅表静脉扩张的并发症。古代文献无瘿痈病名，因其具有局部肿胀疼痛等痈的特点，与西医学的亚急性甲状腺炎相对应而定名。

一、病因病机

瘿病的病因与情志内伤、水土失养、饮食失宜、禀赋遗传、劳倦所伤、外感六淫等多种因素有关。在致病因素的作用下，脏腑经络功能失调，气滞、血瘀、痰凝壅结于颈部是瘿病的基本病机。

1.气滞　情志不畅，肝失疏泄，气机升降失常，则形成气滞。气郁日久，积聚成形，或与外来或内生致病因素合邪为病，即可导致瘿病的发生，如蕴结于颈部结喉两侧而为气瘿。

2.血瘀　气为血之帅，气行则血行，气滞则血凝。气滞日久或气虚无以推动血之运行而致血瘀，形成癥结肿块，如石瘿。

3.痰凝　肝气郁滞，横逆犯脾，脾失健运，痰湿内生，或因外邪所侵、体质虚弱等，多能使气机阻滞，津液积聚为痰，痰凝成核，如肉瘿。

4.外感　风温风火客于肺胃，积热上壅，热毒灼津为痰，痰火凝聚，搏结而成，如瘿痈。

5.冲任失调　禀赋不足，劳损伤正，冲任失调，肝木失养，肾阴亏虚，可引起瘿病，伴心悸、烦热、多汗及月经不调等相应症状发生。阴损及阳，可致脾肾阳虚。

二、常用治疗方剂、药材与中成药

瘿的治疗分为药物治疗和手术治疗两大类。瘿痈、桥本甲状腺炎适宜药物治疗。气瘿、肉瘿及晚期石瘿不适合手术者，可采用药物治疗。石瘿及其他瘿病肿物较大出现压迫症状或伴有甲状腺功能亢进等，以手术治疗为主。

（一）内治法

治疗以消瘿散结为基本治则，根据气滞、血瘀、痰凝、火旺、虚证等有无，采取相应的治法，虚实错杂者，应辨明主次，予以兼顾。下述为瘿病的常用治法，临证时应根据个体之不同酌情调整、灵活运用。

1.理气解郁法　适用于肝郁气滞证，主要表现为结块漫肿软绵或坚硬如石，发病与精神因素有关，或见急躁易怒，胸闷，善太息，苔薄白，脉弦滑。

（1）常用方剂　逍遥散、柴胡疏肝散、四海舒郁丸。

逍遥散

【处方】柴胡9g　白芍9g　当归9g　白术9g　茯苓9g　炙甘草5g　生姜3片　薄荷6g

【功效】疏肝解郁，养血健脾。

【品种选择】柴胡：生用升散作用较强，偏于解表退热；醋炙柴胡升散之性有所缓和，引药入肝经增强疏肝止痛作用；柴胡经鳖血炙后压制其浮躁之性，具有滋血填阴、退热清肝的作用，本方中宜选用醋炙柴胡，若有发热外感症状，可选用生柴胡。当归：当归身偏于补血调经，当归尾偏于破血逐瘀，本方中宜选用当归身，配合柴胡、白芍使血和则肝和，血充则肝柔。白术：白术与苍术均有燥湿健脾功效，用于治疗脾虚水停、湿滞中焦之证，白术以健脾为主，兼具益气安胎、止汗之功；苍术以燥湿为主，还具有发汗解表、祛风胜湿、明目的功效；本方更宜选用白术，如有外感或湿重等症状，可考虑改白术为苍术。甘草：本方宜选用炙甘草。

【用法用量】水煎煮，食远服。

【使用注意】本方含白芍，不宜与藜芦同用。

柴胡疏肝散

【处方】柴胡6g　陈皮6g　川芎5g　香附5g　枳壳5g　芍药5g　炙甘草2g

【功效】疏肝解郁，行气止痛。

【品种选择】柴胡疏肝散为四逆散的变方，二方均有疏肝理气作用。四逆散中柴胡、枳实、芍药、甘草四药等量配伍，侧重于调理肝脾气机；而柴胡疏肝散重用柴胡，轻用甘草，改枳实为枳壳，加入理气活血之香附、陈皮、川芎，行气活血止痛之力更强。川芎：具有活血行气、祛风止痛的作用，经酒炙后引药上行，药效增强，本方选用酒川芎更佳。枳壳：麸炒可除燥性，减少耗气伤阴之弊，本方中可选用麸炒枳壳。香附：生品上行胸膈，外达肌肤，多用于解表剂中；醋炙后增强疏肝止痛作用；四制香附以行气解郁、调经散结为主；本方中可选用醋香附或四制香附。芍药：赤芍味苦入肝经，善清肝凉血化瘀，对于血热血瘀患者宜选用赤芍；白芍味酸入肝脾经，善平肝养血敛阴，与甘草配伍，酸甘化阴，缓急止痛，对于肝血不足宜选用白芍。

【用法用量】水煎煮，食远服。

【使用注意】本方含芍药，不宜与藜芦同用。本方芳香辛燥，不宜久煎；易耗气伤阴，不宜久服，孕妇慎服。

四海舒郁丸

【处方】青木香15g　陈皮6g　蛤壳6g　海带60g　海藻60g　昆布60g　海螵蛸60g

【功效】理气解郁，软坚消肿。

【品种选择】青木香：马兜铃科植物马兜铃的干燥根，其辛散苦泄，微寒清热，主入肝胃，兼能解毒消肿，肝胃气滞而兼热者用之最宜，因其有肾毒性，已取消药用标准，国家药品标准处方中含有青木香的中成药需将处方中的青木香替换为《中国药典》收载的土木香（仅限于以菊科植物土木香的干燥根替换），但青木香与土木香在植物来源、化学成分、药理活性、功能主治及临床应用均有较大的差异，两者能否替代使用尚存争议，还需临床验证。陈皮：陈皮与青皮，同为理气药，陈皮辛散升浮，偏理脾肺气分，长于行气健胃、燥湿化痰；青皮苦辛酸烈，沉降下行，偏于疏肝胆气分，兼能消积化滞、消痈散结，本方中青皮可代替陈皮使用，以发挥疏肝解郁、散结消肿之功。

【用法用量】可按原方比例酌定用量。水煎煮，食远服，药渣外敷患处。海带、海藻、昆布、海螵蛸需用热水泡去盐，方中蛤壳粉碎为蛤粉包煎。

【使用注意】方中蛤壳、海带、海藻、昆布、海螵蛸均为富碘中药，对于伴有甲状腺功能亢进的瘿病患者建议慎用该类药物。

（2）常用药材 柴胡、川楝子、延胡索、香附、青皮、陈皮、木香、预知子、砂仁、枳壳、枳实、郁金、乌药、檀香、荔枝核、佛手、玫瑰花等。

2.活血祛瘀法 适用于瘀血阻滞证，主要表现为肿块日久，或质地坚硬，表面凸凹不平，推之不移，痛有定处，肌肤甲错，舌紫暗，有瘀点瘀斑，脉涩或沉细。

（1）常用方剂 桃红四物汤、通窍活血汤。

桃红四物汤

【处方】当归9g 川芎6g 白芍9g 熟地黄12g 桃仁9g 红花6g

【功效】养血活血。

【品种选择】地黄：熟地黄性微温味甘，长于滋阴补血、益精填髓；生地黄性寒味甘，长于清热凉血、养阴生津；本方宜选用熟地黄。白芍：白芍有养血和营增强补血之功，而赤芍善清肝凉血化瘀，本方宜选用白芍。当归：擅长补血调经，归尾偏于破血逐瘀，血瘀重者可酌情选用归尾以助活血之功。红花：红花与西红花均有活血祛瘀、通经作用，均可用于瘀血阻滞所致的各种血瘀证，前者性温味辛，能温通散瘀；后者性平味甘，活血祛瘀力强于红花，兼有凉血解毒之功，尤宜于温病入血分之证；瘀血重且有热者可用西红花替代红花使用。

【用法用量】水煎煮，食远服。

通窍活血汤

【处方】赤芍3g 川芎3g 桃仁9g 红花9g 大枣7枚 老葱6g 生姜9g 麝香0.15g 黄酒250g

【功效】活血通窍。

【品种选择】麝香：由于天然麝香为珍稀濒危动物类药材，有特殊管制要求，现临床中多以人工麝香作为替代品。赤芍：赤芍善清肝凉血化瘀，白芍养血和营，本方宜选用赤芍。

【用法用量】用黄酒将前七味煎一盅，去滓，将麝香入酒内，麝香宜用绢布包着煎煮，再煎二沸，临卧服。老葱和生姜入药时应切碎，大枣要去枣核。

【使用注意】原方用黄酒半斤煎煮，并强调宁多勿少，重在发挥其行散作用，以增强通窍活血之功效。本方含芍药，不宜与藜芦同用。本方含麝香，孕妇禁用。

（2）常用药材 桃仁、红花、赤芍、丹参、三棱、莪术、泽兰、乳香、没药、土鳖虫、血竭、五灵脂、鸡血藤、郁金等。若有寒邪者，宜与附子、干姜、肉桂合用；血虚者，宜与当归、熟地黄合用；痰、气、瘀互结为患，宜与陈皮、半夏、白芥子、香附、瓜蒌皮合用等。

3.化痰软坚法 适用于痰湿凝结证，主要表现为肿块按之坚实或有囊性感，咽喉如有梅核堵塞，胸闷不舒，苔薄腻，脉滑。

（1）常用方剂 海藻玉壶汤、消瘰丸。

海藻玉壶汤

【处方】海藻3g 贝母3g 陈皮3g 昆布3g 青皮3g 川芎3g 当归3g 连翘3g 半夏3g 甘草节3g 独活3g 海带1.5g

【功效】化痰软坚，散结消瘿。

【品种选择】当归：当归头止血，当归身补血，当归尾破血，全当归补血活血，酒制能加强活血的功效。本方当归与川芎共用以通血滞，故更宜选用全当归或归尾。贝母：浙贝母与川贝母同为清热化痰药，均能散结消痈；浙贝母苦寒，清热化痰止咳和解毒散结消痈力强；川贝母甘寒，长于润肺化痰止咳；对于瘰疬痈肿者则宜选用浙贝母。半夏：具有燥湿化痰、降逆止呕、消痞散结的功能，生品有毒性，通常不宜内服，多供外用；清半夏长于化痰，以燥湿化痰为主，以治寒痰见长；姜半夏善于温中化痰、降逆止呕，用于痰饮呕吐、胃脘痞满等；法半夏温性较弱，功能燥湿化痰，治风痰眩晕，痰多咳嗽等；本方宜选用清半夏或法半夏，如伴有呕吐者可选用姜半夏。甘草节：又名粉草节，为甘草根或根茎内充填有棕黑色、树脂状物质部分，其性味甘凉，长于解毒利咽和中，又可引诸药入病所，生用消肿导毒，炙用健脾和中，功似甘草；甘草头为甘草根茎上端芦头部分，主活血解毒、缩尿止遗；甘草梢：甘草根的末梢部分或细根，长于泻火解毒、利尿通淋；本方宜选用生甘草节以散结消肿，由于未有甘草节饮片品种流通，临床应用中宜选用生甘草。

【用法用量】水煎煮，食远服。

【使用注意】本方中含有贝母和半夏，不宜与川乌、制川乌、草乌、制草乌、附子同用。本方中海藻与甘草配伍同用是传统中医"十八反"中反药药对之一，属中药的配伍禁忌，但对于两者是否相反，自古以来存在争议，在临床中应尽量谨慎使用。

消瘰丸

【处方】牡蛎 川贝母 玄参 夏枯草

【功效】滋阴降火，化痰软坚。

【品种选择】牡蛎：生品咸寒软坚散结，用于因痰火郁结引起的痰核、瘰疬、瘿瘤，也可治疗血瘀气滞引起的癥瘕痞块；煅牡蛎长于收敛固涩、制酸止痛，用于自汗盗汗、遗精滑精、崩漏带下、胃痛吞酸；此方汤剂宜选用牡蛎生品。贝母：浙贝母苦寒，长于清热化痰、解毒散结消痈，治痰火郁结所致的瘰疬、痰核以及瘿瘤；川贝母甘润，适用于肺热燥咳和虚劳咳嗽。本方可选用浙贝母代替川贝母以进一步增强化痰散结功效。

【用法用量】查阅文献，该方剂未有剂量记载。临床使用时，各药可参考《中国药典》、各省市中药炮制规范的剂量范围，根据患者病情个体化用药。水煎煮，食远服。

【使用注意】本方含贝母、玄参，不宜与川乌、制川乌、草乌、制草乌、附子、藜芦同用。在临床应用中，若肿块大而坚硬，可重用牡蛎；阴虚火旺者，可重用玄参，酌加牡丹皮、知母滋阴降火；痰火盛者，可重用贝母，酌加瓜蒌、蛤壳清热化痰散结；肝气郁滞者，可酌加陈皮、青皮、香附、郁金疏肝解郁。

（2）常用药材　海藻、昆布、夏枯草、蛤壳、海浮石、牡蛎、半夏、浙贝母、黄药子、山慈菇、白芥子、天竺黄、瓦楞子等。

4.清热化痰法　适用于痰火郁结证，主要表现为颈部肿胀疼痛，伴有头痛、发热、舌红、苔黄、脉弦数或浮数。

（1）常用方剂　柴胡清肝汤、牛蒡解肌汤。

柴胡清肝汤

【处方】地黄　当归　白芍　川芎　柴胡　黄芩　栀子　天花粉　防风　牛蒡子　连翘　甘草

【功效】清肝解郁。

【品种选择】本方用于痈疽疮疡由肝火而成者，着重清热散结，宜选用生地黄、生甘草以助清热解毒消痈之功。牛蒡子宜炒用以缓和其寒滑之性。

【用法用量】查阅文献，该方剂未有剂量记载。临床使用时，各药可参考《中国药典》、各省市中药炮制规范的剂量范围，根据患者病情个体化用药。水煎煮，食远服。

【使用注意】本方含天花粉，孕妇慎用，不宜与川乌、制川乌、草乌、制草乌、附子同用。

牛蒡解肌汤

【处方】牛蒡子12g 薄荷6g 荆芥6g 连翘6g 栀子12g 牡丹皮12g 石斛3g 玄参12g 夏枯草15g

【功效】疏风清热，凉血消肿。

【品种选择】牛蒡子：生品主寒凉，长于疏散风热、解毒散结；炒制牛蒡子味辛，宣散作用更强，又可缓和寒滑之性，长于透疹利咽、散结化痰，临床中牛蒡子多炒用。栀子：生栀子苦寒降泄，长于泻火利湿、凉血解毒，但易伤中气，脾胃较弱者服后易吐；炒栀子和焦栀子苦寒之性减弱，避免伤胃，长于清热除烦；栀子炭偏于凉血止血；在本方中可选用炒栀子或焦栀子。玄参：玄参与地黄均有清热凉血作用，但玄参咸寒，能软坚散结，兼解毒降火，多用于咽喉肿痛、痰火瘰疬；生地黄甘寒，凉血养阴力较大，多用于血热出血、阴虚内热消渴；因此本方中更宜选用玄参。连翘：连翘与金银花均具清热解毒之功，但连翘清心解毒之力强，并善于消痈散结，可用于瘰疬痰核；金银花偏于疏散表热；本方宜选用连翘。

【用法用量】水煎煮，薄荷宜后下，食远服。

【使用注意】本方性寒凉，气虚便溏者忌用。

（2）常用药材 柴胡、夏枯草、栀子、浙贝母、青皮、黄芩、蛤壳、瓜蒌子、天花粉、连翘等。热甚时，加石膏、知母、金银花等清热泻火；头面疼痛明显者，加白芷、羌活、川芎等祛风止痛；夏季发病，舌苔厚腻者，可加藿香、佩兰等芳香化浊之品。

5.调摄冲任法 适用于冲任失调证。

（1）证属肝肾不足、冲任失调 主要表现为心悸多汗，腰膝酸软，头晕耳鸣，两手震颤，月经不调，舌质偏红，苔少，脉细数等症状。

①常用方剂 杞菊地黄丸、一贯煎。

杞菊地黄丸

【处方】熟地黄24g 山药12g 山茱萸12g 泽泻9g 牡丹皮9g 茯苓9g 枸杞子9g 菊花9g

【功效】滋肾养肝明目。

【品种选择】本方着重滋补肝肾，重用熟地黄以补益肾阴，配合山茱萸、山药补肝脾肾发挥"三阴并补"之功。佐以泽泻利湿泄浊、牡丹皮清泄相火、茯苓健脾渗湿发挥泄湿浊而降相火作用。茯苓：根据所用部位不同可分为茯苓、茯苓皮、茯神，茯苓长于补脾利湿宁心，多用于小便不利、痰饮、惊悸健忘、遗精淋浊等；茯苓皮善走表，长于利肌表之水，临床多用于皮肤水肿；茯神长于宁心安神，多用于心虚惊悸失眠等；本方宜选用茯苓。菊花：有黄菊花、白菊花之分，疏散风热多用黄菊花，平肝清肝明目多用白菊花，本方宜选用白菊花。

【用法用量】临床可按原方比例酌定用量，水煎煮，食远服。

一贯煎

【处方】北沙参9g　麦冬9g　当归9g　地黄18g　枸杞子9g　川楝子6g

【功效】滋阴疏肝。

【品种选择】地黄：鲜地黄、生地黄与熟地黄三药均能养阴生津，用于治疗阴虚津亏诸证；鲜地黄甘苦大寒，长于清热凉血、生津止渴，多用于血热阴亏属热邪较盛者；而生地黄甘寒质润，清热凉血之力弱于鲜地黄，长于养阴生津；熟地黄温补滋腻，功专补血滋阴、填精益髓，长于治疗血虚证及肝肾亏虚证；本方应选用生地黄，取其滋肾水养肝木作用。沙参：北沙参与南沙参均具有清养肺胃的作用；北沙参质重体坚，性味甘苦微寒，长于补肺气、养胃阴，善于治疗肺阴虚或有燥热之干咳少痰及胃阴虚或热伤胃阴、津液不足之口渴咽干等；南沙参体轻空松，性味甘微寒，可养肺阴、清肺热，偏于清肺、祛痰、止咳，用于治疗肺热阴虚所致的燥咳、痰少、痰黏不易咯出者；本方宜选用北沙参。川楝子：生品有毒且滑肠，长于杀虫、疗癣及泻火止痛；炒制后可缓和苦寒之性，降低毒性，并减轻滑肠之弊，以疏肝理气力胜；盐制川楝子能引药下行，长于疗疝止痛、理气散寒；本方宜选用炒川楝子。

【用法用量】水煎煮，食远服。

【使用注意】本方含北沙参，不宜与藜芦同用。

②常用药材　熟地黄、生地黄、当归、山茱萸、北沙参、百合、麦冬、黄精、枸杞子、墨旱莲、女贞子、桑葚、何首乌、龟甲、鳖甲等。如大便秘结，加瓜蒌子以肃肺而润肠通便；有虚热或汗，加地骨皮以清虚热；痰多，加川贝母、浙贝母止咳化痰；舌红而干，阴亏过甚者，加石斛、玉竹以滋养阴津；胁胀，加白芍、甘草以缓急止痛；失眠健忘，加酸枣仁养心安神；口苦燥，加黄连清热泻火。

（2）证属脾肾阳虚、冲任失调　主要表现为颈前肿块质韧，有咽部梗阻及压迫感，形寒肢冷，神疲懒言，乏力气短，肢体肿胀，腹胀纳差，腰膝酸软，女子月经不调，舌质胖嫩，边有齿痕，苔白，脉沉细弱等症状。

①常用方剂 右归饮、金匮肾气丸、阳和汤。

右归饮

【处方】熟地黄6~9g 山药6g 枸杞子6g 山茱萸3g 炙甘草3~6g 肉桂3~6g 杜仲6g 附子3~9g

【功效】温补肾阳，填精补血。

【品种选择】本方主要起温补肾阳、益肾填精作用。杜仲：原方中杜仲需姜炙，旨在增强其温补作用，而杜仲经盐炙后引药入肾经，补肾强筋的作用更佳，在临床应用中亦可用盐杜仲代替使用。附子可根据药典收录品种选择黑顺片、白附片、淡附片、炮附片。

【用法用量】水煎煮，食远服。附子需炮制，用量3~15g，以小剂量起始使用，根据患者耐受及病情轻重逐步加量，应先煎、久煎。

【使用注意】本方含附子，不宜与半夏、瓜蒌、天花粉、贝母、白及、白蔹同用。

金匮肾气丸

【处方】熟地黄24g 山药12g 山茱萸12g 泽泻9g 茯苓9g 牡丹皮9g 桂枝3g 炮附子3g

【功效】温补肾阳，化气行水。

【品种选择】熟地黄：原方中用的干地黄即生地黄，其性寒味甘，长于清热凉血、养阴生津；熟地黄性微温味甘，长于滋阴补血、益精填髓；前者补益之力不及后者，本方主要起温肾阳、补肾气、益肾精作用，现临床此方多选用熟地黄。桂枝：桂枝与肉桂都有温营血、助气化、散寒凝的作用，两者同出于樟科植物肉桂，但用药部位不同；桂枝为嫩枝，长于发表散寒，主上行而通经脉；肉桂为树皮，长于温里祛寒，入下焦而补肾阳；本方在临床应用中也可用肉桂代替桂枝以进一步增强温补肾阳的作用。

【用法用量】水煎煮，食远服。炮附片用量3~15g，以小剂量起始使用，根据患者耐受及病情轻重，逐步加量；内服应先煎、久煎。

【使用注意】本方含附子，不宜与半夏、瓜蒌、天花粉、贝母、白及、白蔹同用。

阳和汤

【处方】熟地黄30g 鹿角胶9g 肉桂3g 姜炭2g 白芥子6g 麻黄2g 甘草3g

【功效】温阳补血，散寒通滞。

【品种选择】本方所治系营血亏虚，精不足者，补之以味，故重用味厚滋腻峻补阴血之熟地黄，取其治病求本之意。麻黄：性味辛温微苦，主宣通经脉，散寒开腠以祛邪外出，在本方中用量最少以防其耗伤阴血；搭配熟地黄使用，两药一散一补，使补血不滞邪，温散不伤阴。鹿角胶：鹿角胶补肾阳、益精血，补阴之中寓"阴中求阳"之意，而龟甲胶偏于滋阴血，本方中应选用鹿角胶温阳补血；此外，鹿角霜为鹿角去胶质的角块，也可补肾助阳，另有涩精、敛疮之功，本方在临床应用中可随症加减变化两药，若以虚为主可用鹿角胶补益精血兼温肾阳，若仅阳虚不受滋腻者可改用鹿角霜。肉桂：肉桂与桂枝皆有温通作用，肉桂气厚则发热，长于温里祛寒，入下焦而补肾阳；桂枝气薄则发泄，长于发表散寒，主上行而通经脉；本方中两药可互为替换使用。甘草：本方中配伍少量生甘草，解毒而调诸药。

【用法用量】水煎煮，鹿角胶烊化，肉桂焗服，食远服。

【使用注意】熟地黄、鹿角胶温补滋腻，脾虚患者服用后容易出现腹胀、纳呆，甚至腹泻，因此可在原方中加入陈皮、枳壳、砂仁、麦芽、谷芽、鸡内金等健脾消食药。

②常用药材 附子、干姜、肉桂、炮姜、补骨脂、熟地黄、鹿角胶、杜仲、淫羊藿、巴戟天、人参、白术、山药、黄芪等。

（3）证属气阴两虚、冲任失调 主要表现为颈部结喉处肿块，质地柔韧，伴有急躁易怒、汗出心悸、失眠多梦、消谷善饥、形体消瘦、月经不调、手部震颤，舌红，苔薄，脉弦等症状。

①常用方剂 生脉散。

生脉散

【处方】人参9g 麦冬9g 五味子6g

【功效】益气生津，敛阴止汗。

【品种选择】方中人参甘温，益元气，补肺气，生津液，是为君药。现代临床中常用党参替代人参，人参有一定升压作用，而党参药性平和，对于同时患有高血压的瘿病患者较为适宜；西洋参偏于清热养阴，治疗气阴两虚兼热证，若属阴虚有热者，可用西洋参代替人参。麦冬甘寒养阴清热，润肺宁心，在本方中为臣药，天冬与麦冬合称为"二冬"，常相须为用，天冬比麦冬性寒，在养阴的同时，麦冬侧重于润，还可入心经以补心阴、除烦安神；天冬侧重于清，还可入肾经以补肾阴、降肾火；对于肾阴亏虚、阴虚火旺者可选用天冬，对于心阴不足及心火亢盛者可选用麦冬。

【用法用量】水煎煮，食远服。

【使用注意】病情急重者全方用量宜加重。在服用人参方的时候避免与含有五灵脂、藜芦的中成药合用。如服人参后腹胀太甚，可用莱菔子或山楂解之。

②常用药材　西洋参、党参、麦冬、五味子、玄参、贝母、知母、北沙参、黄精、牡蛎、白芍、当归、龟甲、鳖甲、夏枯草等。失眠者，加茯神、珍珠母等镇心安神；急躁、手抖者，加石决明、钩藤等平肝息风。

（二）外治法

1.**肉瘿**　单个结节或大小经久变化不大的可结合内服中药，外用阳和解凝膏掺黑退消或桂麝散外敷。

2.**石瘿**　首选手术治疗。不能手术者可辅以中药外敷治疗，皮色不变者，可用阳和解凝膏掺阿魏粉敷贴；肿块疼痛灼热者，可用生商陆根捣烂外敷。

3.**瘿痈**　金黄散、四黄散等水调外敷于颈部肿大处，每日1～2次，具有清热消肿、散结止痛作用。

（三）常用中成药

表3-2-4　治疗瘿病的常用中成药

药品名称	组成	功效	适应证	用法用量	备注
小金丸（胶囊、片）	制草乌、地龙、木鳖子（去壳去油）、酒当归、五灵脂（醋炒）、乳香（制）、没药（制）、枫香脂、香墨、人工麝香	散结消肿，化瘀止痛	用于阴疽初起，皮色不变，肿硬作痛，多发性脓肿，瘰疬，瘿瘤，乳岩，乳癖	丸剂：打碎后口服。一次1.2～3g，一日2次 胶囊剂：口服。一次3～7粒（每粒装0.35g）或一次4～10粒（每粒装0.30g），一日2次 片剂：口服。一次2～3片，一日2次 小儿用量酌减	孕妇禁用脾胃虚弱者慎用运动员慎用肝肾功能不全者慎用

续表

药品名称	组成	功效	适应证	用法用量	备注
甲亢灵片	夏枯草、墨旱莲、龙骨（煅）、牡蛎（煅）、丹参、山药	平肝潜阳，软坚散结	用于阴虚阳亢所致的心悸、汗多、烦躁、易怒、咽干；甲状腺功能亢进见上述证候者	口服。一次6～7片，一日3次	气郁痰阻所致瘿病慎用 孕妇慎用 服药期间饮食宜清淡，忌食辛辣食物
夏枯草口服液（膏、胶囊）	夏枯草	清火，散结，消肿	用于火热内蕴所致的头痛、眩晕、瘰疬、瘿瘤、乳痈肿痛；甲状腺肿大，淋巴结核，乳腺增生病见上述证候者	口服液：口服。一次10ml，一日2次 膏剂：口服。一次9g，一日2次 胶囊剂：口服。一次2粒，一日2次	气血亏虚者慎用 孕妇慎用
复方夏枯草膏	夏枯草、香附（制）、甘草、僵蚕（麸炒）、白芍（麸炒）、当归、陈皮、桔梗、川芎、红花、昆布（漂）、浙贝母、玄参、乌药	清火散结	用于瘿瘤瘰疬，结核作痛	温开水冲服。一次9～15g，一日2次	感冒时暂停服用
消瘿丸	昆布、海藻、蛤壳、浙贝母、夏枯草、陈皮、槟榔、桔梗	散结消瘿	用于痰火郁结所致的瘿瘤初起；单纯型地方性甲状腺肿见上述证候者	饭前口服。一次1丸，一日3次；小儿酌减	孕妇慎用
抑亢丸（散）	羚羊角、白芍、天竺黄、桑椹、延胡索（醋炙）、青皮（醋炙）、香附、玄参、石决明、黄精、黄药子、天冬、女贞子、地黄	育阴潜阳，豁痰散结，降逆和中	用于瘿病（甲状腺功能亢进）引起的突眼，多汗心烦，心悸怔忡，口渴，多食，肌体消瘦，肢体震颤等	丸剂：口服。一次5～9g，一日2次 散剂：温开水冲服。一次1袋，一日2次	孕妇忌服
消瘰夏枯草膏	夏枯草、浙贝母、昆布、玄参、僵蚕、桔梗、香附（制）、乌药、陈皮、当归、白芍、甘草、川芎、红花	清火化痰，调气散结	用于瘰疬，瘿瘤	口服。一次15g，一日2次	糖尿病患者宜在医师指导下服用

续表

药品名称	组成	功效	适应证	用法用量	备注
五海瘿瘤丸	海带、海藻、海螺蛸、蛤壳、昆布、白芷、木香、海螺（煅）、夏枯草、川芎	软坚消肿	用于痰核瘿瘤，瘰疬，乳核	口服。一次1丸，一日2次	孕妇忌服 忌生冷、油腻、辛辣食物
消瘿五海丸	夏枯草、海藻、海带、海螺（煅）、昆布、蛤壳（煅）、木香、川芎	消瘿软坚、破瘀散结	用于淋巴腺结核，地方性甲状腺肿大	口服。一次1丸，一日2次；小儿用量酌减	孕妇忌服 忌与甘草同用
消瘿气瘰丸	夏枯草、海藻、昆布、海螺蛸、蛤壳（煅）、海胆、陈皮、枳壳（去瓤麸炒）、黄芩、玄参	消瘿化痰	用于肝郁痰结引起：瘿瘤肿胀，瘰疬结核	口服。一次6g，一日2次	孕妇慎用 忌忧思郁怒 忌食辛辣、油腻之品

以上中成药为说明书明确规定可用于治疗瘿病。相关指南、共识也推荐了其他中成药用于治疗此类疾病，但因这些中成药的功能与主治并未纳入相关适应证，临床使用时应权衡风险和获益。

用于Graves病治疗：内消瘰疬丸（片）。

三、案例分析

1.患者基本信息及诊疗过程 患者，男性，48岁。两个月前发现颈前较平时肿大，当时因没有其他不适并未就医治疗。1周前无明显诱因出现心悸，腕表自测心率可达120次/分以上，平素情志不畅，偶尔伴有胸闷气促和乏力，活动后明显，烦躁易怒，出汗多，纳可，眠差，大便干，小便偏黄，近一周体重下降3kg。查体：脉搏120次/分，呼吸20次/分，血压117/76mmHg。突眼征（－），Darymple征（－），Stellwag征（－），Mobius征（－），Von Graefe征（－），Joffroy征（－），闭目震颤（－），手颤试验（－）。甲状腺Ⅰ度肿大，质韧，无压痛、触痛，无红肿发热，肿物可随吞咽上下移动，未闻及血管杂音。心前区无隆起，心界不大，律齐，第一心音亢进，各瓣膜听诊区未闻及杂音。舌质红，苔少，脉弦数。

辅助检查：心电图示窦性心动过速；甲功示TSH＜0.01mIU/L，TT_3 10.64nmol/L，TT_4 292.68nmol/L，FT_3 36.68pmol/L，FT_4 63.77pmol/L；心肌酶无明显异常；甲状腺彩超提示：甲状腺切面形态大小正常，表面光滑，包膜完整，内部回声均匀，右侧叶内可见1个结节大小约5mm×5mm，内部呈低回声；心脏彩超提示：主动脉根部增宽，室壁运动节段性异常，主动脉瓣关闭不全（轻度）、左室收缩功能正常。

中医诊断：瘿病　气郁痰结、气阴两虚证。

西医诊断：甲状腺功能亢进症　甲状腺结节。

中药方剂：太子参30g　麦冬10g　五味子10g　浙贝母10g　玄参15g　牡蛎30g　白芍15g　甘草5g　山慈菇15g　柴胡10g　枳实10g　酸枣仁15g

（共14剂，每日1剂，水煎服）

中成药：抑亢丸　6g　b.i.d.　p.o.×14天。

西药：盐酸普萘洛尔片　20mg　t.i.d.　p.o.×14天。

甲巯咪唑片　20mg　q.d.　p.o.×14天。

二诊：口干、汗多、心慌症状有所缓解，复查甲功五项提示各项指标较前好转，治疗有效，睡眠不佳及大便干仍存在，小便正常，舌红，苔少，脉弦数。原方加柏子仁15g，7剂，水煎服；盐酸普萘洛尔片剂量改为10mg　t.i.d.　p.o.×7天，余治疗同前。

三诊：复查甲功五项数值均在正常范围内，患者精神佳，体重增加，偶有心慌口干，睡眠转佳，性急易怒情况亦有改善，颈部肿块稍有柔软，二便正常，舌红，苔薄白，脉弦。停盐酸普萘洛尔片，余治疗同前，定期随诊。

2.分析评价

（1）评价该患者的初始中药方剂治疗

①甲状腺功能亢进症及甲状腺结节病均属于中医"瘿病"范畴，根据本病例临床症状特点，其证候特点属虚实错杂、本虚标实，体现为气郁痰结、气阴两虚证。其中医治疗多采用益气养阴、开郁调肝、化痰消瘿，予生脉散合消瘰丸合四逆散加减，生脉散益气养阴以治其本，消瘰丸以祛痰清热、软坚散结，四逆散以调和肝脾、疏肝解郁。

方中太子参甘、苦、平，益气健脾、生津润肺，麦冬甘寒，养阴清热、润肺生津，太子参、麦冬合用益气养阴之功益彰。五味子酸温，敛肺止汗、生津止渴。以上三药合用，一补一润一敛，使气复津生，汗止阴存，气充脉复。玄参清热滋阴、凉血散结，牡蛎软坚散结、重镇安神、滋阴潜阳，浙贝母清热化痰，山慈菇除痰散结，此四药合用，可使阴复热除，痰化结散。柴胡疏解肝郁，枳实行气散结以增强疏畅气机之效，白芍养血敛阴，甘草缓急和中、调和诸药，酸枣仁宁心安神。合而为方共凑益气养阴、开郁调肝、化痰消瘿之功，全方组成合理。

②处方所用牡蛎为生品，软坚散结力强，兼具重镇安神之功，用于本案例甲状腺功能亢进合并甲状腺结节患者尤为适宜，既可助消痰散结，又可改善其睡眠情况。煅牡蛎则偏于收敛固涩、制酸止痛，多用于遗滑之证、胃痛泛酸等。在本方中选用生牡蛎是合理的，在煎煮时需注意牡蛎要先煎。酸枣仁宜用炒酸枣仁，入煎剂时捣碎，便于有效成分煎出。

（2）评价本案例中抑亢丸使用的合理性

①抑亢丸由羚羊角、白芍、天竺黄、桑椹、延胡索、青皮、香附、玄参、石决明、黄精、黄药子、天冬、女贞子、地黄组成，功能育阴潜阳、豁痰散结、降逆和中。用于瘿病（甲状腺功能亢进）引起的突眼、多汗心烦、心悸怔忡、口渴、多食、肌体消瘦、四肢震颤等。本品功用适合甲状腺功能亢进患者疾病特征需求，使用本品作为控制甲状腺功能亢进症状的辅助用药是合理的。

②需注意的是，甲状腺功能亢进疾病本身和甲巯咪唑都有可能引起肝功能异常升高，而抑亢丸中含有黄药子，存在肝毒性，用药后又进一步增加了肝损伤的风险。因此，在使用过程中应严密监测肝功能指标，必要时需调整用药。

（3）用药监护

①服药疗程：甲状腺功能亢进治疗周期较长，病情顽固，容易复发，甲巯咪唑片应根据血清甲状腺激素水平变化调整剂量，不可随意停药，应定期门诊复查。其他药物根据患者病情变化定期门诊调整。

②服用甲巯咪唑片和抑亢丸期间，每月定期检查肝功能、血常规指标，如果出现厌食、恶心、上腹部疼痛、尿黄、皮肤或巩膜黄染、不明原因发热等症状，应立即就医。服用盐酸普萘洛尔片期间应注意监测心率变化，若出现心率低于55次/分，应及时就医调整用药方案。

③日常饮食应低碘优质蛋白饮食，增加营养，少吃辛辣食物及海产品，适当食用蔬菜、水果。慎起居，避风寒，预防感冒，保证睡眠时间及质量，避免熬夜，保持情绪乐观、精神畅快，适当运动，避免剧烈运动。

第四节　瘤、岩

瘤是瘀血、痰滞、浊气停留于人体组织之中而产生的赘生物。其临床特点是多生于体表，发展缓慢，局部肿块，一般没有自觉症状，长期不易消散。生于体表的外科肿瘤分为六种：气瘤、血瘤、筋瘤、肉瘤、骨瘤、脂瘤，相当于西医的部分体表良性肿瘤，但中医所称的骨瘤则包括良性骨肿瘤和恶性骨肿瘤。

岩是发生于体表的恶性肿物，因其质地坚硬、表面凹凸不平、形如岩石而得名，为外科疾病中最凶险者。其临床特点是局部肿块坚硬，高低不平，皮色不变，推之不移，溃烂后如翻花石榴子，色紫恶臭，疼痛剧烈，难于治愈，预后不良。外科范畴的岩病包括舌菌、茧唇、失荣、乳岩、肾岩等。

一、病因病机及证型分类

1.病因病机 瘤、岩是全身性疾病的局部表现，其发病原因较复杂，可归纳为内因和外因。外因包括六淫之邪、环境污染，内因包括七情所伤、脏腑失调和饮食不节。其核心病机为机体阴阳失衡，脏腑功能失调，经络阻塞，气滞血瘀，痰凝毒聚等胶合为患。常见病因病机分述如下。

（1）六淫之邪 六淫之邪，乘虚内侵，或环境污染导致气血凝结，阻滞经络，影响脏腑的正常功能，邪浊与郁气、积血相合为病，留积不散，久之结为瘤、岩。

（2）情志郁结 七情所伤，情志抑郁不畅，脏腑气机失于条畅，气滞日久，必致血瘀，气滞血瘀长期蕴结不散，可逐渐形成瘤、岩。

（3）脏腑失调 正气虚弱，邪气留滞而致气滞血瘀，痰凝毒聚，互相搏结而致形成瘤、岩。

（4）饮食不节 恣食辛辣厚味，脾胃受损，水湿不化，津液不布，湿蕴日久而成湿毒，或兼受邪火熬灼，凝结成痰，痰浊毒聚而为瘤、岩。

上述病因病机中，瘤主要是邪气偏盛、脏腑功能失调、气血逆乱而导致瘀血、浊气、痰凝留着聚结而成。气瘤是肺的功能异常，气机郁结；血瘤是心的功能异常，血络纵横丛集；肉瘤是脾的功能异常，痰聚肉里；筋瘤是肝的功能异常，筋脉曲张；骨瘤是肾的功能异常，骨络瘀阻。正气不足，即机体抗病力降低，加之邪毒侵袭，日积月累而导致岩的形成。总之，瘤、岩病因病机的特点是：本虚而标实，正气亏虚为本，气滞、血瘀、痰凝、湿热或阴毒结聚为标。而瘤与岩的区别在于有无"毒"的内涵机制。

2.证型分类 瘤、岩在早、中期或破溃之前多以实证为主，晚期或破溃后则以虚实夹杂或虚证为主，重要的是基于对证候的分析。

根据临床表现一般分为如下证型。

（1）气郁痰凝证　局部肿块硬韧，可活动，患部皮色不变，无疼痛；可伴有胸闷，胁胀，纳差，精神抑郁等；舌质淡红，苔薄白腻，脉弦滑。

（2）寒痰凝结证　局部肿块硬，表面光滑，活动度较差，患部皮肤色白，无痛，肤温不高；可伴周身倦怠，胸闷不舒，畏寒怕冷；舌质淡，苔白或白腻，脉沉滑。

（3）气滞血瘀证　肿块坚硬，表面高低不平，推之不动；可有胀痛、灼痛、刺痛、割痛等，缓剧可有差异，但其主要痛位固定不移；舌质暗褐或有瘀斑，苔薄白，脉弦紧或涩。

（4）毒热蕴结证　肿块增大，疼痛明显，皮肤色红，肤温较高，或肿块溃烂，状如翻花，时流紫褐色血水，痛如火燎，分泌物恶臭；可伴发热，心烦，口干或苦，尿黄，大便干结；舌质红，少苔或苔黄，脉滑数。

（5）正虚邪实证　多见于岩的晚期。肿块增大、增多，邻近或远处转移，或岩肿溃烂，渗流腐臭血水，疮面灰暗，高低不平，久不收口；伴全身消瘦，神倦无力，低热，面色萎黄无华，不思饮食，大便干结或溏；舌质淡，苔薄或少苔、无苔，脉细涩无力。

二、常用治疗方剂、药材与中成药

（一）内治法

解毒散结是瘤、岩疾病总的治则。应用时还须注重扶正祛邪相统一，局部与整体相结合，标本缓急相兼顾。

1.理气化痰、解毒散结法　适用于气郁痰凝证。

（1）常用方剂　化坚二陈丸、开郁散、十全流气饮、通气散坚丸、逍遥蒌贝散、海藻玉壶汤。

化坚二陈丸

【处方】陈皮30g　半夏30g　茯苓45g　僵蚕60g　黄连10g　甘草10g

【功效】清热化痰散结。

【品种选择】半夏：生半夏辛烈有毒，不宜内服；姜半夏降逆止呕作用更强；法半夏多用于痰多咳嗽、风痰眩晕；清半夏能增强燥湿化痰作用；本方应根据辨证使用姜半夏、法半夏、清半夏。茯苓：茯苓利水渗湿，能消五脏六腑出现的水湿停留；茯苓皮利水消肿，利水作用弱，长于消水气泛滥于皮肤的水肿，对于湿浊下注于四肢，利水渗湿应选用茯苓；猪苓性寒，利水之力大于茯苓，无补益作用；本方宜选用茯苓，对于水湿流注肢体较重的患者，本方中茯苓可换为猪苓。

僵蚕：生僵蚕辛散之力较强，药力较猛，常用于惊痫抽搐，肝风头痛等，而麸炒后疏风解表之力稍减，长于化痰散结，用于瘰疬痰核，本方中应选用炒僵蚕。

【用法用量】现代应用，水煎煮，食远服。

【使用注意】本方中含有半夏，不宜与川乌、制川乌、草乌、制草乌、附子同用。使用过程中应注意患者有无口舌麻木、咽喉干燥、胃部不适等半夏中毒症状，一旦发生，应及时就医。僵蚕含动物蛋白，使用中可能出现皮肤瘙痒、皮疹等过敏症状，既往有药物过敏史者或过敏体质者慎用。

开郁散

【处方】白芍　当归　白芥子　柴胡　炙甘草　全蝎　白术　茯苓　郁金香附　天葵子

【功效】疏肝解郁，化痰散结。

【品种选择】白芍：赤芍长于清热凉血，白芍柔肝养血安脾，本方应选用白芍。当归：归尾重在活血化瘀，归身重在补血，本方注重养血，宜选用归身。柴胡：北柴胡退热力强，功偏清热解表；南柴胡功偏疏肝解郁、升阳气；醋柴胡，增强疏肝之效；生柴胡升散作用较强，多用于解表退热，本方选用醋南柴胡效果最佳。甘草：生甘草清热解毒力强，炙甘草具有较好的和中温补脾胃效果，本方宜选用炙甘草。白术：生白术以燥湿健脾、利水消肿为主，用于痰饮、水肿、风湿痹痛等症；土炒白术，补脾止泻力胜，用于脾虚食少、泄泻便溏等症；焦白术能缓和燥性，增强健脾作用，用于脾胃不和，运化失常，食少胀满，倦怠乏力，表虚自汗等症。本方证候中，如患者水肿明显，可选用生白术；以脾虚便溏为主者，可选用土炒白术；以食少胀满为主者，可用焦白术。郁金：郁金生用善行气以解郁，活血祛瘀以止痛；醋郁金则能引药入血，增强疏肝止痛的作用。香附：宜选用醋炙品，疏肝止痛作用增强并能消积化滞。

【用法用量】查阅文献，该方剂未有剂量记载。临床使用时，处方中各药可参考《中国药典》、各省市中药炮制规范的剂量范围，根据患者病情个体化用药。

十全流气饮

【处方】陈皮　赤茯苓　乌药　川芎　当归　白芍　香附　甘草　青皮　木香　生姜　大枣

【功效】疏肝解郁，健脾理气。

【品种选择】赤茯苓：赤茯苓行水、利湿热；茯苓渗湿利水、健脾和胃、宁心安神，本方可使用茯苓代替赤茯苓。当归：本方注重养血，宜选用归身。白芍：本方柔肝养血，宜选用白芍。香附：痛甚者可选用醋香附。

【用法用量】水煎煮，食远服。

通气散坚丸

【处方】人参　桔梗　川芎　当归　天花粉　黄芩　枳壳　陈皮　半夏　白茯苓　胆南星　贝母　海藻　香附　石菖蒲　甘草

【功效】宣肺调气，化痰散结。

【品种选择】人参：人参擅于大补元气，适用于疾病后期元气亏虚证；党参药性平和，现代临床中常用党参替代人参；西洋参偏于清热养阴，治疗气阴两虚兼热证，若属阴虚有热者，可用西洋参代替人参。当归：宜选用归身养血。天花粉：清热泻火，生津止渴，排脓润肺；瓜蒌：清热涤痰，宽胸散结，润燥滑肠，本方重排脓润肺，宜选天花粉。黄芩：生黄芩清热燥湿、泻火解毒作用较强；炒黄芩可以减少苦寒之性，以免损伤脾阳，导致腹泻；酒炒黄芩能上行，可以清上焦热邪；炒黄芩炭止血力较强；本方可根据病位选炒黄芩或酒黄芩。枳壳：枳壳和枳实均能行气除痞，化痰消积，枳实破气力强，作用猛烈，长于破气除痞，消除积滞；枳壳作用较缓和，长于行气宽中除胀；麸炒枳壳药性缓和，减少了对胃的刺激，本方宜选择麸炒枳壳。半夏：本方应根据辨证选用姜半夏、法半夏、清半夏。胆南星：天南星生品毒性较大，内服宜选用制天南星、胆南星；制天南星性温，味苦辛，偏于燥湿化痰，胆南星性凉，味苦，燥烈之性大减，偏于清热化痰，可根据患者情况辨证选用。贝母：浙贝母苦寒，长于清热化痰、解毒散结消痈，治瘰疬、痰核以及瘿瘤；川贝母甘润，适用于肺热燥咳和虚劳咳嗽；土贝母解毒散结消肿，可治乳痈、瘰疬、痰核；本方重消痰散结可选用浙贝母或土贝母。

【用法用量】查阅文献，该方剂未有剂量记载，临床使用时，各药可参考《中国药典》、各省市中药炮制规范的饮片剂量范围，根据患者病情个体化用药。水煎煮，食远服。作汤剂人参应另煎。

【使用注意】方中海藻配伍甘草，属中药配伍禁忌"十八反"之列，临证应用应慎重。方中含有人参，不宜与藜芦同用。方中含有贝母、瓜蒌、半夏，不宜与川乌、制川乌、草乌、制草乌、附子同用。

逍遥蒌贝散

【处方】柴胡 当归 白芍 白术 茯苓 瓜蒌皮 贝母 半夏 制南星 牡蛎 山慈菇

【功效】疏肝理气，化痰散结。

【品种选择】柴胡：宜选用醋柴胡，增强疏肝止痛的作用。当归：选用当归身治血虚烦躁。白芍：味酸入肝脾，善补血敛阴平肝，此方宜选取白芍。瓜蒌皮：瓜蒌皮之功，重在清热化痰、宽胸理气；瓜蒌子之功重在润燥化痰、润肠通便；全瓜蒌则兼有瓜蒌皮、瓜蒌子之功效；此方宜选用瓜蒌皮。贝母：本方重消痰散结，可选用浙贝母或土贝母。半夏：法半夏偏于燥湿化痰，此方应选用法半夏。天南星：本方宜选用制天南星消肿散结。牡蛎：煅牡蛎收敛固涩；生牡蛎具有安神补阴的作用，还可以起到制酸止痛和软坚散结的功效，治疗瘿、岩疾病宜选用生牡蛎。

【用法用量】查阅文献，该方剂未有剂量记载。临床使用时，各药可参考《中国药典》、各省市中药炮制规范的剂量范围，根据患者病情个体化用药。现代用法水煎煮，食远服。牡蛎应先煎。

【使用注意】方中含有贝母、瓜蒌、半夏，不宜与川乌、制川乌、草乌、制草乌、附子同用。

海藻玉壶汤

【处方】海藻3g 贝母3g 陈皮3g 昆布3g 青皮3g 川芎3g 当归3g 连翘3g 半夏3g 甘草节3g 独活3g 海带1.5g

【功效】化痰软坚，理气散结。

【品种选择】当归：本方当归与川芎共用以通血滞，宜选用全当归或归尾。贝母：本方宜选用解毒散结消痈力强的浙贝母。半夏：本方宜选用清半夏或法半夏，如伴有呕吐可选用姜半夏。甘草节：宜选用生甘草。

【用法用量】水煎煮，病在上焦，饭前服，病在下焦，饭后服。

【使用注意】方中海藻配伍甘草，属中药配伍禁忌"十八反"之列，临证应用应慎重。方中含有贝母、半夏，不宜与川乌、制川乌、草乌、制草乌、附子同用。

（2）常用药材 陈皮、黄连、半夏、茯苓、川芎、芍药、青皮、当归、郁金、贝母、茯神、南星、牡蛎等。

2.温经化痰，解毒散结法 适用于寒痰凝结证。

（1）常用方剂 阳和汤、暖肝煎、当归四逆汤。

阳和汤

【处方】熟地黄30g　鹿角胶9g　肉桂3g　姜炭2g　白芥子6g　麻黄2g　甘草3g

【功效】温阳补血，散寒通滞。

【品种选择】地黄：生地黄质润多液能养阴，味甘性寒能生津，有养阴、润燥、生津、清热的功效；熟地黄经过炮制后使其药性变为微温，偏于滋补、填精益髓，故本方应选用熟地黄，用量宜重。肉桂：肉桂与桂枝皆有温通作用，肉桂气厚则发热，长于温里祛寒，入下焦而补肾阳；桂枝气薄则发泄，长于发表散寒，主上行而通经脉，本方中两药可互为替换使用，加强温通血脉、和营通滞的功效。白芥子：白芥子经过炒制之后，走散之性降低，温化寒痰，通络散结作用更强，此方白芥子宜炒用。麻黄：生麻黄解表散寒、发汗作用较强；蜜麻黄平喘作用较强，本方宜选用生麻黄，宣通经络，与诸温和药配合，用量宜轻。

【用法用量】水煎煮，肉桂焗服，鹿角胶烊化兑服，食远服。

【使用注意】阳证疮疡红肿热痛，或阴虚有热，或疽已溃破者，不宜用此方。

暖肝煎

【处方】当归6～9g　枸杞子9g　小茴香6g　肉桂3～6g　乌药6g　沉香（木香亦可）3g　茯苓6g

【功效】温补肝肾，行气止痛。

【品种选择】当归：酒当归的活血作用更强，同时酒炙之后加强了当归走血分的作用，血虚、血滞、血寒者宜选用酒当归。肉桂：本方中肉桂与桂枝可替换使用。沉香、木香：木香、沉香皆有行气止痛之功，沉香偏于纳气，使气逆者平降，兼温中止呕，纳气平喘；而木香偏于行气，使气滞者消散，兼调中止泻，健脾消食，对于食积不消、不思饮食者可换用木香。

【用法用量】水煎煮，加生姜3~5片，肉桂焗服，沉香（木香）后下，食远服。

当归四逆汤

【处方】当归9g　桂枝9g　芍药9g　细辛3g　通草6g　大枣8枚　炙甘草6g

【功效】温经散寒，养血通脉。

【品种选择】当归：本方注重养血，宜选用归身。白芍：方中芍药为臣药，养血和营，助当归补益营血，宜选用白芍。通草：方中加入通草，目的是领众药达诸经，以达"续脉止厥"之效，既养血通脉，又温经散寒；木通有"通利血脉"的功效，通草具有通气下乳的作用，而不具备通利血脉之功；因此方中通草实为木通科植物木通、三叶木通或白木通的藤茎；毛茛科川木通和马兜铃科关木通同样具有通利血脉之功，但关木通中含有马兜铃酸会致肾损害，综上本方宜选用木通或川木通。甘草：本方宜选用炙甘草，补中健脾而益气血。

【用法用量】水煎煮，食远服。

【使用注意】本方含有细辛、芍药，不宜与藜芦同用。

（2）常用药材　肉桂、熟地黄、鹿角胶、白芥子、当归、肉桂、桂枝等。

3.软坚化瘀，解毒散结法　适用于气滞血瘀证。

（1）常用方剂　散肿溃坚汤、活血散瘀汤、血府逐瘀汤、鳖甲煎丸。

散肿溃坚汤

【处方】柴胡　升麻　龙胆草　黄芩　甘草　桔梗　昆布　当归　白芍　黄柏　葛根　黄连　三棱　木香　瓜蒌　连翘　知母

【功效】清泻肝火，活血软坚。

【品种选择】当归：本方宜选用重在活血化瘀的归尾。黄柏、知母：本方注重活血，黄柏、知母应采用酒制。葛根：葛根和粉葛均解肌退热，生津止渴，透疹，升阳止泻，通经活络；葛根偏于发汗升阳，粉葛偏于生津，可根据实际情况选择葛根或粉葛。三棱：三棱与莪术皆有行气破血的功能，常用于治疗瘀血阻滞、行经不畅等证；三棱破血作用较强，偏入血分，善破血中之气，以软坚散结力强；莪术破气的作用较大，偏入气分，善破气中之血，以消结止痛力强，本方可根据辨证使用三棱与莪术。瓜蒌：本方重清热排脓，可选瓜蒌或天花粉。昆布：昆布与海藻功效均能消痰，软坚散结，利水消肿，但方中含有甘草，与海藻属于"十八反"之列，建议选昆布。

【用法用量】查阅文献，该方剂未有剂量记载。临床使用时，各药可参考《中国药典》、各省市中药炮制规范的剂量范围，根据患者病情个体化用药。现代用法，水煎煮，木香后下，食远服。

【使用注意】本方含瓜蒌，不宜与川乌、草乌、附子等同用。

活血散瘀汤

【处方】当归　赤芍　桃仁　大黄　川芎　苏木　牡丹皮　枳壳　瓜蒌子　槟榔

【功效】活血散瘀。

【品种选择】当归：本方注重活血散瘀，宜选用归尾。赤芍：方中芍药活血祛瘀，通调血脉，应选用赤芍。大黄：生大黄苦寒沉降，直达下焦，具有很强的泻下作用；酒大黄泻下作用缓和，不但减轻了腹痛的副作用，而且增强活血祛瘀的功效，故本方宜选用酒制大黄；对于便通者，也可去大黄，加乳香。枳壳：枳壳麸炒后药性更为缓和，同时理气健脾作用增强，本方枳壳应麸炒。瓜蒌子：本方注重攻逐瘀结，润肠通腑，可根据患者实际情况选择瓜蒌子或瓜蒌。

【用法用量】查阅文献，该方剂未有剂量记载。临床使用时，各药可参考《中国药典》、各省市中药炮制规范的剂量范围，根据患者病情个体化用药。现代用法，水煎煮，食远服。

【使用注意】本方含瓜蒌，不宜与川乌、草乌、附子等同用。

血府逐瘀汤

【处方】桃仁12g 红花9g 当归9g 地黄9g 牛膝9g 川芎5g 桔梗5g 赤芍6g 枳壳6g 甘草6g 柴胡3g

【功效】活血化瘀，行气止痛。

【品种选择】地黄：本方宜选用生地黄滋阴凉血清热。牛膝：牛膝偏于补肝肾，强筋骨，逐瘀通经，利尿通淋，引血下行；川牛膝逐瘀通经，通利关节，利尿通淋；本方注重活血通经，祛瘀止痛，引血下行，宜选择川牛膝。赤芍：本方清热凉血，散瘀止痛，应选用偏于凉血的赤芍。柴胡：宜选用醋柴胡，增强疏肝止痛的作用。

【用法用量】水煎煮，食远服。

【使用注意】方中活血祛瘀药较多，孕妇忌用。

鳖甲煎丸

【处方】鳖甲90g 赤硝90g 蜣螂45g 赤芍37g 牡丹皮37g 土鳖虫37g 炙蜂巢30g 射干23g 柴胡45g 黄芩23g 鼠妇虫23g 干姜23g 大黄23g 桂枝23g 厚朴23g 石韦23g 紫葳（凌霄花）23g 阿胶23g 瞿麦15g 桃仁15g 葶苈子8g 半夏8g 人参8g

【功效】活血化瘀，软坚散结。

【品种选择】鳖甲：鳖甲有滋阴潜阳、退热除蒸、软坚散结的功效，炙鳖甲功能更偏于软坚散结，此方应用炙鳖甲。赤芍：本方宜选用活血祛瘀作用强的赤芍。牡丹皮：牡丹皮与地骨皮均有凉血消蒸之效，但牡丹皮兼有活血祛瘀作用，本方选用牡丹皮为佳。柴胡：宜选用醋柴胡，增强疏肝止痛的作用。大黄：本方重活血祛瘀，宜选用酒大黄。半夏：脾虚、湿困、痰饮内停者选用法半夏；脾虚痰涎、涌盛作呕、寒痰咳逆者选用性偏温燥的姜半夏；体弱多痰、寒湿较轻者，选用辛燥之性最低，化痰作用强的清半夏。人参：可根据实际情况选用人参、党参或西洋参。

【用法用量】上为末，炼蜜为丸，温开水送服，每次3g，每日2~3次。若作汤剂，根据实际情况定剂量。作汤剂，鳖甲、赤硝应先煎，阿胶应烊化，人参应另煎。

【使用注意】方中破血祛瘀药较多，孕妇禁用。方中含动物蛋白，使用中可能出现皮肤瘙痒、皮疹等过敏症状，既往有药物过敏史者或过敏体质者慎用。方中含有半夏，不宜与川乌、制川乌、草乌、制草乌、附子同用。

（2）常用药材　黄芩、龙胆草、天花粉、连翘、葛根、川芎、赤芍、牡丹皮、当归尾、鳖甲等。

4.清热凉血，解毒散结法　适用于毒热蕴结证。

（1）常用方剂　黄连解毒汤、当归芦荟丸、清瘟败毒饮、龙胆泻肝汤、四妙勇安汤。

黄连解毒汤

【处方】黄连9g　黄芩6g　黄柏6g　栀子9g

【功效】泻火解毒。

【品种选择】黄连：黄连与胡黄连都具有清热泻火解毒的功效，胡黄连善退虚热，除疳热；黄连则善清心火，泻胃火，此方应用黄连，不可用胡黄连替换；生黄连的清热泻火力强，黄连炒制之后可减其寒性，本方宜选用生黄连。黄芩：本方选用清热燥湿、泻火解毒作用较强的生黄芩。黄柏：生黄柏泻火解毒、清热燥湿作用较强；酒黄柏，苦燥之性缓和，治阴火上炎；盐黄柏，苦燥之性缓和，滋阴降火、退虚热作用较强；黄柏炭长于止血，本方宜选用生黄柏。栀子：生栀子苦寒，易伤中气，对胃有刺激性；炒栀子苦寒之性减弱，可减弱对胃的刺激；焦栀子凉血止血，脾胃较虚弱者可选用焦栀子。

【用法用量】水煎煮，食远服。

【使用注意】本方为大苦大寒之剂，不宜久服或过量服用，非火盛者不宜使用。

当归龙荟丸

【处方】当归30g　龙胆草30g　栀子30g　黄连30g　黄柏30g　黄芩30g　大黄15g　芦荟15g　青黛15g　木香2g　麝香1.5g

【功效】泻肝胆实火。

【品种选择】当归：本方重补血活血，宜选用全当归；当归宜酒制，加强活血的作用。栀子：脾胃较虚弱者可选用焦栀子。黄连、黄柏、黄芩：应炒制降低其苦寒之性，减少对脾胃的刺激。大黄：生大黄主要作用攻积导滞、泻下通便；炒大黄泻下作用较缓而长于泻火解毒，清利湿热，本方宜选用炒大黄。

【用法用量】现代用法，水煎煮，食远服。

清瘟败毒饮

【处方】石膏　地黄　犀角　黄连　栀子　桔梗　黄芩　知母　赤芍　玄参　连翘　淡竹叶　甘草　牡丹皮

【功效】泻火解毒，凉血救阴。

【品种选择】石膏：生石膏具有清热泻火、除烦止渴的功能，经煅制后增强了收湿、生肌、敛疮、止血的作用，本方重在清肝泻火，更宜选用生石膏。地黄：本方重养阴清热，应选用生地黄。犀角：犀角具有凉血、解毒、清热的功能，现用水牛角替代，具清热解毒、凉血、定惊功效。赤芍：本方主清热应选用赤芍。牡丹皮：本方可根据是无汗骨蒸或有汗骨蒸，选用牡丹皮或地骨皮。

【用法用量】查阅文献，该方剂未有剂量记载。临床使用时，各药可参考《中国药典》、各省市中药炮制规范的剂量范围，根据患者病情个体化用药。水煎煮，石膏、犀角（水牛角）先煎，食远服。

龙胆泻肝汤

【处方】龙胆草6g　黄芩9g　栀子9g　泽泻12g　木通6g　车前子9g　当归3g　地黄9g　柴胡6g　甘草6g

【功效】清泻肝胆实火，清利肝经湿热。

【品种选择】龙胆草：龙胆草味极苦，性寒，生品善于清热泻火；酒炒缓和苦寒之性，并可引药上行，本方可根据情况选用。栀子：炒栀子苦寒之性减弱，焦栀子对脾胃刺激更小，可根据情况选择炒栀子或焦栀子。木通：本方注重渗湿泄热，导热下行，木通、川木通和通草均具有清热利尿的功效，木通和川木通苦寒，通草甘淡，此方也可选用川木通和通草代替木通，脾胃虚寒者可选择通草。当归：本方宜选用补血和血作用强的归身，同时应酒制增强当归的性燥走窜之性，佐制龙胆草、黄芩苦寒之性。柴胡：宜选用醋柴胡，增强疏肝止痛的作用。地黄：本方应选用生地黄。

【用法用量】水煎煮，车前子包煎，食远服。

【使用注意】方中药多苦寒，易伤脾胃，脾胃虚寒和阴虚阳亢者不宜用。

四妙勇安汤

【处方】金银花90g 玄参90g 当归60g 甘草30g

【功效】清热解毒，活血止痛。

【品种选择】金银花：金银花清热解毒，山银花清热解毒，疏散风热，本方也可选用。当归：本方当归活血散瘀，故可用活血作用较强的归尾；对于兼有血分疾病的患者，可以辨证应用酒炙当归，加强当归走血分的作用。

【用法用量】水煎煮，食远服，共10剂，需连续服用。

【使用注意】脾胃虚弱、大便溏薄者慎用。

（2）常用药材 黄连、黄柏、黄芩、栀子、玄参、连翘、当归、大黄等。

5.益气养血，解毒散结法 适用于正虚邪实证。

（1）常用方剂 保元汤、八珍汤。

保元汤

【处方】人参 黄芪 白术 甘草 生姜 红枣

【功效】益气培元。

【品种选择】人参：可根据实际情况选用人参或党参；阴虚有热者，可用西洋参。黄芪：生黄芪长于补气固表且能利水消肿；炙黄芪长于补中气；本方宜选用生黄芪，如患者气虚乏力，食少便溏可选用炙黄芪。甘草：本方宜选用温补脾胃效果更好的炙甘草。

【用法用量】查阅文献，该方剂未有剂量记载。临床使用时，各药可参考《中国药典》、各省市中药炮制规范的剂量范围，根据患者病情个体化用药。现代用法，水煎煮，食远服。人参应另煎。

【使用注意】人参避免与五灵脂、藜芦同用。

八珍汤

【处方】人参15g 白术15g 茯苓15g 炙甘草15g 当归15g 白芍15g 熟地黄15g 川芎15g

【功效】益气补血。

【品种选择】人参：人参大补元气，党参药性平和，西洋参清热养阴，可根据实际情况选用人参、党参或西洋参。白芍：本方主补血，应选用白芍。地黄：本方应选用滋补作用强的熟地黄。甘草：宜选用炙甘草。

【用法用量】加生姜3片、大枣5枚，水煎煮，人参另煎，食远服。

【使用注意】人参避免与五灵脂、藜芦同用。

（2）常用药材 人参、白术、茯苓、当归、川芎、芍药、熟地黄、山药、山茱萸。

（二）外治法

（1）外敷法 辨证选用一些膏剂、散剂外敷，如阳和解凝膏、冲和膏、金黄膏、阳毒内消散、阴毒内消散、桂麝散、红灵丹等。

（2）研末法 选用紫金锭、小金丸、蟾酥丸、新癀片等中成药分别研末，以茶水调涂肿块部位。

（3）生肌法 应用生肌类的中药外敷脓腐未尽之溃疡面。可选用红升丹、生肌玉红膏等拔毒提脓、去腐生肌；腐肉已尽可用生肌白玉膏收湿生肌。

（4）肿块外治法 大黄、芒硝、冰片按一定比例混匀装至外敷袋，外敷患处，每天外敷8小时以上。

（5）骨肉瘤外治法 冰片50g与白酒500ml，制成溶液，外搽疼痛部位，适用于骨肉瘤疼痛者。蟾蜍2只、马钱子10g、生川乌20g、生南星30g、生白芷40g、姜黄50g，制成膏药，冰片适量撒于膏药上外敷，适用于骨肉瘤疼痛剧烈者。川芎30g，草乌30g，用水醋适量，调如糊状敷于患处，适用于脂肪肉瘤。

（6）舌菌、茧唇外治法 苦参漱口方（《肿瘤临证备要》）：苦参30g、山豆根30g、龙葵30g、天冬30g、儿茶10g、冰片1g，上药除冰片外煎汤，再入冰片备用，每日含漱多次，用于热毒伤阴者。含漱1号方（《临床中医肿瘤学》）：土茯苓120g、蒲公英60g、生地榆60g、珍珠母60g，每日1剂，水煎后含于口内，多次，每次10分钟，用于热毒壅盛夹湿者。黄柏皮散（《肿瘤临证备要》）：黄柏皮60g、五倍子18g、密陀僧6g、甘草6g，用五倍子、密陀僧、甘草三味研末涂黄柏皮上焙干，研粉末贴唇部肿物之上。

（三）常用中成药

表3-2-5 治疗瘤、岩的常用中成药

药品名称	组成	功效	适应证	用法用量	备注
西黄丸（胶囊）	牛黄或体外培育牛黄、麝香或人工麝香、醋乳香、醋没药	清热解毒，消肿散结	用于热毒壅结所致的痈疽疔毒、瘰疬、流注、癌肿等	丸剂：口服。一次3g，一日2次 胶囊剂：口服。一次4~8粒，一日2次	孕妇禁用 脾胃虚寒者慎用

续表

药品名称	组成	功效	适应证	用法用量	备注
小金丸（片、胶囊）	制草乌、地龙、木鳖子（去壳去油）、酒当归、五灵脂（醋炒）、乳香（制）、没药（制）、枫香脂、香墨、人工麝香	散结消肿，化瘀止痛	用于阴疽初起，皮色不变，肿硬作痛，多发性脓肿，瘰疬，乳岩，乳癖	丸剂：打碎后内服。一次1.2～3g，一日2次；小儿酌减 胶囊剂：口服。一次4～10粒，一日2次；小儿酌减 片剂：口服。一次2～3片，一日2次；小儿酌减	孕妇禁服 脾胃虚弱者慎用 运动员慎用 肝肾功能不全者慎用
平消胶囊（片）	郁金、五灵脂、干漆（制）、麸炒枳壳、马钱子粉、白矾、硝石、仙鹤草	活血化瘀，散结消肿，解毒止痛	对毒瘀内结所致的肿瘤具有缓解症状、缩小瘤体、提高机体免疫力、延长患者生存时间的作用	胶囊剂：口服。一次4～8粒，一日3次 片剂：口服。一次4～6片，一日3次	孕妇禁用 本品所含马钱子、干漆有毒，不可过量、久用
康力欣胶囊	阿魏、九香虫、丁香、木香、大黄、姜黄、冬虫夏草、诃子	扶正祛邪，软坚散结	用于消化道恶性肿瘤，乳腺恶性肿瘤，肺恶性肿瘤见于气血瘀阻证者	口服。一次2～3粒，一日3次；或遵医嘱	孕妇禁用
复方斑蝥胶囊	斑蝥、三棱、莪术、人参、黄芪、刺五加、山茱萸、女贞子、半枝莲、熊胆粉、甘草	破血消瘀，攻毒蚀疮	用于瘀毒内结所致的原发性肝癌、肺癌、直肠癌、恶性淋巴瘤、妇科肿瘤	口服。一次3粒，一日2次	孕妇及哺乳期妇女禁用 糖代谢紊乱者慎用 肝功能异常者慎用
消癌平胶囊（片、口服液）	乌骨藤	抗癌，消炎，平喘	用于食管癌、胃癌、肺癌，对大肠癌、宫颈癌、白血病等多种恶性肿瘤，亦有一定疗效；可配合放疗、化疗及手术后治疗；并用于治疗慢性气管炎和支气管哮喘	片剂：口服。一次8～10片，一日3次 胶囊剂：口服。一次8～10粒，一日3次 口服液：口服。一次10～20ml，一日3次	孕妇忌用

续表

药品名称	组成	功效	适应证	用法用量	备注
安替可胶囊	蟾皮、当归	软坚散结，解毒止痛，养血活血	用于瘀毒内结所致的食管癌，与放疗合用可提高疗效	口服。一次2粒，一日3次，饭后服用；疗程5周，或遵医嘱	孕妇禁用本品有一定毒性，应遵医嘱，不可过量久用
艾迪注射液	斑蝥、人参、黄芪、刺五加	消瘀散结，益气解毒	用于瘀毒内结、正虚邪实所致原发性肝癌、肺癌、直肠癌、恶性淋巴瘤、妇科恶性肿瘤	静脉滴注。成人一次50～100ml，加入0.9%氯化钠注射液或5%、10%葡萄糖注射液400～450ml中，一日1次；与放、化疗合用时，疗程与放、化疗同步；手术前后使用本品10天为一疗程；介入治疗10天为一疗程；单独使用15天为一周期，间隔3天，两个周期为一疗程；晚期恶病质患者，连用30天为一个疗程，或视病情而定	孕妇及哺乳期妇女禁用
鼻咽清毒剂（颗粒）	野菊花、重楼、两面针、苍耳子、夏枯草、蛇泡簕、龙胆、党参	清热解毒，化痰散结	用于痰热毒瘀蕴结所致的鼻咽部慢性炎症，鼻咽癌放射治疗后分泌物增多	口服。一次20g，一日2次，30天为一疗程	外感风寒、肺脾气虚或气滞血瘀者慎用本品含有苍耳子，不宜过量和久用
鼻咽灵片	山豆根、石上柏、半枝莲、白花蛇舌草、茅莓根、天花粉、麦冬、玄参、党参、茯苓	解毒消肿，益气养阴	用于火毒蕴结，耗气伤津所致的口干、咽痛、咽喉干燥灼热、声嘶、头痛、鼻塞、流脓涕或涕中带血；急慢性咽炎、口腔炎、鼻咽炎见上述证候者。亦用于鼻咽癌放疗、化疗辅助治疗	口服。一次5片，一日3次	孕妇禁服风寒喉痹者慎用

瘤、岩所对应的西医病名较多，以上中成药为说明书明确规定可用于治疗

瘤、岩所对应的某个西医诊断。相关指南、共识也推荐了其他中成药用于治疗此类疾病，但因这些中成药的功能主治并未纳入相关适应证，临床使用时应权衡风险和获益。

（1）用于乳腺癌　红金消结胶囊、消乳散结胶囊、乳癖消颗粒、乳疾灵颗粒等。

（2）用于舌癌　梅花点舌丹。

（3）用于唇癌　六神丸。

三、案例分析

1.患者基本信息及诊疗过程　患者，女性，64岁。4个月前无明显诱因出现舌部疼痛，伴吞咽困难，治疗后无改善，症状逐渐加重。1个月前行舌部活检病理示：（舌部）鳞状细胞癌，开始针对舌原发灶及其淋巴引流区行姑息性放疗，采取IMRT设计，计划DT：60GY30F，放疗5次（10GY/5F）后患者诉无法耐受停止放疗。

一诊：现舌体疼痛，伴舌体活动困难，间有舌体出血，吞咽不适，自觉右侧脸颊发热，疼痛不适。口干，无口苦，进食流质，眠差，大便5~6日一行。舌红，苔黄，脉细。既往糖尿病病史3年余，规律服用阿卡波糖片控制血糖，血糖控制可。查体：口唇淡红而干，伸舌困难，右侧舌体可见溃疡、糜烂溃烂面长约5cm，表面呈灰白色。咽红、无充血，双侧扁桃体无肿大。

中医诊断：舌癌病　肝胆实热证。

西医诊断：舌恶性肿瘤（舌鳞状细胞癌）。

中药方剂：龙胆草6g　地黄20g　栀子10g　北柴胡12g　黄芩10g　当归10g泽泻10g　车前草10g　甘草3g　川木通6g

（共7剂，每日1剂，水煎服）

二诊：患者神清，精神一般，仍舌体疼痛，伴舌体活动困难，未见舌体出血，吞咽不适，自觉右侧脸颊疼痛，间有头晕，头痛目赤缓解，口干，无口苦，进食流质，眠差，大便已解，量一般，小便基本正常。舌淡，少苔，脉细。

中药方剂：党参20g　茯苓20g　白术20g　炙甘草6g　酒萸肉20g　生姜3g法半夏9g　五味子6g　百合20g　地黄20g　川木通6g　淡竹叶10g　芦根15g

（共7剂，每日1剂，水煎服）

2.分析评价

（1）评价该患者的初始中药方剂治疗 舌恶性肿瘤属于中医"舌癌"的范畴，辨证为肝胆实火上炎证。缘患者平素饮食不节，损伤脾胃，致脾虚于内，脾主运化，脾虚运化失职，致水湿内停，聚而生痰，痰浊内阻，又阻滞气机，致气滞血瘀，痰瘀聚于舌部。加之放疗为热毒，故见头痛目赤，胁痛，口苦，舌红，苔黄，脉细。龙胆泻肝汤清泻肝胆实火，清利肝经湿热。方中龙胆草大苦大寒，既能清利肝胆实火，又能清利肝经湿热。黄芩、栀子苦寒泻火，燥湿清热。泽泻、木通、车前草渗湿泄热，导热下行。实火所伤，损伤阴血，当归、生地养血滋阴，邪去而不伤阴血。全方配伍合理，泻中有补，利中有滋，降中寓升，祛邪不伤正。

方中龙胆草味极苦，性寒，生品善于清热泻火，酒炒后可缓和过于苦寒之性，引药上行，本例患者病位在上，宜选择酒炒龙胆草。地黄：生地黄，质润多液能养阴，熟地黄偏于滋补、生精益髓，本方选用生地黄合理。北柴胡：北柴胡退热力强，功偏清热解表；南柴胡功偏疏肝解郁、升阳气，本方选用北柴胡合理。当归：本方宜选用补血和血作用强的归身，同时应酒制增强当归的性燥走窜作用。木通：本方注重渗湿泄热，导热下行，川木通、木通和通草均具有清热利尿的功效，木通和川木通苦寒，通草甘淡，本方宜选用川木通或木通。

（2）评价二诊中药方剂治疗 患者病久气虚，伤及阴液，终而气阴亏虚，舌体不得濡养，故可见舌体转动困难，舌脉均与本证相符。患者肝胆实火已解，平素饮食不节，损伤脾胃，致脾虚于内，脾主运化，脾虚运化失职，恐龙胆泻肝汤伤阳，变方为四君子汤加减。方中党参甘温益气健脾。白术健脾燥湿，加强益气助运之力，茯苓健脾渗湿安神，与白术相配，则健脾祛湿之功益著。炙甘草益气和中，调和诸药。加山茱萸补益肝肾，法半夏燥湿化痰，五味子益气生津，百合、生地清心养阴，木通、淡竹叶、芦根渗湿泄热，导热下行。全方配伍合理，益气健脾，泻火不伤胃。

处方中半夏，生半夏辛烈有毒，不宜内服；姜半夏降逆止呕作用更强，清半夏能增强燥湿化痰作用；法半夏燥性较缓和，除可燥湿化痰外，尚有调脾和胃之功；患者平素饮食不节，损伤脾胃，本方选用法半夏合理。患者实火已解，生地黄偏于清热生津，更宜选用偏于滋阴、补肾的熟地黄。川木通苦寒，通草甘淡，均具有清热利尿的功效，患者实热已解，小便正常，脾胃虚弱，宜选择通草。甘草也换用具有较好和中温补脾胃效果的炙甘草。

（3）用药监护

①一诊处方中药多苦寒，易伤脾胃，使用过程中可能会引起大便稀溏甚或腹泻，如腹泻不止应及时就诊。

②应考虑患者年龄、体质、耐受度等因素进行综合判断，注意中病即止。

③二诊处方中含有党参，不宜与藜芦同用；含有半夏，不宜与川乌、制川乌、草乌、制草乌、附子同用。

④使用期间注意中药不良反应，如发生麻舌、喉头水肿、恶心呕吐、呼吸困难等症状应及时就医。

⑤嘱患者畅情志，规律作息，清淡饮食，忌食辛辣、鱼腥、质地较硬的食物。

第五节　皮肤及性传播疾病

发生于人体皮肤、黏膜及皮肤附属器的疾病统称为皮肤病。主要通过性接触、类似性行为及间接接触传播的一组传染性疾病称为性传播疾病（STD），简称"性病"。皮肤病的病种很多，目前可以命名的具有不同临床特点的多达2000余种，常见病有200余种。1975年世界卫生组织（WHO）正式决定使用性传播疾病来代替旧名，病种涵盖了非淋菌性尿道炎、生殖器疱疹、艾滋病（AIDS）、尖锐湿疣、传染性软疣等，总数达50多种。

一、病因病机

皮肤病的病因不外乎内因、外因两类。外因主要是风、湿、热、虫、毒等；内因主要是七情内伤、饮食劳倦和肝肾亏损。其病机主要因气血失和、脏腑失调、邪毒结聚而致生风、生湿、化燥、致虚、致瘀、化热、伤阴等。性传播疾病主要由性接触染毒致病，属特殊病种，其病因病机分述于各病中。

1.风　风属阳邪，其性开泄主动，善行数变。由风邪引起的皮肤病一般具有以下特点：发无定处，骤起骤消；剧烈瘙痒，皮肤干燥、脱屑；多发于上部。临床上风邪常与他邪相兼为病，如风湿、风热、风寒等。

2.湿　湿有内湿、外湿之分。湿邪侵入肌肤，郁结不散，与气血相搏，多发生疱疹、渗液、糜烂、瘙痒等。湿邪所致的皮肤病，其皮肤损害以水疱为主，或为多形性，或皮肤糜烂，或浸淫四窜、滋水淋漓，常患病于下部，病程缠绵，难以速愈，愈后易发。

3.虫 一为皮肤中寄生虫直接致病，如疥虫引起的疥疮；一为由昆虫的毒素侵入或过敏引起的皮肤病，如蚊虫、臭虫、蠓虫、虱子叮咬所致的损伤和虫咬皮炎。此外，尚可由肠道寄生虫过敏及禽类寄生虫毒、桑毛虫毒、松毛虫毒等引起皮肤病等。中医文献中对部分皮肤病认为是虫蚀所致。或以虫来形容皮肤病的瘙痒，如"痒如虫行"，而皮损中实非有虫，应予以区别。

4.毒 由毒引起的皮肤病，可分为药物毒、食物毒、漆毒、虫毒等。由毒邪引发的皮肤病，发病前有食"毒"物史或曾内服某种药物，或接触某种物质，或有毒虫叮咬史，需经过一定的潜伏期后方可发病。其皮损表现为灼红、肿胀、丘疹、水疱、风团、糜烂等多种形态，或痒或痛，轻则局限一处，重则泛发全身。停止上述毒邪来源后，其病去也快。

5.血虚 久病伤阳，或气虚血少不能濡养肌肤而致病。表现为皮疹色不鲜、干燥苔藓化、瘙痒等。可见于带状疱疹等。

6.血瘀 肝气郁结、气机不畅或外邪侵袭而致气滞血瘀。表现为皮疹色暗红、青紫或有瘀斑瘀点，色素沉着。可见于慢性复发性溃疡、皮肤硬化、疣状肥厚等。

7.肝肾不足 肝肾不足，冲任不调可致皮肤疾病。如某些皮肤病与妊娠、分娩、生长发育等有关。

总之，皮肤病的发生往往不是单一原因所引起，常为数个以上的病因共同作用所致。

二、临床常见症状及性质

（一）皮肤病的常见症状

1.自觉症状 最常见的症状是瘙痒，其次是疼痛，此外尚有灼热、麻木、蚁行感等。

（1）瘙痒 一般急性皮肤病的瘙痒多由外风所致，故其有症状流窜不定、泛发而起病迅速的特点。慢性皮肤病的瘙痒原因复杂，寒、湿、痰、瘀、虫淫、血虚风燥、肝肾不足等因素均可导致瘙痒。

（2）疼痛 皮肤病有疼痛症状多由寒邪或热邪或痰凝血瘀，阻滞经络不通所致。寒证疼痛表现为局部青紫，遇寒加剧，得温则缓；热证疼痛有红肿、发热与疼痛性皮损；痰凝血瘀疼痛可有痰核结节或瘀斑、青紫，疼痛位置多固定不移。

（3）灼热感、蚁行感、麻木感 灼热感常见于急性皮肤病，为热邪蕴结或火邪炽盛，炙灼肌肤的自觉感受；蚁行感与瘙痒感颇为近似，但程度较轻，由虫淫为患或气血失和所致；麻木感常见于一些特殊的皮肤病，如麻风病的皮损。

2.他觉症状 皮肤损害（简称皮损），也称皮疹，分为原发性和继发性两大类。

（1）原发性皮损 是皮肤病在其病变过程中，直接发生及初次出现的皮损，有斑疹、丘疹、风团、结节、疱疹、脓疱等（图3-2-1）。

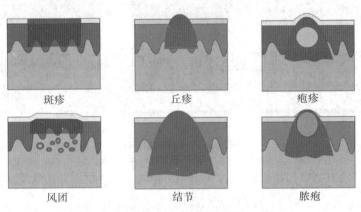

斑疹　　　　　　　　丘疹　　　　　　　　疱疹

风团　　　　　　　　结节　　　　　　　　脓疱

图3-2-1　原发性皮损

①斑疹 为局限性皮肤黏膜的颜色改变，抚之不碍手。直径达到或超过1cm时，称为斑片。分为红斑、色素沉着斑、色素减退斑等。

②丘疹 为高出皮面的实性丘形小粒，直径一般小于1cm，多为风热、血热所致。有的互相融合而成扁平隆起的片状损害，直径大于1cm，称斑块。丘疹顶端扁平的称扁平丘疹。介于斑疹与丘疹之间，稍有隆起的皮损称斑丘疹。丘疹顶部有较小水疱或脓疱时，称丘疱疹或丘脓疱疹。

③风团 为皮肤上局限性水肿隆起，常突然发生，迅速消退，消退后多不留痕迹，发作时伴有剧痒。

④结节 为大小不一、境界清楚的实质性损害，质较硬，深在皮下或高出皮面，多由气血凝滞所致。

⑤疱疹 为内有腔隙、含有液体、高出皮面的损害。水疱内含有血样液体者称血疱。疱疹的疱壁一般较薄易破，破后形成糜烂，干燥后结痂脱屑。

⑥脓疱 疱内含有脓液，其色呈浑浊或为黄色，周围常有红晕，疱破后形成

糜烂，溢出脓液，结脓痂。

（2）继发性皮损　是原发性皮损经过搔抓、感染、治疗处理和在损害修复过程中演变而成，有鳞屑、糜烂、溃疡、痂、抓痕、皲裂、苔藓样变、瘢痕、色素沉着、萎缩等（图3-2-2）。

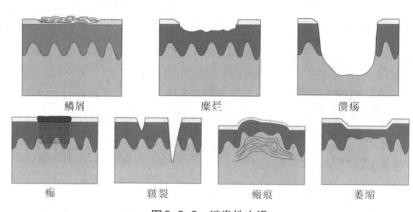

图3-2-2　继发性皮损

①鳞屑　为表皮角质层的脱落，大小、厚薄、形态不一，可呈糠秕状（如花斑癣）、蛎壳状（如白疕）或大片状（如剥脱性皮炎）。

②糜烂　为局限性的表皮或黏膜上皮缺损，多属湿热为患。糜烂因损害较浅，愈合较快，一般不留瘢痕。

③溃疡　为皮肤或黏膜深层真皮或皮下组织的局限性缺损。溃疡大小不一，疡面有脓液、浆液或血液，基底可有坏死组织。

④痂　皮损处的渗液、滋水、渗血或脓液与脱落组织及药物等混合干燥后即形成痂。脓痂为热毒未清所致；血痂为血热络伤，血溢所结；滋痂为湿热所致。

⑤抓痕　由搔抓形成的线状或点状损害，表面结成血痂，皮肤瘙痒，多由风盛或内热所致。

⑥皲裂　为皮肤上的线形坼裂，好发于掌跖、指趾、口角等处，多由血虚风燥所致。

⑦苔藓样变　为皮肤增厚、粗糙、皮嵴隆起、皮沟加深、干燥、局限性边界清楚的大片或小片损害。常为一些慢性瘙痒性皮肤病的主要表现。

⑧色素沉着　为皮肤中色素增加所致，多呈褐色、暗褐色或黑褐色。色素沉着有的属原发性皮损，多由肝火、肾虚引起；有的属继发性皮损，多因气血失和所致。

⑨萎缩　为皮肤的结构成分减少、变薄所致。表皮萎缩时皮肤呈半透明羊皮纸样外观，皮纹变浅或消失，其下血管较为清晰可见；真皮或皮下脂肪萎缩时皮肤呈局限性凹陷，皮纹不变。

（二）皮肤病的性质

按照临床表现来分，皮肤病的性质主要分为急性、慢性两大类，急性者大多为实证，慢性者以虚证为主。

（1）急性皮肤病　大多起病急骤，皮损表现以原发性为主，如红斑、丘疹、疱疹、风团、结节、脓疱等，亦可相继出现糜烂、渗液、鳞屑等继发性皮损。病因大多为风、湿、热、虫、毒，以实证为主。与肺、脾、心三脏的关系最为密切。

（2）慢性皮肤病　大多发病缓慢，皮损表现以继发性为主，如苔藓样变、色素沉着、皲裂、鳞屑等，或伴有脱发、指（趾）甲变化。病因大多为血瘀或营血不足，肝肾亏损，冲任失调，以虚证为主。与肝肾两脏关系最为密切。

三、常用方剂、药材与中成药

（一）内治法

皮肤及性传播疾病的内治法，重视辨病与辨证的统一、全身辨证和局部辨证的统一。主要针对风、湿、热、虫、毒、瘀、虚等病因的治疗，同时兼顾调和阴阳、扶正祛邪。

1.祛风法

（1）疏风清热法　适用于风热证，如瘾疹（荨麻疹）、风热疮（玫瑰糠疹）的风热证。主要表现：皮损呈淡红色斑丘疹、斑片、风团，或有鳞屑，伴有瘙痒，好发于身体上部；可伴发热、恶风、咽痛、口渴等不适；舌淡红苔薄白或薄黄，脉浮数。

①常用方剂　银翘散、消风散。

银翘散

【处方】连翘30g　金银花30g　桔梗18g　竹叶12g　薄荷18g　荆芥穗12g　淡豆豉15g　牛蒡子18g　甘草15g

【功效】辛凉透表，清热解毒。

【品种选择】荆芥穗：荆芥与荆芥穗功效相同，荆芥穗发散之力更强，长于祛风，本方偏于祛风，故选用荆芥穗。甘草：生甘草性偏凉，炙甘草偏于补中，本方中配伍甘草清热解毒，因此应使用生品。

【用法用量】水煎煮，食远服。

消风散

【处方】当归6g　地黄6g　防风6g　蝉蜕6g　知母6g　苦参6g　胡麻仁6g　荆芥6g　苍术6g　牛蒡子6g　石膏6g　甘草3g　木通3g

【功效】疏风养血，清热除湿。

【品种选择】地黄：生地黄味甘，性寒，清热凉血，养阴生津；熟地黄味甘，性微温，补血滋阴，益精填髓；本方重在清热泻火，故选用生地黄。石膏：生石膏清热泻火，除烦止渴；煅石膏收湿，生肌，敛疮，止血；本方中应配伍生石膏，取清热泻火作用。

【用法用量】石膏宜先煎，荆芥宜后下。水煎煮，食远服。

【使用注意】注意服用过程中可能出现便溏、腹胀等情况，如不可耐受可酌情减停石膏、牛蒡子等药。服药期间忌食辛辣、鱼腥、鸡鹅、厚味、烟酒、浓茶等，以免影响疗效。

②常用药材　金银花、连翘、薄荷、荆芥、防风、蝉衣、牛蒡子、柴胡。

（2）疏风散寒法　适用于风寒证，如瘾疹（荨麻疹）的风寒证。主要表现为皮损见风团颜色淡白或苍白，遇风冷加重，或遇风冷出现皮肤水肿、红斑等；舌淡苔白，脉浮紧。

①常用方剂　麻黄汤、桂枝汤。

麻黄汤

【处方】麻黄9g　桂枝6g　甘草3g　杏仁9g

【功效】发汗解表，宣肺平喘。

【品种选择】麻黄：生麻黄偏于发汗解表、利水，蜜炙后偏于止咳平喘，本方侧重发汗解表，故选用生麻黄。

【用法用量】水煎煮，食远服。先煎麻黄，去上沫，再加入其他药。

【使用注意】本方为发汗之峻剂，体虚者不宜使用。方中麻黄含有麻黄碱，有收缩血管以及升压作用，故高血压和心脏病患者应慎用。

桂枝汤

【处方】桂枝9g　白芍9g　甘草6g　生姜9g　大枣6g

【功效】解肌发表，调和营卫。

【品种选择】芍药：赤芍味苦，善清肝凉血化瘀；白芍味酸，善补血敛阴平肝；偏于血热血瘀患者可选用赤芍，偏于血虚阴亏患者可选用白芍；本方选用白芍，以其酸苦而凉，益阴敛营。

【用法用量】水煎服。

【使用注意】表实无汗或表实里寒证，均不宜使用。

②常用药材　麻黄、桂枝、白芍、细辛、荆芥、防风、苏叶、葛根。久病者常用虫类药搜剔风邪。

（3）祛风除湿法　适用于风湿证，如白疕（银屑病）的风寒湿痹证，主要表现为皮疹红斑不鲜，鳞屑色白而厚，瘙痒，伴关节肿痛，活动受限，形寒肢冷，舌淡，苔白，脉濡滑。

①常用方剂　独活寄生汤。

独活寄生汤

【处方】独活9g　桑寄生6g　杜仲6g　牛膝6g　细辛6g　秦艽6g　茯苓6g　肉桂6g　防风6g　川芎6g　人参6g　甘草6g　当归6g　芍药6g　地黄6g

【功效】祛风湿，止痹痛，益肝肾，补气血。

【品种选择】牛膝：怀牛膝长于补肝肾，川牛膝长于活血祛瘀，本方中配伍牛膝用于补肝肾，因此应选用怀牛膝。芍药：赤芍味苦，善清肝凉血化瘀；白芍味酸，善补血敛阴平肝；偏于血热血瘀患者可选用赤芍，偏于血虚阴亏患者可选用白芍。地黄：本方偏于补益肝肾气血，因此可酌情选用熟地黄。

【用法用量】水煎服。

【使用注意】湿热痹证者忌用。

②常用药材　荆芥、防风、川芎、羌活、独活、忍冬藤、苍术、秦艽、威灵仙。

（4）驱风潜镇法　适用于风邪久羁证或顽癣类皮肤病，属于血虚肝旺证，或由皮肤病所引起的神经痛。主要表现为皮损呈肥厚斑片、苔藓样变、干燥脱屑、抓痕血痂、皲裂等，多颜色淡褐，瘙痒夜间加重；伴头晕、眼花、失眠；舌淡红，苔白，脉弦细。

①常用方剂　天麻钩藤饮。

天麻钩藤饮

【处方】天麻9g　钩藤12g　石决明18g　栀子9g　黄芩9g　川牛膝12g　杜仲9g　益母草9g　夜交藤9g　朱茯神9g

【功效】平肝息风，清热活血，补益肝肾。

【品种选择】石决明：本方中石决明主要起平肝、清肝之功，故选用生品。本方配伍选用川牛膝，用于活血。朱茯神：即朱砂拌茯神，相较茯神，宁心安神作用增强。

【用法用量】水煎煮，石决明先煎，钩藤后下，食远服。

【使用注意】朱茯神含有硫化汞，不宜大量服用，也不可少量久服。肝肾功能不全者禁服，或改用茯神。

②常用药材 天麻、钩藤、僵蚕、蒺藜、首乌藤、生龙骨、生牡蛎、石决明、珍珠母、白芍、玄参。

2. 清热法

（1）清热解毒法 适用于热毒证，如酒齄鼻（玫瑰痤疮）的热毒蕴肤证。主要表现：在红斑基础上出现痤疮样丘疹、脓疱，毛细血管扩张明显，局部灼热；伴口干，便秘；舌质红，苔黄，脉数。

①常用方剂 黄连解毒汤、五味消毒饮。

黄连解毒汤

【处方】黄连9g 黄芩6g 黄柏6g 栀子9g

【功效】泻火解毒。

【品种选择】黄芩：原方用生黄芩，清热解毒力强，亦可酒炙用，使其更偏于清上焦之火。

【用法用量】水煎煮，食远服。

【使用注意】本方不可久服；津液受损较重者，不宜使用。

五味消毒饮

【处方】金银花30g 野菊花12g 紫花地丁12g 紫背天葵子12g 蒲公英12g

【功效】清热解毒。

【品种选择】野菊花：菊花善于疏风散热，野菊花偏于清热解毒，本方主要功效为清热解毒，故选用野菊花。紫背天葵子：可用天葵子替代，天葵子来源毛茛科植物天葵的干燥块根，功能清热解毒、消肿散结，为外科常用药。

【用法用量】水煎煮，食远服。

【使用注意】脾胃虚弱、大便溏薄者慎用；阴疽肿痛者忌用。

②常用药材 黄芩、黄连、黄柏、金银花、连翘、野菊花、板蓝根、蒲公

英、紫花地丁、大黄。

（2）清热凉血法 适用于血热证，如白疕（银屑病）的血热证。主要表现：鲜红或深红色斑片，或有紫癜和血疱，常伴有灼热、瘙痒或痒痛间作；可伴身热，口干，心烦，尿赤，便干；舌红绛，苔黄燥，脉数。

①常用方剂 犀角地黄汤、清营汤。

犀角地黄汤

【处方】犀角屑12g 地黄24g 芍药9g 牡丹皮12g

【功效】清热解毒，凉血散瘀。

【品种选择】犀角屑：原方中为犀牛角，现代以水牛角代之。芍药：本方用于血热血瘀患者，宜选用赤芍。地黄：本方偏于清热凉血，选用生地黄。

【用法用量】入煎剂，水牛角先煎；水煎煮，食远服。

清营汤

【处方】犀角9g 地黄15g 玄参9g 竹叶心3g 麦冬9g 丹参6g 黄连5g 金银花9g 连翘6g

【功效】清营解毒，透热养阴。

【品种选择】犀角：原方中为犀牛角，现代以水牛角代之。竹叶为禾本科植物淡竹的嫩叶，竹叶心为淡竹卷而未开放的幼叶，其性能、功效及临床运用与竹叶相似，但清心泻火力量更强；淡竹叶为禾本科植物淡竹叶的干燥茎叶，为《中国药典》收录品种。三者性能，功效及临床应用相似，但竹叶心清心泻火力量最强，温病神昏谵语可选用竹叶心；热病烦热口渴较重者，可用竹叶；淡竹叶淡渗之性见长，烦热兼小便不利者尤为适宜。在本方中根据患者实际病情选用。

【用法用量】水煎煮，水牛角镑片先煎，食远服。

【使用注意】舌苔滑白者，忌用本方。

②常用药材 水牛角、生地黄、牡丹皮、赤芍、紫草、白茅根、槐花、大青叶。

（3）养阴清热法 适用于阴虚火旺证，如慢性皮炎、红蝴蝶疮（红斑狼疮），或走黄、内陷后阴伤有热者。主要表现：皮损红斑不消，或有干燥皲裂，或有萎缩；伴有口干咽燥；苔少或剥脱，舌瘦小淡红，脉沉细滑等。

①常用方剂 大补阴丸。

大补阴丸

【处方】黄柏120g 知母120g 熟地黄180g 龟甲180g

【功效】养阴清热。

【品种选择】知母：生知母清热泻火力强，盐水炙后偏于滋阴润燥，本方以滋阴降火为主要功效，故选用后者。

【用法用量】原方为丸剂用量，现代入汤剂，水煎服，用量按原方比例酌减。

【使用注意】脾胃虚弱、食少便溏者，不宜使用。

②常用药材　生地黄、玄参、麦冬、龟甲、知母、地骨皮。

3. 祛湿法

（1）芳香化湿法　适用于暑湿证，如汗疱疹的暑湿热蕴证。主要表现：皮损如粟米人小，或有丘疹、水疱，或有局部灼热瘙痒，夏日汗出不畅；兼胸闷呕恶，脘腹胀满，食欲不振；舌苔厚腻，脉沉细或滑数。

①常用方剂　藿香正气散。

藿香正气散

【处方】大腹皮3g　白芷3g　紫苏叶3g　茯苓3g　半夏曲6g　白术6g　陈皮6g　厚朴6g　苦桔梗6g　藿香9g　炙甘草6g

【功效】解表化湿，理气和中。

【品种选择】厚朴：厚朴味苦、辛，性温，能燥湿消痰，下气除满，姜汁制后和胃止呕力强，本方佐厚朴以燥湿和胃，降逆止呕，当选用姜厚朴。

【用法用量】现代用法，水煎煮，食远服，用量按原方比例酌定。

【使用注意】湿热霍乱及伤食吐泻者，不宜使用本方。

②常用药材　藿香、佩兰、紫苏叶、茵陈、白芷、茯苓、陈皮、厚朴。

（2）清热燥湿法　适用于湿热证，如湿疮（湿疹）的湿热蕴肤证。主要表现：皮损呈水肿性红斑、丘疱疹、糜烂渗液、瘙痒或疼痛；舌红苔黄腻，脉滑数。

①常用方剂　龙胆泻肝汤。

龙胆泻肝汤

【处方】龙胆草6g　黄芩9g　栀子9g　泽泻12g　木通6g　车前子9g　当归3g　地黄9g　柴胡6g　甘草6g

【功效】泻肝胆实火，清肝经湿热。

【品种选择】地黄：本方用生地黄，以清热。柴胡：可选用醋柴胡，增强疏肝理气、引药入肝经作用。甘草：选用生甘草，以清热解毒。龙胆草：宜用酒炒，清泻肝胆实火。

【用法用量】水煎煮，食远服。

【使用注意】本方不宜多服久服，脾胃虚弱者慎用。

②常用药材　绵萆薢、苍术、黄柏、滑石、龙胆草、栀子、黄芩、泽泻、车前子、紫花地丁。

（3）淡渗利湿法　适用于水湿证，如臁疮的湿热下注证。主要表现：下肢水肿，或皮损糜烂渗出，湿邪为患；伴口渴不欲饮，尿赤涩痛者，苔白，脉沉。

①常用方剂　五苓散。

五苓散

【处方】猪苓9g　泽泻15g　白术9g　茯苓9g　桂枝6g

【功效】利水渗湿，温阳化气。

【品种选择】白术：偏于脾气虚患者，可酌情选用麸炒白术，以补气健脾。

【用法用量】水煎煮，食远服，用量按原方比例酌定。

【使用注意】服用时需多饮热水，取微汗；作汤剂不宜久煎。

②常用药材　茯苓、泽泻、猪苓、桂枝、薏苡仁、通草、车前草等。

（4）健脾化湿法　适用于脾虚湿盛证，如湿疮（湿疹）的脾虚湿蕴证。主要表现：皮损多为淡红色斑片、丘疹、水疱、渗液、结痂，常有瘙痒；伴纳呆，腹胀，便溏；舌淡胖苔白腻，脉濡细。

①常用方剂　参苓白术散、除湿胃苓汤。

参苓白术散

【处方】人参15g　白术15g　茯苓15g　白扁豆12g　薏苡仁9g　莲子9g　山药15g　砂仁6g　桔梗6g　甘草10g

【功效】益气健脾，祛湿理气。

【品种选择】薏苡仁：生薏苡仁性微寒，能清利湿热；炒薏苡仁性偏温，健脾止泻；本方健脾为主，故选用炒薏苡仁。白术：本方选用麸炒白术，补气健脾。山药：本方选用麸炒山药，以增强补脾止泻作用。白扁豆：生品消暑化湿力强；炒制后偏于健脾止泻，多用于脾虚不能运化饮食、食少便溏，高温处理能使白扁豆毒性降低，因此本方中宜选用炒白扁豆健脾。

【用法用量】水煎煮，砂仁后下，食远服。

②常用药材　苍术、白术、厚朴、陈皮、猪苓、茯苓、泽泻、薏苡仁、党参、扁豆、山药、砂仁。

（5）温阳胜湿法　适用于阳虚湿滞证，如慢性湿疹偏于阳虚者。主要表现为皮损呈淡暗斑块，或丘疹、水疱，经久不消，瘙痒夜间加重；可伴有下肢水肿，畏寒肢冷，大便溏薄，倦怠乏力等；舌体胖大暗淡、水滑，苔白或白腻，脉沉细。

①常用方剂　苓桂术甘汤、真武汤。

苓桂术甘汤

【处方】茯苓12g　桂枝9g　白术6g　炙甘草6g

【功效】温阳化饮，健脾渗湿。

【品种选择】白术：偏于水湿盛的患者，可选用生白术，燥湿利水；偏于脾气虚的患者，可选用麸炒白术，补气健脾。

【用法用量】水煎煮，食远服。

【使用注意】痰饮夹热者不宜。

真武汤

【处方】茯苓9g　芍药9g　白术6g　生姜9g　炮附子9g

【功效】温阳利水。

【品种选择】芍药：本方宜选用白芍，敛阴缓急而舒筋止痛并利小便，且兼制附子之温燥。

【用法用量】水煎煮，炮附子先煎，食远服。

【使用注意】湿热内停之尿少身肿者忌用。

②常用药材　茯苓、桂枝、附子、干姜、白术、炙甘草、厚朴、木瓜。

（6）滋阴除湿法　适用于阴虚湿恋证，如慢性湿疹偏于阴虚者。主要表现为渗液日久，阴伤血耗，皮肤干燥，脱屑发痒。舌红少苔或舌淡苔剥脱，脉细滑。

①常用方剂　滋阴除湿汤。

滋阴除湿汤

【处方】川芎　当归　白芍　熟地黄　柴胡　黄芩　陈皮　知母　贝母　泽泻　地骨皮　甘草　生姜

【功效】滋阴除湿。

【品种选择】本方虽用滋阴，但需兼顾除湿之功效，熟地黄为滋补之品，过于腻滞，恐碍除湿，故选用生地黄。

【用法用量】查阅文献，该方剂未有剂量记载。临床使用时，处方中各药可参考《中国药典》、各省市中药炮制规范的剂量范围，根据患者病情个体化用药。

水煎煮，食远服。

②常用药材　当归、生地黄、玄参、知母、丹参、茯苓、泽泻、白鲜皮、蛇床子。

4. 润燥法

（1）养血润燥法　适用于血虚风燥证，如慢性湿疹的血虚风燥证。主要表现为皮损色淡，干燥脱屑，增厚粗糙，皲裂，瘙痒夜间加重，或头发枯槁脱落，爪甲不荣，或头晕目眩，心悸失眠，口眼干燥，舌淡苔白，脉细无力。

①常用方剂　四物汤、当归饮子。

四物汤

【处方】熟地黄12g　当归9g　白芍9g　川芎6g

【功效】补血和营。

【品种选择】当归：当归身长于补血，当归尾长于活血，全当归长于和血。对于伴有血瘀患者，为增强活血作用，可用酒当归。

【用法用量】水煎煮，空腹热服。

【使用注意】湿盛中满、大便溏泄者忌用。

当归饮子

【处方】当归9g　白芍9g　川芎9g　地黄9g　白蒺藜9g　防风9g　荆芥穗9g　何首乌6g　黄芪6g　炙甘草3g

【功效】养血润燥，祛风止痒。

【品种选择】荆芥穗：荆芥能发表散风、透疹消疮，而荆芥穗更长于祛风，本方功效偏于祛风，因此选用荆芥穗。何首乌：生首乌有滑肠之弊，本方当选用制何首乌，以补肝肾、益精血。

【用法用量】加生姜5片，水煎煮，食远服。

②常用药材　熟地黄、当归、川芎、白芍、女贞子、制何首乌、鸡血藤、火麻仁、白蒺藜、天麻。

（2）凉血润燥法　适用于血热风燥证，如风瘙痒（皮肤瘙痒症）的风热血热证。主要表现：鲜红色斑片、丘疹、干燥鳞屑、抓痕、血痂，瘙痒，伴口干，心烦，尿赤，便干，舌红苔薄，脉细数。

①常用方剂　凉血消风散。

凉血消风散

【处方】地黄30g　当归9g　荆芥9g　蝉衣6g　苦参9g　蒺藜9g　知母

9g　生石膏30g　甘草6g

【功效】祛风清热。

【品种选择】地黄：本方选用生地黄，重在清热养血。石膏：本方中配伍生石膏，取其清热泻火之功。

【用法用量】水煎煮，生石膏先煎，食远服。

②常用药材　生地黄、牡丹皮、水牛角、当归、丹参、槐花、白茅根、紫草、生石膏。

5. 调理气血法

（1）理气活血法　适用于肝郁气滞证，如黧黑斑（黄褐斑）的气滞血瘀证。主要表现：黄褐色斑片、白斑、暗红色丘疹、紫癜、苔藓样斑片，或刺痛，或瘙痒，伴胁肋胀满，情志不遂，妇女经血色暗夹块，舌质暗，脉弦涩。

①常用方剂　逍遥散。

逍遥散

【处方】柴胡9g　白芍9g　当归9g　白术9g　茯苓9g　炙甘草5g　生姜3片　薄荷6g

【功效】疏肝解郁，健脾养血。

【品种选择】柴胡：可选用醋柴胡，增强疏肝理气、引药入肝经作用。芍药：本方中所用芍药为白芍，滋阴柔肝，兼制柴胡疏泄太过。

【用法用量】水煎煮，食远服。

②常用药材　柴胡、枳壳、香附、当归、川芎、赤芍、丹参、鸡血藤。

（2）活血化瘀法　适用于瘀血凝结证，如瘢痕疙瘩。主要表现：暗红色斑块、结节、增生性瘢痕，疼痛或瘙痒；舌质紫暗，脉沉涩。

①常用方剂　血府逐瘀汤。

血府逐瘀汤

【处方】桃仁12g　红花9g　当归9g　地黄9g　牛膝9g　川芎5g　桔梗5g　赤芍6g　枳壳6g　甘草6g　柴胡3g

【功效】活血祛瘀，行气止痛。

【品种选择】川芎：川芎生品活血行气，祛风止痛，酒炙后可增强其活血作用，因此本方可选用酒炙川芎。牛膝：本方中可选用川牛膝以活血化瘀。枳壳：枳实重在破气消积，本方在活血祛瘀之余兼以行气宽胸，故选用枳壳。

【用法用量】水煎煮，食远服。

【使用注意】孕妇慎用。

②常用药材 大黄、水蛭、桃仁、红花、当归、川芎、三棱、莪术、皂角刺。

（3）补气养血法 适用于气血亏虚证，如瘾疹（慢性荨麻疹）血虚风燥证。主要表现：皮损淡白或苍白，消退缓慢，瘙痒夜间明显；伴有气短懒言，面色萎黄，或有心悸乏力、失眠多梦；舌淡苔少或白，脉沉细。

①常用方剂 八珍汤、当归饮子。

八珍汤

【处方】人参15g 白术15g 茯苓15g 炙甘草15g 当归15g 白芍15g 熟地黄15g 川芎15g

【功效】益气补血。

【品种选择】当归：本方以补血为主，可选用当归身。白术：本方中可选用麸炒白术，补气健脾效强。

【用法用量】全方各药味用量均等，水煎煮，食远服。

②常用药材 党参、黄芪、白术、茯苓、陈皮、半夏、当归、川芎、白芍、熟地黄。

6. 温通法

（1）温经通络法 适用于血虚寒厥证，如瓜缠藤（结节性红斑）寒湿入络证。主要表现：四末不温、青紫，肢端麻木疼痛，皮肤硬化发凉或硬肿、结节，关节肿痛，酸软无力，遇寒湿加重，舌质淡或淡暗苔白，脉弦细。

①常用方剂 当归四逆汤。

当归四逆汤

【处方】当归9g 桂枝9g 芍药9g 细辛3g 通草6g 大枣8枚 炙甘草6g

【功效】温经散寒，养血通脉。

【品种选择】【用法用量】【使用注意】参考本章第四节瘤、岩中"当归四逆汤"的相关内容。

②常用药材 当归、桂枝、细辛、白芍、路路通、大枣、地龙、独活、桑寄生、秦艽、羌活、牛膝。

（2）通络除痹法 适用于寒凝皮痹证，如瘀血流注（变应性皮肤血管炎）的寒湿凝聚证和皮痹（硬皮病）的寒凝经络证。主要表现：皮肤溃疡面灰暗，脓液清稀，腐肉不易脱落，难收难敛，不知痛痒，或皮肤硬化；伴畏寒肢冷，精神不振，小便清长；舌质淡胖苔白，脉沉细无力。

①常用方剂 阳和汤。

阳和汤

【处方】熟地黄30g 鹿角胶9g 肉桂3g 姜炭2g 白芥子6g 麻黄2g 甘草3g

【功效】温阳补血，散寒通滞。

【品种选择】【用法用量】【使用注意】参考本章第四节的"阳和汤"相关内容。

②常用药材 鹿角胶、熟地黄、麻黄、肉桂、干姜、白芥子。

7. 化痰软坚法 适用于痰核证，如瘰疬。主要表现为结节、肿块、囊肿、皮色或淡黄色、淡褐色，不痛或微痛；可伴胸闷；苔腻，脉弦滑。

（1）常用方剂 海藻玉壶汤。

海藻玉壶汤

【处方】海藻3g 贝母3g 陈皮3g 昆布3g 青皮3g 川芎3g 当归3g 连翘3g 半夏3g 甘草节3g 独活3g 海带1.5g

【功效】化痰软坚，消瘿散结。

【品种选择】【用法用量】【使用注意】参考本章第四节的"海藻玉壶汤"相关内容。

（2）常用药材 半夏、贝母、陈皮、青皮、茯苓、海藻、昆布、夏枯草。

8. 补肾法

（1）滋补肝肾法 适用于肝肾阴虚证，如白驳风（白癜风）、脱发的肝肾不足证。主要表现：皮损颜色淡红，色素沉着斑，或色素脱失斑，头发脱落，伴头晕，耳鸣耳聋，口咽干燥，腰膝酸软，舌淡红苔少，脉细。

①常用方剂 六味地黄丸、左归丸。

六味地黄丸

【处方】熟地黄24g 山茱萸12g 山药12g 泽泻9g 牡丹皮9g 茯苓9g

【功效】滋阴补肾。

【品种选择】山茱萸：山萸肉生品补肝益肾，收敛固脱，经酒蒸后补益肝肾作用增强，因此在本方中选用酒萸肉入药。泽泻：盐水炒用，可引药入肾经。

【用法用量】现代用法，入汤剂，水煎煮，食远服。用量按原方比例酌减。

【使用注意】脾虚食少便溏者慎用。

左归丸

【处方】熟地黄24g 山药12g 山茱萸12g 菟丝子12g 枸杞子12g 牛膝9g 鹿角胶12g 龟甲胶12g

【功效】滋阴补肾，填精益髓。

【品种选择】山茱萸：本方选用酒萸肉入药。牛膝：方中配伍牛膝用于补肝肾，应选用怀牛膝。

【用法用量】现代用法入汤剂，水煎煮，食远服，用量按原方比例酌定。

【使用注意】脾虚便溏者慎用；长期服用，宜加醒脾助运之品。

②常用药材 熟地黄、山茱萸、山药、茯苓、枸杞子、女贞子、墨旱莲、牛膝、龟甲胶、菟丝子、制何首乌。

（2）温补脾肾法 适用于脾肾阳虚证，如皮痹（硬皮病）的脾肾阳虚证。主要表现：皮肤硬化、萎缩，"面具"脸，四肢肿胀、沉重无力，形寒肢冷，腰膝酸软，小便不利，或腹胀下利；舌质淡胖，脉沉弱。

①常用方剂 肾气丸、右归丸。

肾气丸

【处方】熟地黄24g 山药12g 山茱萸12g 泽泻9g 茯苓9g 牡丹皮9g 桂枝3g 炮附片3g

【功效】补肾助阳。

【品种选择】地黄：本方主要起温补肾阳作用，因此可酌情选用熟地黄。山茱萸：本方选用酒萸肉入药。泽泻：盐水炒用，可引药入肾经。

【用法用量】现代用法，入汤剂，水煎煮，食远服，用量按原方比例酌定。

【使用注意】阴虚火旺之遗精滑泄者，忌用本方。

右归丸

【处方】熟地黄24g 山药12g 山茱萸9g 枸杞子12g 杜仲12g 菟丝子12g 当归9g 鹿角胶12g 附子6g 肉桂6g

【功效】温补肾阳，填精益髓。

【品种选择】山茱萸：本方选用酒萸肉入药。当归：应选用全当归，以养血和血。

【用法用量】现代用法，入汤剂，水煎煮，食远服，用量按原方比例酌定。

【使用注意】证夹湿浊见苔腻者，不宜服用。

②常用药材 肉桂、附子、菟丝子、杜仲、巴戟天、淫羊藿、鹿角胶、党

参、黄芪、白术、茯苓。

（二）外治法

外治法在皮肤病的治疗中占有重要地位，同时也是最直接的治疗方法。采用各种外治法可以减轻患者的自觉症状并使皮损迅速消退，有些皮肤病单用外治法即可达到治疗目的。皮肤病的外治法可分为药物外治法和非药物外治法，以下重点论述药物外治法。在使用药物予以外治时，必须根据皮损情况，依照外用药物的使用原则进行辨证施治，正确选择药物及剂型。外治法同样遵循同病异治、异病同治的治疗法则。现将外用药物的常用剂型分述如下。

1.外用药物剂型　常用外用药物剂型见下表，此外，还有乳剂、凝胶剂、气雾剂等剂型在临床中亦较常用。

表3-2-6　治疗皮肤病的常用外用药物剂型

剂型	概念	作用	适应证	常用药物	用法
溶液	药物水溶液。单味药或复方加水煎煮过滤	清洁止痒收敛消肿清热解毒	急性皮肤病（渗出较多、剧烈红肿、脓性分泌物多）	中药材：苦参、黄柏、蛇床子、马齿苋、生地榆、金银花等的煎出液 中成药：10%黄柏溶液、3%硼酸溶液、0.9%氯化钠溶液等	湿敷：5～6层消毒纱布于溶液中浸透，挤至不滴水为度，冷敷。注意全身吸收中毒 熏洗：温度适当，以31℃～40℃为宜，不宜太热或太凉
粉剂（又名散剂）	药物研磨或粉碎成极细粉末的制剂	吸收、保护、蒸发、干燥、收敛、止痒、凉爽	无渗液的急性或亚急性皮炎	青黛散、六一散、滑石粉、止痒扑粉等	扑患处，每日3～5次
洗剂（又名混悬剂、悬垂剂）	不溶于水的粉性药物和基质与液体混合而成	收敛、干燥、散热、止痒、消炎	无渗液的急性或亚急性皮炎	三黄洗剂、炉甘石洗剂、颠倒散洗剂等	用前摇匀，外搽皮损处，每日4～6次 若有薄荷脑、樟脑等清凉药物，婴儿面部、外阴等薄嫩处不宜使用
酊剂	药物浸泡于乙醇或白酒中，密封一定时间再过滤而成	收敛散风活血消肿、杀菌止痒、溶解皮脂、刺激色素生长	慢性瘙痒性皮肤病、色素脱失性皮肤病、脱发、脚湿气、鹅掌风、圆癣等	复方土槿皮酊、1号癣药水、百部酊、补骨脂酊等	棉棒蘸药液直接外涂皮损区，每日1～3次 破皮糜烂者及面部、外阴等皮肤薄嫩处禁用

剂型	概念	作用	适应证	常用药物	用法
油剂	粉剂与植物油调成糊状或药物浸在植物油煎炸后滤去药渣而成	润泽保护、解毒收敛、止痒生肌、软化痂皮	亚急性皮肤病中有少量渗出、鳞屑、痂皮、溃疡者	紫草油、青黛散油、三石散油等	外搽患处，每日1～2次
软膏	药物研成细粉，用凡士林、羊毛脂等调成的均匀、细腻、半固体状剂型	保护、润滑、杀菌、止痒、去痂	慢性皮肤病有结痂、皲裂、苔藓样变者	青黛膏、黄连膏、疯油膏、5%硫黄软膏、皮脂膏等	外搽皮损处，每日2～3次，或涂于纱布上敷贴于患部，再用塑料薄膜封包。糜烂、渗出及分泌物较多的皮损忌用

2.外用药物使用原则 根据皮损的表现来选择适当的剂型和药物。

（1）根据病情阶段选择剂型 急性阶段，若仅有红斑、丘疹、水疱而无糜烂、渗液者，应选用洗剂、粉剂；若有大量渗液或明显红肿，则用溶液作开放性冷湿敷。亚急性阶段，渗液与糜烂很少，红肿减轻，有鳞屑和结痂，则用油剂为宜。皮肤炎症在慢性阶段，有浸润肥厚、苔藓样变者，应选软膏及酊剂。

（2）根据疾病性质选择药物 如有感染，先用清热解毒、抗感染制剂控制感染，然后再针对原来皮损选药。

（3）用药宜先温和后强烈 先用性质比较温和的药物，尤其是儿童或女性患者不宜使用刺激性强、浓度高的药物。面部、阴部皮肤慎用刺激性强的药物。

（4）用药浓度宜先低后浓 先用低浓度制剂，根据病情需要再提高浓度。急性皮肤病用药宜温和，顽固性慢性皮损可用刺激性较强和浓度较高的药物。

（5）随时注意用药反应 一旦出现皮肤过敏、刺激或中毒反应，应立即停用，并给予相应处理。

（三）常用中成药

表3-2-7 治疗皮肤及性传播疾病的常用中成药

药品名称	组成	功效	适应证	用法用量	备注
百癣夏塔热胶囊	地锦草、诃子肉、毛诃子肉、司卡摩尼亚脂、芦荟、西青果	消肿止痒	手癣、体癣、足癣、花斑癣、银屑病、过敏性皮炎、带状疱疹、痤疮等	口服。0.25g/粒规格：一次3～5粒，一日3次；0.3g/粒规格：一次2～3粒，一日3次；0.4g/粒规格：一次1～2粒，一日3次	孕妇、哺乳期妇女禁用；患有慢性腹泻、痢疾者禁用

续表

药品名称	组成	功效	适应证	用法用量	备注
润燥止痒胶囊	何首乌、制何首乌、生地黄、桑叶、苦参、红活麻	养血滋阴，祛风止痒，润肠通便	血虚风燥所致的皮肤瘙痒，痤疮	口服。一次4粒，一日3次，2周为一疗程	肝功能失代偿者禁用
金蝉止痒胶囊	金银花、栀子、黄芩、苦参、黄柏、龙胆、白芷、白鲜皮、蛇床子、蝉蜕、连翘、地肤子、地黄、青蒿、广藿香、甘草	清热解毒，燥湿止痒	湿热内蕴所引起的丘疹性荨麻疹、夏季皮炎皮肤瘙痒症状	口服。一次6粒，一日3次，饭后服用	孕妇禁用
湿毒清胶囊（片）	地黄、当归、丹参、蝉蜕、苦参、白鲜皮、甘草、黄芩、土茯苓	养血润肤，祛风止痒	血虚风燥所致的风瘙痒，症见皮肤干燥、脱屑、瘙痒，伴有抓痕、血痂、色素沉着；皮肤瘙痒见上述证候者	胶囊：口服。一次3~4粒，一日3次 片剂：口服。一次3~4片，一日3次	孕妇禁用 已知有本品或组方药物肝损伤史的患者禁用
复方青黛丸（片、胶囊）	青黛、马齿苋、白芷、土茯苓、紫草、贯众、蒲公英、丹参、粉萆薢、白鲜皮、乌梅、五味子（制）、山楂（焦）、建曲	清热解毒，化瘀消斑，祛风止痒	进行期银屑病、玫瑰糠疹、药疹的血热夹瘀、热毒炽盛证	丸剂：饭后温开水冲服。一次1袋，一日3次 片剂：口服。一次4片，一日3次 胶囊：口服。一次4粒，一日3次	对本品过敏者禁用 孕妇禁用 肝脏生化指标异常、消化性溃疡、白细胞低者禁用
克银丸	土茯苓、拳参、白鲜皮、北豆根	清热解毒，祛风止痒	银屑病的血热风燥证	口服。一次10g，一日2次	对本品过敏者禁用 肝功能不全患者禁用
消银颗粒	地黄、牡丹皮、赤芍、当归、苦参、金银花、玄参、牛蒡子、蝉蜕、白鲜皮、大青叶、红花、防风	清热凉血，养血润燥，祛风止痒	血热风燥型和血虚风燥型银屑病	开水冲服。一次3.5g，一日3次。一个月为一疗程	孕妇禁用 对本品过敏者禁用
肤痒颗粒	苍耳子（炒、去刺）、地肤子、川芎、红花、白英	祛风活血，除湿止痒	皮肤瘙痒病，荨麻疹	开水冲服。一次1~2袋，一日3次	孕妇忌服

续表

药品名称	组成	功效	适应证	用法用量	备注
消风止痒颗粒	防风、蝉蜕、地骨皮、苍术（炒）、亚麻子、当归、地黄、木通、荆芥、石膏、甘草	消风清热，除湿止痒	丘疹性荨麻疹、湿疹、皮肤瘙痒症	口服。1岁以内一日1袋；1~4岁 一日2袋；5~9岁一日3袋；10~14岁 一日4袋；15岁以上一日6袋。分2~3次服用；或遵医嘱	服药期间忌食鲜鱼海腥、葱蒜辛辣等物。若有胃痛或腹泻，可暂停服药
白蚀丸	补骨脂、何首乌、灵芝、丹参、红花、牡丹皮、降香、紫草、黄药子、甘草、海螵蛸、苍术、蒺藜、龙胆	补益肝肾，活血祛瘀，养血驱风	白癜风	口服。一次2.5g（约20丸），10岁以下小儿服量减半，一日3次	孕妇禁用在服药过程中，患部宜常日晒
白灵片	当归、三七、红花、牡丹皮、桃仁、防风、苍术、白芷、马齿苋、赤芍、黄芪	活血化瘀	白癜风	口服。一次4片，一日3次	孕妇忌用月经期减量或停用
金花消痤颗粒	栀子（炒）、金银花、黄芩（炒）、大黄（酒炙）、黄连、桔梗、薄荷、黄柏、甘草	清热泻火，解毒消肿	肺胃热盛所致的痤疮（粉刺）	开水冲服。一次6g，一日3次	孕妇忌用
西黄胶囊	人工牛黄、人工麝香、醋乳香、醋没药	解毒散结，消肿止痛	毒瘀互结，痈疽疮疡阴疽肿痛，多发性脓肿，淋巴结炎，寒性脓疡属上述证候者	口服。一次4~8粒，一日2次	孕妇忌用运动员慎用
养血生发胶囊	熟地黄、当归、羌活、木瓜、川芎、白芍、菟丝子、天麻、制何首乌	养血祛风，益肾填精	血虚风盛，肾精不足所致的脱发，症见毛发松动或呈稀疏状脱落、毛发干燥或油腻、头皮瘙痒；斑秃、全秃、脂溢性脱发与病后，产后脱发见上述证候者	口服。一次4粒，一日2次	肝功能不全者禁用孕妇禁用已知有本品或组方药物肝损伤史的患者不宜使用

137

续表

药品名称	组成	功效	适应证	用法用量	备注
鱼鳞病片	当归、川芎、地黄、防风、白鲜皮、威灵仙、桂枝、苍术、红花、苦参、地肤子、甘草、蝉蜕、火麻仁、麻黄	养血、祛风、通络	鱼鳞病	口服。一次6~8片，一日3次，饭后半小时服。小儿酌减。半年为一个疗程	孕妇及合并其他疾病患者忌服运动员慎用
补骨脂注射液	补骨脂	温肾扶正	白癜风、银屑病	肌内注射。一次2ml，一日1~2次，10天为一疗程；或遵医嘱	孕妇忌用

以上中成药为其说明书明确规定可用于皮肤及性传播疾病。

四、案例分析

1.患者基本信息及诊疗过程　患者，女性，26岁。5天前无明显诱因出现发热、咽痛，自行服用布洛芬胶囊、阿莫西林胶囊、左氧氟沙星片、胃乃安胶囊治疗后，当日晚上出现手足淡红斑，瘙痒，口唇、上颚部溃疡，伴牙龈红肿、疼痛，遂至外院急诊就诊，予抗感染治疗（具体不详）3天后，体温下降至正常，无恶寒、鼻塞流涕、咳嗽咳痰等症状，双手足逐渐出现水肿性靶形红斑、丘疹、斑丘疹，部分融合成片，口唇、上颚部糜烂伴溃疡无好转。遂至我院门诊就诊，予口服甲泼尼龙片（20mg　q.d.）、雷贝拉唑钠肠溶胶囊（10mg　q.d.），银连含漱液漱口等对症处理，症状未见明显改善。现症：神清，精神可，双手足散在分布水肿性靶形红斑、丘疹、斑丘疹，部分融合成片，口唇、上颚部糜烂伴溃疡，无恶寒发热、咳嗽咳痰、腹痛腹泻等其他不适，舌红，苔黄腻，脉弦数。

患者否认高血压、冠心病、糖尿病等慢性疾病病史，无化学性物质、放射性物质、有毒物质接触史，否认外伤史；否认手术史；否认输血史。

辅助检查：血清淀粉样蛋白A：19.35mg/L↑；血液分析、生化检查、凝血四项、C-反应蛋白、相关抗原五项等检查未见明显异常。

中医诊断：药毒　湿毒蕴肤证。

西医诊断：药物性皮炎。

中药方剂：绵萆薢15g　薏苡仁15g　泽泻10g　滑石10g　通草10g　茯苓10g　牡丹皮10g　黄柏6g　侧柏叶30g　布渣叶30g　积雪草15g

（共3剂，每日1剂，水煎服）

中成药：银连含漱液含漱，用前摇匀，一次15～20ml，含漱3～5分钟，一日4次。

西药：维生素C注射液0.25g+5%葡萄糖注射液10ml，i.v.；甲泼尼龙片20mg q.d.；呋喃西林溶液湿敷。

二诊：患者精神一般，双手足水肿性靶形红斑、丘疹、斑丘疹，部分融合成片，口唇肿胀，口唇部表面可见黄色溃疡面伴糜烂，上唇溃疡面面积约3cm×0.5cm，下唇溃疡面面积约3cm×1.5cm，表面渗液，无渗血；下唇溃疡面上可见一棕褐色痂皮，伴渗血；上颚右侧黏膜一处白色溃疡面，面积约3cm×2cm，表面无糜烂渗液。会阴部肿胀，双侧小阴唇内侧可见较多绿豆至黄豆大小溃疡糜烂。舌红，苔黄腻，脉弦数。

原方，3剂，水煎服。激素改予静脉滴注甲泼尼龙琥珀酸钠 40mg q.d.。

三诊：双手足红斑、丘疹较前减退，口唇部轻微肿胀，口唇部部分糜烂面已结痂，少量痂皮脱落，下唇仍有少许溃疡，伴少量渗血；上颚右侧黏膜一处白色溃疡面。会阴部肿胀消退，双侧小阴唇内侧无明显溃疡，少许糜烂。皮肤瘙痒。原方加白鲜皮10g，7剂，水煎服。

2.分析评价

（1）评价该患者的初始方剂治疗 药物性皮炎属于中医"药毒"范畴，中医治疗多以清热利湿解毒为主。患者起病急，四诊合参，证属"湿毒蕴肤"，湿热之体，受药毒侵扰，火毒炽盛，燔灼营血，终成湿毒，热毒外发于肌肤，双手足逐渐出现水肿性靶形红斑、丘疹、斑丘疹，部分融合成片，口唇、上颚部溃疡伴糜烂；药毒实邪壅盛于内，气实血涌，故舌红，苔黄腻，脉弦数。症属实证，经积极治疗预后尚可。

中药治以清热利湿解毒为法，方拟萆薢渗湿汤加减。方中绵萆薢、滑石、泽泻、通草清利湿热于下；薏苡仁、茯苓健脾渗湿于中；黄柏清热燥湿，解气分之热毒；牡丹皮凉血散瘀，泻血分之伏火；布渣叶清热利湿，消食化滞；侧柏叶凉血止血；积雪草清热利湿、解毒消肿。诸药具清热利湿、凉血解毒之功效。

（2）评价用药合理性 本例处方符合严重型药毒的治疗方案，外用药物符合中医外治法"湿对湿"原则，总体处方及剂量合理。本病症轻者，进行对症处理，可予抗组胺类药物，如马来酸氯苯那敏、特非那定、氯雷他定等口服，并配合维生素C、钙剂等降低血管通透性，处方合理。病情较重，皮疹泛发，除用中药治疗外，应尽早足量使用糖皮质激素，可予泼尼松30～60mg/d，或其他糖皮质激素的相当剂量，病情好转后逐渐减量。同时应根据病情需要，配合使用抗生素，加强支持疗法，维持水电解质酸碱平衡。外治法以清热利湿、收敛止痒为原则，酌情选用炉甘石洗剂、三黄洗剂、青黛散、黄连膏外涂及中药湿敷。

本病属药毒多形红斑型，患者双手足水肿性靶形红斑、丘疹、斑丘疹，部分融合成片，口唇及会阴皮肤糜烂严重，予糖皮质激素，溃疡面外用呋喃西林溶液湿敷，口腔糜烂予银连含漱液清热解毒，会阴部使用舒乐宁洗剂清热燥湿止痒。

（3）用药监护

①用药前必须询问患者有无药物过敏史。青霉素等药使用前严格执行常规皮试制度。

②要注意观察用药后的反应，监测使用大剂量糖皮质激素的不良反应，注意血压、血糖及胃肠道反应等。

③注意保护皮损，溃疡糜烂面避免感染。

④嘱患者卧床休息，避风寒，清淡饮食，忌食辛辣、鱼腥发物等。

第六节　肛门直肠疾病

肛门直肠疾病是指发生在肛门直肠部位及其周围的一组疾病。主要包括痔（内痔、外痔、混合痔）、肛裂、肛痈、肛漏（西医称肛瘘）等疾病。中医统称为"痔""痔瘘"等。肛门直肠疾病常见的发病因素有风、湿、热、燥、气虚、血虚等。以上病因既可单独致病，亦可合并致病，或互为因果，使病情复杂化，因此审证求因时要全面分析。肛门直肠疾病的治疗以中医外治为主（熏洗、敷药、塞药），以内治为辅（中药内服），但宜内外结合，尽量达到根治、防止复发的目的。必要时行手术治疗。

一、常见症状及体征

肛门直肠疾病常见的症状有便血、肿痛、脱垂、流脓、便秘、分泌物等。由于病因不同，表现的症状及轻重程度也不一致。

1.便血　便血是肛门直肠疾病最常见的症状，可见内痔、肛裂、直肠息肉、直肠癌等多种疾病。由于疾病不同，病因各异，其表现特点也不一样。血不与大便相混，附于大便表面者，或便时点滴而下，或一线如箭，无疼痛者，多为内痔；便血少而肛门部有撕裂样疼痛，多为肛裂；儿童便血，大便次数和性质无明显改变者，多为直肠息肉；血与黏液相混，其色晦暗，肛门有重坠感者，应考虑有直肠癌可能。便血鲜红，血出如箭，并伴有口渴、便秘、尿赤、舌红、脉数等症状，多属风热肠燥；便血色淡，日久而量多，伴有面色无华、头晕心悸、神疲乏力、舌淡、脉沉细等症状，属血虚肠燥。

2.肿痛　常见于肛周脓肿、内痔嵌顿、外痔水肿、血栓外痔等病。肿势高突，疼痛则烈，多为湿热阻滞，可伴有胸闷腹胀、体倦身重、食欲不振、发热、苔黄腻、脉濡数等症状，常见于肛周脓肿、外痔水肿等。微肿微痛者，每因气血、气阴不足又兼湿热下注之虚中夹实证，可伴低热、神疲乏力、头晕心悸、盗汗、便溏或便秘、舌淡或红、苔黄或腻、脉濡细等症状，常为肛周脓肿症状不明显者或结核性肛周感染。

3.脱垂　脱垂是Ⅱ、Ⅲ期内痔、息肉痔、直肠脱垂的常见症状。直肠脱垂呈管状、环形；内痔脱出呈颗粒状，如枣形；息肉痔头圆而有长蒂。肛门松弛易脱出，不能自行回纳，伴有面色无华、头晕眼花、心悸气短、自汗盗汗、舌质淡、脉沉细弱等，为气血虚衰、中气下陷；内痔脱出，嵌于肛外，红肿疼痛，不易复位者，多为湿热下迫；若复因染毒，热毒熏灼则局部糜烂坏死，可伴有寒热烦渴、便干溲赤、舌红苔黄或腻、脉弦数等症状。

4.坠胀　坠胀是便秘、肛隐窝炎、直肠炎患者的常见症状。坠胀伴排便不畅或便次频数，多为粪便堵塞，俗称"热结旁流"；坠胀伴乏力、气短、舌淡、脉沉细弱等，多为中气不足，升提乏力；坠胀伴身重体倦、食欲不振、溲赤、脉弦或数者，多为湿热下注大肠。

5.流脓　常见于肛痈或肛漏。脓出黄稠带粪臭者，多为湿热蕴阻肛门，热盛肉腐而成脓，伴有发热等症状。脓出稀薄不臭，或微带粪臭，淋漓不尽，疮口凹陷，周围有空腔，不易敛合者，多为气阴两亏兼湿热下注之证，可伴低热盗汗、面色萎黄、神疲纳呆、舌淡红、脉濡细或细数等。

6.便秘　便秘是痔、肛裂、肛痈等许多肛门直肠病的常见症状。腹满胀痛拒按，大便秘结，伴口臭、心烦、身热、溲赤、舌红苔黄燥、脉数等，多为燥热内结，热结肠燥；腹满作胀，喜按而大便燥结，伴有面色苍白、头晕心悸、神疲乏力、舌质淡、脉细无力等，多为血虚肠燥。

7.便频　便次突然增多，伴腹痛、呕吐者，多为急性肠炎；便次增多，伴脓血黏液、里急后重，多见于直肠癌、溃疡性结肠炎；伴舌淡、苔薄白、脉沉细无力，多属脾虚失运；伴舌红、苔黄或腻、脉弦滑有利，多为湿热下注。

8.分泌物　常见于内痔脱出、直肠脱垂、肛漏等。多为湿热下注或热毒蕴结所致，多伴有局部肿痛、口干、食欲不振、胸闷不舒、便溏或干结、溲赤、舌红、苔黄腻、脉弦数。内痔嵌顿，实证肛漏多见。分泌物清稀不臭，多为气虚脱肛、内痔或直肠脱垂。

二、病因病机

肛门直肠疾病的致病因素很多，常见的主要有风、湿、热、燥、气虚、血虚等。

1.风　风有善行而数变的特征，且多伴热，热伤肠络，血不循经，下溢而便血。因风而引起的便血，其色鲜红，出血急暴，呈喷射状，多见于内痔实证。

2.湿　湿有内湿与外湿之分。外湿多因久居雾露潮湿之处所致；内湿多由饮食不节，损伤脾胃，脾失运化，湿自内生，肛肠病中因湿邪致病者较多。湿与热结，致肛门部气血纵横、筋脉交错而发内痔；湿热蕴阻肛门，经络阻隔，气血凝滞；热盛肉腐而成脓，易形成肛周脓肿；湿热下注大肠，肠道气机不利，经络阻滞，瘀血凝聚，发为直肠息肉。

3.热　肛肠病中因热邪而致者亦较多见。热为阳邪，易伤津动血，热积肠道，耗伤津液而致热结肠燥，大便秘结不通；便秘日久，可导致局部气血不畅，瘀滞不散，结而为痔；热盛迫血妄行，血不循经，则发生便血；热与湿结，蕴阻肛门，腐蚀血肉而发肛周脓肿。

4.燥　燥有内外之分，引起肛门疾病者多为内燥，常因饮食不节，恣饮醇酒，过食辛辣厚味，以致燥热内结，耗伤津液，无以下润大肠，则大便干结；或素有血虚，血虚津乏，肠道失于濡润而致大便干燥；临厕努责，常使肛门裂伤或擦伤痔核而致便血等。

5.气虚　气虚也是肛门直肠病的发病因素之一，以脾胃失运、中气不足为主。妇人生育过多，小儿久泻久痢，老年气血不足、功能衰退以及某些慢性疾病等，都能导致中气不足，气虚下陷，无以摄纳而引起直肠脱垂不收、内痔脱出不纳。气虚，正不胜邪，不能托毒外出，故肛门、直肠周围发生脓肿时，初起症状不明显，难消难溃，溃后脓水稀薄。

6.血虚　血虚常因失血过多或脾虚生血乏源所致。在肛门直肠疾病中，常因长期便血而致血虚，血虚则气虚，气虚则无以摄血而致下血，更导致血虚，如此往复，形成恶性循环。血虚生燥，无以润滑肠道，则大便燥结，损伤肛门而致肛裂，或擦伤内痔而便血；创口的愈合需赖血的濡养，故血虚可致陈旧性肛裂难以愈合，肛痈易成肛漏。

总之，上述致病因素可以单独致病，也可多种因素同时存在，如风多夹热、湿热相兼等。在病程中，有的为实证，有的为虚证，有的则为虚中夹实，所以在审证求因时，要进行全面分析。

三、常用治疗方剂、药材与中成药

（一）内治法

一般肛门直肠良性疾病的初期首选保守治疗，严重者可内治法和外治法联合应用，保守治疗不确切者选择手术治疗，伴有严重的心、肝、肾脏疾病及年老体衰不宜手术者宜用中医内、外治法。

1. 清热凉血法 适用于风、热、燥邪引起的便血，血栓外痔初期等。

（1）常用方剂 凉血地黄汤、槐花散。

凉血地黄汤

【处方】地黄 当归尾 地榆 槐角 黄连 天花粉 甘草 升麻 赤芍 枳壳 黄芩 荆芥

【功效】清热凉血祛风。

【品种选择】当归尾：选择当归尾而不是全当归，因其较全当归破血之力强，有助痔疮局部瘀滞消散，补血不是主要的治法。天花粉：葫芦科植物栝楼或双边栝楼的根，本方中取其泻火解毒、消肿排脓疗疮之效，用治疮疡初起，热毒炽盛，未成脓者可使消散，脓已成者可溃疮排脓，为治外科疮疡之要药。本方中不可贸然用沙参、麦冬、玉竹等养阴清肺药物替代。

【用法用量】查阅文献，该方剂未有剂量记载。临床使用时，各药可参考《中国药典》、各省市中药炮制规范的剂量范围，根据患者病情个体化用药。水煎煮，空腹服。

【使用注意】若有大便秘结者可合并润肠汤，或加大黄、槟榔等；小便黄者可加木通、滑石等。

槐花散

【处方】槐花9g 侧柏叶9g 荆芥穗9g 枳壳9g

【功效】清肠止血，疏风行气。

【品种选择】槐花：豆科植物槐的干燥花及花蕾，前者习称"槐花"，后者习称"槐米"。其炮制品有炒槐花、槐花炭。因槐米中含有的芦丁等物质要高于槐花中的含量，因此槐米的凉血止血、清肝泻火作用比槐花强。槐角为槐的干燥果实，具有清热泻火、凉血止血的作用，止血作用比槐花弱，清降泄热之力较强，且能润肠，善止痔血便血，故常用治痔疮肿痛出血之症。如痔疮以出血为主可选用槐花，出血较多可选用槐花炭，若出血不严重而兼具便秘，可改用槐角。

【用法用量】现代用法，入煎剂，水煎煮，食远服。

【使用注意】由于方中药物寒凉，故只作暂用，不宜久服。便血日久，属气虚或阴虚者，则不宜使用。

（2）常用药材　地黄、当归尾、槐角、地榆、黄芩、黄连、升麻、荆芥、赤芍、枳壳、天花粉、甘草等。

2. **清热利湿法**　适用于湿邪引起的肛痛实证、肛隐窝炎、外痔肿痛等偏湿盛者。

（1）常用方剂　萆薢渗湿汤、龙胆泻肝汤。

萆薢渗湿汤

【处方】萆薢　薏苡仁　黄柏　茯苓　车前子　莲子心　白术

【功效】清热利湿，凉血解毒。

【品种选择】茯苓：多孔菌科真菌茯苓的干燥菌核。《疡科心得集》原方中所载为赤茯苓，为茯苓近外皮部的淡红色部分，性质偏寒，入心、小肠、膀胱经，长于渗利湿热而通淋，能泻心、小肠、膀胱湿热，利窍行水，用于湿热重而无虚者；茯苓性平，入心、脾、肺、肾经，利水渗湿，健脾，宁心，适用于湿热伴脾虚、心悸失眠者。现今赤茯苓多用茯苓代。

【用法用量】查阅文献，该方剂未有剂量记载。临床使用时，各药可参考《中国药典》、各省市中药炮制规范的剂量范围，根据患者病情个体化用药。水煎煮，食远服。

【使用注意】湿重者，加黄连、黄芩、苍术；燚热甚者，加生地黄、赤芍，小便黄赤者，加车前子、木通；大便秘结者，加生大黄。

龙胆泻肝汤

【处方】龙胆草6g　黄芩9g　栀子9g　泽泻12g　木通6g　车前子9g　当归3g　地黄9g　柴胡6g　甘草6g

【功效】清泻肝胆实火，清利肝经湿热。

【品种选择】黄芩：唇形科植物黄芩的根，生用、炒用或酒炙用。黄芩味苦，性寒。尤善清泄中上焦湿热，为治湿温、暑湿、胸脘痞闷之要药，生用清热燥湿，泻火解毒，炒用可安胎，清上焦热宜酒炙，炒炭止血。黄芩可分为枯芩与子芩，枯芩（片芩）生长年久的宿根（老根），中空而枯，体轻主浮善清上焦肺火，泻肌表热，主治肺热咳嗽痰黄；子芩（条芩）生长年少的子根（新根），体实而坚，质重主降，善泻大肠湿热，主治湿热泻痢腹痛。此方以清热泻火、燥湿为主，应选择生黄芩。

【用法用量】水煎煮，食远服。

【使用注意】孕妇、年老体弱者、大便溏软者慎用；不宜在服药期间同时服用滋补性中药。

（2）常用药材　萆薢、薏苡仁、土茯苓、牡丹皮、泽泻、黄柏、滑石、通草等。

3. 清热解毒法　适用于热邪、燥邪引起的肛痈实证、外痔肿痛等。

（1）常用方剂　黄连解毒汤、仙方活命饮。

黄连解毒汤

【处方】黄连9g　黄芩6g　黄柏6g　栀子9g

【功效】泻火解毒。

【品种选择】黄连：除生用外，还有酒炙、姜汁炙、吴茱萸水炙等特殊炮制品，其功用各有区别。酒黄连善清上焦火热，多用于目赤肿痛、口疮；姜黄连善清胃热与和胃止呕，多用治寒热互结，湿热中阻，痞满呕吐；萸黄连善舒肝和胃止呕，多用治肝胃不和之呕吐吞酸；本方中宜选用生品，清热解毒力强。

【用法用量】水煎煮，食远服。

【使用注意】不耐受黄连苦寒者可加黄芩而减黄连用量，本方苦寒直折，过苦恐伤阴，可致大便干结，需中病即止。

仙方活命饮

【处方】穿山甲3g　皂角刺3g　当归尾3g　赤芍3g　乳香3g　没药3g　天花粉3g　贝母3g　白芷6g　金银花9g　陈皮9g

【功效】清热解毒，消肿散结，活血止痛。

【品种选择】穿山甲：方中穿山甲用于通经行络，透脓，穿山甲为国家一级保护野生动物，2020年版《中国药典》未收载穿山甲药材，现多用炒制王不留行替代。贝母：川贝母与浙贝母均可消肿散结，川贝母偏于甘寒，以润肺化痰为主，宜治肺阴虚久咳痰少者；浙贝母苦寒，清热之力为优，偏于清肺化痰、开郁散结，宜治外感风热所致的痰黄咳嗽，或痰火郁结所致的瘰疬痈肿；土贝母性味苦凉，解毒之效为著，长于治痰核、瘰疬等因痰所致诸疾，痈疽肿毒初起未溃者宜用土贝母。本方中应选用浙贝母。

【用法用量】金银花善清热解毒疗疮，乃"疮疡圣药"，入煎剂宜量大，方可力宏，常可用至30g效佳；水煎煮，或酒、水各半煎煮，食远服；药渣可外敷患处。

【使用注意】本方用于脓肿未溃，已溃者可去皂角刺、穿山甲辨证使用；疮疡疼痛不厉害者，可减乳香、没药；红肿疼痛比较厉害者，可加紫花地丁、蒲公英、连翘；有便秘者，可加大黄；乳香、没药辛香气浊，易损伤脾胃，影响食欲或引起呕吐，使用时需注意。

（2）常用药材 皂角刺、金银花、防风、白芷、当归尾、陈皮、甘草、赤芍、乳香、没药、天花粉、贝母、黄芩、黄连、黄柏、栀子。

4. 清热通腑法 适用于热结肠燥便秘者。

（1）常用方剂 大承气汤、麻仁丸。

大承气汤

【处方】大黄12g　厚朴24g　枳实12g　芒硝9g

【功效】峻下热结。

【品种选择】大黄：蓼科植物掌叶大黄、唐古特大黄或药用大黄的干燥成熟根与根茎。本品沉降下行，走而不守，能清泄肠胃实热积滞，清泄血分瘀热。借其入血降泄之力，又有疏血逐瘀之功，故为攻积、泻火、解毒、逐瘀的要药。大黄生用泻下力猛，蒸熟泻下力缓和，酒制善清上部火热，炒炭可化瘀止血。用于泻下时不宜久煎，故临床上大便不通畅者用生大黄。方中苦寒泄热通便、荡涤肠胃，宜用生大黄。

【用法用量】本方煎煮时应注意，先煮枳实、厚朴，后下大黄，最后下芒硝。因芒硝、大黄煎煮时间短，可增强泻下作用。

【使用注意】使用本方，应以痞、满、燥、实四证及苔黄、脉实为依据。

（2）常用药材 火麻仁、大黄、芍药、枳实、厚朴、芒硝、柏子仁、玄明粉。

5. 活血化瘀法 适用于气滞血瘀或瘀血凝结之外痔。

（1）常用方剂 活血散瘀汤、止痛如神汤、六磨汤。

活血散瘀汤

【处方】当归　赤芍　桃仁　大黄　川芎　苏木　牡丹皮　枳壳　瓜蒌子　槟榔

【功效】活血散瘀。

【品种选择】桃仁：《本草纲目》载"桃仁行血，宜连皮、尖生用；润燥活血，宜汤浸去皮、尖炒黄用；或麦麸同炒，或烧存性，各随本方"。炒黄、麸炒的作用是杀酶，便于贮藏，保存药性。此方以活血散瘀为主，故选择生桃仁。

【用法用量】水煎煮，食远服。查阅文献，该方剂未有剂量记载。临床使用时，各药可参考《中国药典》、各省市中药炮制规范的剂量范围，根据患者病情个体化用药。

【使用注意】该方属攻破之剂，凡血虚无瘀者，切忌妄用。如瘀滞疮疡，可配清热药同用。

止痛如神汤

【处方】秦艽　桃仁　皂角刺　苍术　防风　黄柏　当归尾　泽泻　槟榔　熟大黄

【功效】清热利湿，活血祛风。

【品种选择】大黄：生品泻下攻积，清热泻火，凉血解毒力强；酒大黄善清上焦血分热毒，用于目赤咽肿、齿龈肿痛；大黄炭凉血化瘀止血，用于血热有瘀出血症；熟大黄泻下力缓、泻火解毒，并增强活血祛瘀之作用，用于火毒疮疡，故此方中选用熟大黄。

【用法用量】查阅文献，该方剂未有剂量记载。临床使用时，各药可参考《中国药典》、各省市中药炮制规范的剂量范围，根据患者病情个体化用药。水煎煮，食远服。

【使用注意】忌生冷、五辛、烧酒等。局部肿痛严重可同时用该方药外洗坐浴。

六磨汤

【处方】沉香 6g　槟榔 6g　枳壳 6g　木香 6g　乌药 6g　大黄 6g

【功效】活血行气，润肠通便。

【品种选择】木香：菊科植物木香的干燥根。木香具有行气止痛、健脾消食的功效，生用行气力强，煨用行气力缓，有实肠止泻作用而多用于泄泻腹痛。此方以活血行气为主，故选择生木香。青木香为马兜铃的干燥根，含有马兜铃酸，具有一定肾毒性，不宜采用。槟榔：槟榔与大腹皮分别来源于棕榈科植物槟榔的干燥成熟种子和果皮。大腹皮散无形的气滞，消胀而利水；槟榔消有形的坚积，降气而行痰。如患者积滞较轻，腹胀明显伴水肿，可用大腹皮替代槟榔。

【用法用量】本方为冲服方的剂量，若取煎剂，可适当加大剂量，水煎煮，木香后下，食远服。

（2）常用药材　秦艽、桃仁、皂角子、苍术、防风、黄柏、当归尾、泽泻、槟榔、熟大黄。

6.补气养血法　适用于素体气血不足或久病气血虚弱者。

（1）常用方剂　八珍汤、十全大补汤、透脓散、托里消毒散。

八珍汤

【处方】人参15g　白术15g　茯苓15g　炙甘草15g　当归15g　白芍15g　熟地黄15g　川芎15g

【功效】益气补血。

【品种选择】人参：五加科植物人参的干燥根和根茎。野生者性平偏凉，而栽培者平中偏温，具有温燥之性。生用直接晒干即生晒参，长于补气生津，而红参偏于温补。本方中可视患者情况选用生晒参或红参。

【用法用量】加生姜5片、大枣1枚，水煎煮，食远服。

【使用注意】临证时，当视气血虚损程度，相应调配君药与用量。若气虚偏重者，加大人参、白术用量以之为君；若血虚偏重者，加大熟地黄用量以之为君。

十全大补汤

【处方】人参9g　肉桂9g　川芎6g　熟地黄9g　茯苓9g　白术9g　炙甘草9g　黄芪9g　当归9g　白芍9g

【功效】温补气血。

【品种选择】肉桂：樟科植物肉桂的干燥树皮。肉桂炮制方法有炒黄、炒焦、炒炭、焙制及姜制。但现各省市中药炮制规范收载的多是生肉桂，即除去杂质及粗皮。因肉桂辛、甘，大热，补火助阳，引火归元，散寒止痛，温通经脉。在此方中使用生肉桂与益气养血药黄芪配合，可温通阳气，鼓舞气血生长，从而增强本方补益虚损之功。

【用法用量】加生姜3片、大枣2枚，水煎服。

【使用注意】因方中含有人参及肉桂，忌同时服用五灵脂及赤石脂。

透脓散

【处方】当归6g　黄芪12g　穿山甲3g　川芎9g　皂角刺4.5g

【功效】透脓托毒。

【品种选择】穿山甲：穿山甲可用炒王不留行代替。黄芪：宜使用生黄芪，生黄芪功能益气固表、托毒生肌；蜜炙黄芪长于补中益气，治自汗。

【用法用量】水煎煮，或入酒适量煎。

【使用注意】临床中，常以透脓散为基础方，加减一些药物以达异病同治的效果。如辨证加鸡血藤、木瓜、桑枝、桂枝、葛根、玄参等能温通经脉、生津止渴而增强疗效；加白芷、牛蒡子、金银花增加其辛散透邪、清热解毒之用；加用党参、茯苓，一方面补脾益气，另一方面茯苓有淡渗利水之效。

托里消毒散

【处方】人参　川芎　当归　白芍　白术　金银花　茯苓　白芷　皂角刺甘草　桔梗　黄芪

【功效】补益气血，托毒消肿。

【品种选择】白芍：白芍常用的炮制品包括生白芍、炒白芍、酒白芍。生白芍气微，味微苦、酸，宜平肝阳；炒白芍，气微香，偏于柔肝、和脾、止泻；酒白芍，微有酒香气，行经，偏于止中寒腹痛；本方中用白芍以滋血分，故选择生白芍。

【用法用量】查阅文献，该方剂未有剂量记载。临床使用时，各药可参考《中国药典》、各省市中药炮制规范的剂量范围，根据患者病情个体化用药。水煎煮，食远服。

【使用注意】脾弱者，去白芷，倍人参。不可用内消泄气、寒凉药。

（2）常用药材　党参、茯苓、白术、当归、川芎、白芍、何首乌、肉苁蓉等。

7. 生津润燥法　适用于血虚津乏便秘者。

（1）常用方剂　润肠汤、青蒿鳖甲汤。

润肠汤

【处方】当归　甘草　地黄　麻仁　桃仁

【功效】润肠通便。

【品种选择】地黄：本方作用润肠通便，宜选用生地黄，取其清热生津之效，使燥结大便得通，而不宜使用熟地黄。麻仁：选用火麻仁润肠通便。

【用法用量】查阅文献，该方剂未有剂量记载。临床使用时，各药可参考《中国药典》、各省市中药炮制规范的剂量范围，根据患者病情个体化用药。水煎煮，食远服。

【使用注意】本方善治虚人、老人、产后便秘而至肛裂，临证以大便燥结难下余无所苦，舌瘦苔少为辨证要点，实热者不宜使用。若便头干者，加肉苁蓉；口干较甚，加天花粉、石斛；阴虚甚，可加玄参、麦冬。便时疼痛者，可加延胡索。

青蒿鳖甲汤

【处方】青蒿6g 鳖甲15g 地黄12g 知母6g 牡丹皮9g

【功效】滋阴透热。

【品种选择】知母：百合科植物知母的干燥根茎，苦、甘、寒，归肺、胃、肾经，清热泻火，滋阴润燥；盐知母益肾滋阴，盐制后可以滋阴补肾，用于阴虚火旺、肺肾阴虚所致的骨蒸潮热、盗汗、心烦等症，有滋阴降火的作用，常同黄柏相须为用，配入养阴药中，盐知母还有润肠通便作用，因此方作用为滋阴透热，应选择盐知母。

【用法用量】水煎煮，青蒿后下，食远服。

（2）常用药材 当归、甘草、生地黄、麻子仁、桃仁等。

8. 补中升陷法 适用于小儿或年老体衰者、经产妇气虚下陷之直肠脱垂、内痔脱出等。

（1）常用方剂 补中益气汤。

补中益气汤

【处方】黄芪18g 炙甘草9g 人参6g 当归3g 陈皮6g 升麻6g 柴胡6g 白术9g

【功效】补中益气。

【品种选择】白术：菊科植物白术的干燥根茎，有健脾益气、燥湿利水、止汗、安胎的作用。燥湿利水宜生用，补气健脾、止汗安胎宜炒用；麸炒白术长于健脾；土炒白术长于补脾止泻；健脾止泻宜炒焦用；生白术质地偏润，具有一定的通便功效，量大更加明显。补中益气汤原方使用炒白术，临证若见中气下陷合并大便秘结，可改为生白术并加大剂量。

【用法用量】柴胡功效与剂量有一定相关性，小剂量（2～6g）用于升阳举陷；中剂量（6~20g）用于疏肝解郁或和解少阳；大剂量（20g以上）用于解表退热，但注意久服易劫伤阴液。水煎煮，空腹时稍热服。

【使用注意】坚持一定疗程，切忌中途停药。补中益气汤证为慢性虚弱性疾病，见效较慢，不可急于求成，应该使用足够的疗程，缓慢求效。

（2）常用药材　黄芪、人参、白术、当归、炙甘草、升麻、柴胡、陈皮。

（二）外治法

熏洗、坐浴、外敷、塞药是治疗肛门直肠疾病常用的外治方法，可选择一种或多种治疗方法。

（1）熏洗、坐浴法　药物加水煮沸，先熏后洗，具有活血止痛、收敛消肿等作用。常用痔洗方、芒硝汤、五倍子汤、苦参汤、止痛如神汤等。脓肿破溃后或手术治疗后可应用苦参汤、痔洗方、芒硝坐浴数次，坐浴完毕后同时应用生肌类中药涂抹促进创面愈合，如生肌玉红膏、生肌白玉膏、生肌散、珍珠散。

（2）外敷法　将药物敷于患处，具有消肿止痛、收敛止血、祛腐生肌等作用。如炎症血栓外痔、内痔嵌顿疼痛，可选用敷痔散、金黄膏外敷，术后创面可选用去腐生肌膏或止痛生肌膏外敷。Ⅰ期肛裂可使用生肌玉红膏蘸生肌散涂于裂口，Ⅱ、Ⅲ期肛裂可使用七三丹、枯痔散腐蚀裂口，腐脱后，再改用生肌白玉膏或生肌散收口。脓肿初期，可用金黄膏直接涂患处，若为高位脓肿，可用金黄膏调糊状保留灌肠。

（3）塞药法　将栓剂塞入肛内，具有消肿、止痛、止血作用。可用于痔疮、肛裂等的治疗。

（三）常用中成药

治疗肛门直肠疾病的常用中成药如表3-2-8。

表3-2-8　治疗肛门直肠疾病的常用中成药

药品名称	组成	功效	适应证	用法用量	备注
消痔灵注射液	明矾、鞣酸、三氯叔丁醇、低分子右旋糖酐注射液	收敛，止血	用于内痔出血，各期内痔，静脉曲张性混合痔	肛门镜下内痔局部注射	孕妇禁用
槐角丸	槐角（炒）、地榆（炭）、黄芩、枳壳（炒）、当归、防风	清肠疏风，凉血止血	用于血热所致的肠风便血、痔疮肿痛	口服。水蜜丸一次6g；大蜜丸一次9g；小蜜丸一次9g，一日2次	虚寒性便秘者慎用

续表

药品名称	组成	功效	适应证	用法用量	备注
槐榆清热止血胶囊	槐花、地榆炭、侧柏叶、荆棘炭、黄芩、栀子、当归、枳壳	清热利湿，凉血止血	用于湿热壅滞所致的Ⅰ、Ⅱ期内痔、混合痔急性发作时出现的便血、肛门坠胀疼痛，痔黏膜充血糜烂，排便黏滞不爽	饭后口服。一次3粒，一日3次。疗程为7天	肝功能不全患者慎用
痔炎消颗粒	火麻仁、紫珠叶、山银花、地榆、槐花、白茅根、白芍、茵陈、枳壳、三七	清热解毒，润肠通便，止血，止痛，消肿	用于血热毒盛所致的痔疮肿痛、肛裂疼痛及痔疮手术后大便困难、便血及老年人便秘	口服。一次10~20g或一次3~6g（无蔗糖），一日3次	孕妇禁用
脏连丸	黄连、黄芩、地黄、赤芍、当归、槐角、槐花、荆芥穗、地榆炭、阿胶	清肠止血	肠热便血，肛门灼热，痔疮肿痛	口服。水蜜丸一次6~9g，小蜜丸一次9g，大蜜丸一次9g，一日2次	经期及哺乳期妇女慎用
复方黄柏液	连翘、黄柏、金银花、蒲公英、蜈蚣	清热解毒，消肿祛腐	疮疡溃后，伤口感染，属阳证者	外用。浸泡纱布条外敷于感染伤口内，或破溃的脓肿内。用量一般10~20ml，每日1次	孕妇慎用
肤痔清软膏	金果榄、土大黄、苦参、黄柏、野菊花、紫花地丁、朱砂根、雪胆、苦参、重楼、黄药子、姜黄、地榆、冰片、苦丁茶、薄荷脑	清热解毒，化瘀消肿，除湿止痒	湿热蕴结所致手足癣、体癣、股癣、浸淫疮、内痔、外痔、肿痛出血，带下病	外用。先用温开水洗净患处，取本品适量直接涂搽于患处或注入患处。轻症每日1次，重症早、晚各1次	孕妇禁用
化痔栓	次没食子酸铋、苦参、黄柏、洋金花、冰片	清热燥湿，收涩止血	大肠湿热所致的内外痔、混合痔	置入肛门2~2.5cm深处。一次1粒，一日1~2次	儿童、孕妇、哺乳期妇女禁用
九华痔疮栓	大黄、浙贝母、侧柏叶（炒）、厚朴、白及、冰片、紫草	清热凉血，化瘀止血，消肿止痛	用于血热毒盛所致的痔疮、肛裂等肛肠疾病	大便后或临睡前用温水洗净肛门，塞入。一次1粒，一日1次；痔疮严重或出血量较多者，早、晚各塞1粒	孕妇禁用

续表

药品名称	组成	功效	适应证	用法用量	备注
普济痔疮栓	熊胆粉、冰片、猪胆粉	清热解毒，凉血止血	热证便血。各期内痔、便血及混合痔肿胀	直肠给药。一次1粒，一日2次	
马应龙麝香痔疮膏	人工麝香、人工牛黄、珍珠、炉甘石（煅）、硼砂、冰片、琥珀	清热燥湿，活血消肿，祛腐生肌	湿热瘀阻所致痔疮、肛裂，症见大便出血，或疼痛、有下坠感；亦用于肛周湿疹	取适量涂搽患处	孕妇禁用
麝香痔疮栓	人工麝香、人工牛黄、珍珠、冰片、三七、五倍子、炉甘石粉、颠茄流浸膏	清热解毒，消肿止痛，止血生肌	大肠热盛所致大便出血、血色鲜红、肛门灼热疼痛；各类痔疮和肛裂见上述证候者	早、晚或大便后塞入肛门内。一次1粒，一日2次	哺乳期妇女禁用孕妇慎用
云南白药痔疮膏	国家保密方	化瘀止血，活血止痛，解毒消肿	内痔Ⅰ、Ⅱ、Ⅲ期及其混合痔之便血、痔黏膜改变，炎性外痔之红肿及痔疮之肛门肿痛等	用药前排便，清水清洗患部，外敷或纳肛。一次1~1.5g，一日2次，10日为一疗程	孕妇禁用

四、案例分析

（一）案例1

1. 患者基本信息及诊疗过程　患者，男，79岁。2021年12月12日初诊，以"反复大便时肿物脱出伴便血10余年，加重5天"为主诉。

初诊：患者10余年前无诱因出现大便时肿物脱出肛外，可自行回纳，偶有大便带鲜血，约1~2ml，无血块及黏液，至当地医院对症治疗后便血缓解。10天前大便时再次滴血，血色鲜红，量约5~10ml/d，肿物脱出肛外，可自行回纳，伴肛门坠胀，大小便通畅。舌淡红，有齿印，脉沉细。无恶寒发热，纳可，眠一般。

查体：截石位视诊肛缘外见环形混合痔，部分内痔脱出。镜检：齿线上1~3点、3~5点、5~7点、9点、10~12点处见黏膜隆起、充血，色暗红，7点处见糜烂及出血；指检未触及硬结，指套染血。

中医诊断：痔病，脾气虚陷证。

西医诊断：混合痔。

方药：黄芪15g　党参30g　白术12g　墨旱莲30g　当归10g　柴胡3g　地榆炭15g　槐花炭15g　升麻3g　薏苡仁30g　淡附片6g（先煎）

（共7剂，每日1剂，水煎服）

二诊：便血痊愈，内痔脱出较前稍缓解。

2. 分析评价

（1）评价该患者的中药方剂

①患者年老，慢性病程，结合四诊，辨为脾虚气陷证。本方采用健脾益气为法，采用补中益气汤加减，方中党参、黄芪、白术健脾益气，黄芪配少量升麻、柴胡主升提，因患者便血加重，加用槐花炭、地榆炭，止血效果佳，专治便血。墨旱莲，甘寒入肾经，可止血又益阴。加用少许附子，一可健脾阳，二可制约方药过寒，全方共奏健脾益气升提、止血的功效。全方组成合理。

②补中益气汤原方使用人参12g，本例患者方剂中使用党参代替，党参亦能补脾肺之气，益气生津，与人参相似，党参补气之力不及人参，因此加大用量。其余药味剂量符合药典及其他地方标准。

（2）用药注意

①附片的主要毒性成分为双酯型生物碱，通过煎煮可降低其含量，因此入煎剂时应先煎、久煎。

②患者服用方剂期间，应注意是否有口唇发麻、恶心、呕吐、畏寒，心悸等不良反应，一旦出现上述反应，应及时停药，对症治疗。

（二）案例2

1. 患者基本信息及诊疗过程　患者，男，26岁，2021年11月22日初诊。以"大便时肛门疼痛伴便血3天"为主诉。初诊：患者3天前始因进食辛辣、肥腻之品后出现大便时肛门撕裂样疼痛，持续1小时后缓解，至下次排便时再现，伴大便带血，血色鲜红，量少，偶有肛门瘙痒。大便质稍硬，1~2日1行，小便黄。无恶寒发热，无汗，纳眠可。查体：截石位6点见肛管梭形溃疡，边缘整齐，基底色鲜红，触痛明显。舌偏红，舌苔中部薄黄，脉弦数。

中医诊断：钩肠痔　血热肠燥证。

西医诊断：肛裂。

中药方剂：当归尾9g　赤芍6g　黄连12g　地榆炭12g　生地黄15g　桃仁

15g　枳实15g　防风10g

（共4剂，每日1剂，水煎服）

另：扩肛1次。

中成药：复方黄柏液（涂剂）外用，1瓶，7天。

二诊：肛门疼痛缓解，无便血，大便通畅，质软成形，查体裂口愈合。

2. 分析评价

（1）评价该患者的初始中药方剂治疗

①肛裂多由津亏导致，引起津亏的原因包括外风、热结、血虚、阴虚等，治疗多以生津润燥通便为主。

患者青年男性，急性起病，因进食辛辣、肥腻之品导致湿热蕴结肠腑，脉络受损，大便传导失司，大便秘结，以致排便时肛门压力过高，肛管撕裂，泄热通便是治疗的关键，若单用凉血止血之品，热邪不能祛除，则疗效欠佳。本方为自拟方，方中黄连、赤芍清热利湿，配伍生地、地榆炭凉血止血，防风祛除外风，桃仁、枳实行气润肠通便，当归尾活血以除局部瘀滞。全方共奏清热凉血、润肠通便之功效，组成合理。

枳实与枳壳功效相近，枳实力强而枳壳力缓；枳实理脘腹之气，善于治疗脾胃气滞；而枳壳理胸肺之气。选用枳实增强通便功效。鲜地黄，甘、苦、寒，清热生津，凉血止血；生地黄，甘、寒，能清热凉血，养阴生津止渴；地黄炭用于凉血、止血。肛裂多由津亏导致，方中鲜地黄较生地黄、地黄炭更适合，生津之余凉血止血。

②凉血地黄汤原方中相同药物剂量为本方半量，因患者属于青年，起病较急，以实证为主，舌脉均属实热，故加大剂量。

（2）评价本例患者复方黄柏液（涂剂）使用的合理性　复方黄柏液（涂剂）由连翘、黄柏、金银花、蒲公英、蜈蚣等组成，能清热解毒、消肿祛腐。用于疮疡溃后，伤口感染，属阳证者。本例患者肛裂属于感染性溃疡，四诊合参辨证为阳证，故使用本品合理。

（3）用药监护

①本案例中所使用的中药汤剂偏于苦寒滑泄，治疗过程可能导致大便溏稀，可适当减少枳实剂量，调整方中赤芍、生地黄、黄连及桃仁的用量，亦可在方中加入山药顾护脾胃之气。

②孕妇忌服；脾胃虚弱及年老体弱者不宜久服。

③嘱患者多食果蔬，忌食辛辣刺激、肥甘厚腻之品，保持大便通畅。

（三）案例3

1. 患者基本信息及诊疗过程

患者，男，54岁。因"肛漏松挂线术后2月余"于2020年9月21日来诊。患者2月前因"肛门旁肿痛半月余"，在我院就诊并诊断为"肛漏"，予肛漏松挂线术，术后予抗菌消炎、中药换药等治疗，脓液明显减少予办理出院。出院后因至外地工作未复诊，仅温水坐浴。现为求拆除挂线复诊。症见：挂线处仍见白色坏死组织排出，量少无臭，伴有少量质清渗液，大便顺畅，日解1次，无里急后重，无便血、黏液及便后包块突出，口干，无口苦，无腰膝酸软，无四肢冰凉，纳眠可，小便清长，起夜2～3次，大便可。舌淡略胖，苔薄白，脉沉细。

查体：截石位肛内3点和距肛缘2cm的3点外口松挂线在位，外口苍白，少许质清渗液，无臭味，内外口之间组织约3cm×5cm大小，质地偏韧，皮肤无潮红，无压痛，挤压无渗液，转动松挂线少许白色无臭坏死组织排出。指检：3点方向进指1.5cm可及质韧内口，无压痛，余未触及硬结，指套无染血。

中医诊断：肛漏　正虚邪恋证。

西医诊断：肛瘘术后。

中药方剂：鹿角霜15g　桂枝15g　黄芪40g　芥子10g　甘草10g　败酱草30g　薏苡仁30g　金银花10g　白芷10g　当归尾10g　陈皮10g　天花粉15g　赤芍20g　浙贝母15g　蜂房10g　猫爪草30g

（共14剂，每日1剂，水煎服）

另：祛腐生肌膏，痔洗方坐浴后涂在挂线，每日两次，共14日。

中成药：复方黄柏液冲洗伤口，每日两次，共14日。

二诊：松挂线渗液减少，基本无坏死组织排出，起夜1次，偶可一觉至天明，遂嘱至当地医院拆除挂线，守方14剂，每日坐浴。

三诊：2月后门诊复诊，检查内外口均闭合，内外口之间未触及硬结。

2. 分析评价

（1）评价该患者的初始中药方剂治疗

①本病中医称肛漏，相当于西医的肛瘘。肛漏术后久久不愈，必有正虚受

损、余毒留恋腠理，治法以调和气血、托毒消肿为主。

患者慢性病程，中医四诊合参，证属"正虚邪恋证"，以温阳和血、祛寒化痰散结为法，用托里消毒散加减。方中黄芪、鹿角霜、桂枝温阳补气，黄芪兼能托毒排脓，敛疮生肌；陈皮、芥子、天花粉、蜂房、猫爪草、浙贝母化痰通络散结，消除肛旁硬结，天花粉兼生津止渴作用缓解口干；赤芍、当归尾补血活血以助散结；白芷、薏苡仁、败酱草祛湿排脓，减少渗液及排出坏死组织；金银花解毒；甘草调和诸药。全方组成合理。

②方中鹿角霜为鹿角熬制鹿角胶后剩余的骨渣，需先煎15～30分钟方可使有效物最大限度质析出。

（2）评价本案例中复方黄柏液（涂剂）使用的合理性　复方黄柏液（涂剂）由连翘、黄柏、金银花、蒲公英、蜈蚣组成，能够清热解毒、消肿祛腐，用于疮疡溃后，伤口感染，属阳证者。本例患者虽属阴证，但创面仍有腐肉未净，可用之祛腐，故使用合理。

（3）用药监护

①本方偏燥，使用中可能出现口干、咽痛等，如能耐受可继续口服，不能耐受可减少黄芪用量，随后缓慢添加。

②祛腐生肌膏需涂在挂线上，随着转动挂线附着在瘘管以达到祛腐生肌之功。

③嘱患者休息，保持大便通畅，饮食宜清淡，忌食辛辣、鱼腥之品。

第七节　泌尿、男性生殖系统疾病

泌尿、男性生殖系统包括泌尿系统（肾、输尿管、膀胱）和男性生殖系统（睾丸、附睾、输精管、前列腺、精囊、阴囊、阴茎等）及两者的同一通道即尿道。泌尿系统功能的外在表现，中医学称为溺窍；男性生殖系统功能的外在表现，中医学称为精窍。精、溺二窍由肾所主，但与其他脏腑的生理功能亦密切相关，此外，精与溺的生成和排泄亦均与五脏六腑有关。其功能如此，其形态（即前阴各部）亦与脏腑相关，《外科真诠》划分为：玉茎（阴茎）属肝；马口（尿道）属小肠；阴囊属肝；肾子（附睾、睾丸）属肾；子系（精索）属肝。

一、病因病理及证型分类

（一）病因病理

泌尿、男性生殖系统疾病的发生，是因各种致病因素导致脏腑功能失常而引起，以下仅简述有关脏腑功能失调所致的病理变化。

1. **心** 心为君主之官，为君火，主血脉而藏神，开窍于舌，与小肠相表里，易受火邪扰动。心火亢盛，移热小肠，表现为心烦舌糜，小便短赤，发为热淋；心主血脉，如心火亢盛，灼伤血络，迫血妄行，下出阴窍，则为血淋、尿血；肾精需心火温煦，若心火下劫，肾水妄动，或心火亢旺，肾水不济，心肾不交，可出现精浊、血精等。

2. **肝** 肝藏血，主疏泄，又主筋，筋得其养乃能运动有力，玉茎为宗筋所聚，若肝郁疏泄失职，筋失其养，可发生阳痿；气郁化火，肝火亢盛，灼伤肾水而使肝木失养，疏泄失司，精窍之道被阻而致不能射精。肝脉络阴器，肝失疏泄，气滞血瘀，水液不行，湿热浊精阻于肝经，可致子痈、囊痈、水疝、癃闭等。

3. **脾** 脾为后天之本，主运化，为气血生化之源。若脾虚不能将水谷精微输布于各脏腑器官，致使其功能失调，表现在泌尿生殖方面为遗尿、遗精、阳痿、不育等。脾虚不能运化水液，水液积聚外肾，可形成水疝；湿聚成痰，滞于阴茎，则发为阴茎痰核；蓄于膀胱，则为癃闭。脾虚不摄，水精下流，则发为尿浊；脾不统血，可致血尿。

4. **肺** 肺主气，司呼吸，主宣降，为水之上源，使水道通调而下行膀胱。若肺失宣降，影响水液代谢，水道不利，可发生癃闭。肺气虚弱，不能制下，可发生小便失禁或遗尿。

5. **肾** 肾藏精，主生殖，为水之下源，与膀胱相表里，开窍于二阴。肾精亏损，阴虚生内热，热扰精室，可致遗精、早泄；相火下移膀胱，可发为热淋、血淋；火扰精室可发为精浊，灼伤血络可出现血精、血尿；灼津为痰，聚于前阴，发为阴茎痰核或子痰；肾阳不足，精关不固，可致白浊、遗精、早泄；肾精亏虚，可引起不育；阳虚宗筋痿而不用，可发生阳痿；肾阳虚衰，膀胱气化失司，开合失常，可引起癃闭、尿失禁等。故精、溺二窍之生理病理与肾和膀胱关系最为密切。

（二）证型分类

1. 湿热下注证 湿热邪毒下注，蕴结二窍，则变生诸疾。本证主要表现为尿频，尿急，茎中热痛，尿液黄赤，血淋，白浊，阴囊红肿热痛，附睾、睾丸肿痛，囊内积液，外阴多汗味臊等。

2. 气血瘀滞证 多见于病久之后，主要表现为睾丸硬结，少腹、会阴、睾丸胀痛或刺痛，排尿困难或闭塞不通，或尿有血块等。

3. 浊痰凝结证 浊痰结于前阴，表现为附睾慢性肿块或阴茎结节，皮色不变，不痛或微痛。若浊痰化热，局部可发红发热，伴有疼痛，或化脓破溃；浊痰滞于溺窍，可出现排尿淋漓不畅，尿线变细；浊痰阻于精窍，可不射精。

4. 肾阴不足证 肾阴不足，相火偏亢，常表现为腰膝酸痛，头目眩晕，盗汗失眠，五心烦热，血精，精浊等。

5. 肾阳虚衰证 肾阳不足，气化失司，常表现为形寒肢冷，腰膝酸痛，小便清长，夜尿频多，阳痿不举，精冷不育等。

二、常用治疗方剂、药材与中成药

（一）内治法

泌尿、男性生殖系统疾病种类较多，证候表现有异有同。常见内治法归纳如下。

1. 清热利湿法 溺窍异常多为膀胱湿热，常用导赤散加减；肝经湿热，常用龙胆泻肝汤加减；精窍异常多为脾肾湿热，常用萆薢分清饮加减。

（1）常用方剂 导赤散、龙胆泻肝汤、萆薢分清饮。

导赤散

【处方】地黄6g 木通6g 甘草6g 竹叶3g

【功效】清心利水养阴。

【品种选择】木通：木通和川木通功效相近，但在药物品种、药物治疗偏性等方面有所不同。虽然两者都具有利尿通淋、清心除烦、通经下乳等功效，但木通一般用于实邪导致的经脉闭阻不通，以及机体调节功能失常引起的水肿、尿少、经闭、乳少等症状；川木通一般用于湿热瘀血导致的湿热痹痛、心烦尿赤等经脉不通症状，故而本方选用木通。此外，《中国药典》曾收载的关木通，由于其肾脏毒性已于2004年起被禁用,《中国药典》也不再收载。甘草:生品清热解毒,可用于邪毒蕴结所致的痈疽疮肿,无论阳证、阴证;炙甘草偏于补中,本方中配伍少量甘草清热解毒,因此应使用生品。

【用法用量】水煎煮,食远服。

龙胆泻肝汤

【处方】龙胆草6g　黄芩9g　栀子9g　泽泻12g　木通6g　车前子9g　当归3g　地黄9g　柴胡6g　甘草6g

【功效】清泻肝胆实火,清利肝经湿热。

【品种选择】车前子:车前子具有清热利尿通淋、渗湿止泻、明目、祛痰的功效,用于热淋涩痛,水肿胀满,暑湿泄泻,目赤肿痛;盐制后车前子泻热利尿而不伤阴,增强在肾经的作用,故而本方可选用盐车前子。当归:养血滋阴,使邪去而阴血不伤,当归酒洗可引药入肝经,故而可用酒当归。柴胡:疏畅肝胆之气,与生地黄、当归相伍以适肝体阴用阳之性,宜用醋柴胡,能引药归于肝胆之经。甘草:宜用生甘草调和诸药,护胃安中,为佐使之用。

【用法用量】水煎煮,食远服。

萆薢分清饮

【处方】益智仁9g　萆薢9g　石菖蒲9g　乌药9g

【功效】温肾利湿,分清化浊。

【品种选择】益智仁:宜用盐益智仁,专行下焦,温补肾阳,涩精缩尿。萆薢:萆薢分为川萆薢和粉萆薢,二者功效差别不大,但川萆薢长于祛风湿,通经络,多用于风湿痹痛;粉萆薢长于利水渗湿、分清化浊,多用治膏淋、白带等症,故而本方宜选用粉萆薢。

【用法用量】水煎煮,加入食盐少许,食远服。

(2)常用药材　黄芩、黄连、黄柏、龙胆草、苦参、知母、夏枯草、芦根、竹茹、玄参、金银花、泽泻、栀子、木通、生地等。

2. 行气活血法　气滞为主者,常用橘核丸加减;血瘀为主者,常用代抵当丸加减。

(1)常用方剂　橘核丸、代抵当丸。

橘核丸

【处方】橘核30g　海藻30g　昆布30g　海带30g　川楝子30g　桃仁30g　厚

朴15g　木通15g　枳实15g　延胡索15g　桂枝15g　木香15g

【功效】行气止痛，软坚散结。

【品种选择】厚朴：具有燥湿消痰、下气除满的功效，应用姜汁炒制品，可消除其对咽喉的刺激性，故本方宜用姜厚朴。延胡索：延胡索有活血、利气、止痛作用，生延胡索不易煎出止痛有效成分，效果不佳；醋延胡索可增强行气止痛的作用，醋制可以使难溶于水的游离生物碱生成盐，提高煎出率；酒延胡索则以活血、祛瘀、止痛为主，故而本方宜用醋延胡索。

【用法用量】原方酒糊为丸，温酒、盐汤送下；现代可按原方比例酌定用量，水煎煮，食远服。

代抵当丸

【处方】生地黄30g　当归30g　赤芍30g　川芎23g　五灵脂23g　大黄45g

【功效】泻热逐瘀。

【品种选择】大黄：生大黄，性苦寒、气味重浊，走而不守，直达下焦，泻下作用峻烈（主含蒽醌苷），攻积导滞，泻火解毒力强，主要用于实热便秘、高热谵语，发狂，吐血，湿热黄疸，跌打瘀肿，血瘀经闭，热毒肠痈，瘀血腹痛，痈肿疔毒以及外治烧烫伤等；酒炙大黄苦寒泻下作用稍缓，并借酒升提之性，引药上行，善清上焦血分热毒，用于目赤肿痛、齿龈肿痛；大黄炭，炒炭后，泻下作用极微，主要具有凉血化瘀、止血功效，可用于大肠积滞的大便下血，以及热血伤络、血不循经之各种出血症；醋大黄，大黄醋炒后，可除去腹痛、恶心、呕吐等胃肠道反应，但消积化瘀力增强，主要有清热化湿、消积散痞作用，此外，醋大黄清热利胆、活血通腑，且能引药入肝，也用于治肝胆郁滞证及肝硬化、肝炎、肝癌、肝胆结石等；熟大黄，酒蒸熟后大黄酸显著减少，番泻苷仅余微量，其泻下力十分缓和，能减轻伤胃气、伤阴血、腹痛等副作用，并能增强活血祛瘀之功，综上所述本方宜选用熟大黄。

【用法用量】现代可按原方比例酌定用量，水煎煮。

（2）常用药材　当归、赤芍、乳香、没药、陈皮、大黄等。

3.化痰散结法　寒痰凝结者，当温阳化痰散结，常用阳和汤加减；浊痰化热者，当清热化痰散结，可用消核丸加减；精窍痰凝者，当通窍化痰散结，可用苍附导痰汤加减。

（1）常用方剂　阳和汤。

阳和汤

【处方】熟地黄30g　鹿角胶9g　肉桂3g　姜炭2g　白芥子6g　麻黄2g　甘草3g

【功效】温阳补血，散寒通滞。

【品种选择】鹿角胶：鹿角胶补肝肾、益精血，补阴之中兼能补阳，而龟甲胶偏于滋阴，本方中应选用鹿角胶温阳补血，此外，鹿角胶和鹿角霜都有温肾助阳的作用，鹿角胶具有较强的益精养血作用，鹿角霜具有比较强的收敛和止血作用，故而本方选用鹿角胶。芥子：宜用炒芥子，增强温化寒痰，通络散结之效，可消皮里膜外之疾。

【用法用量】水煎煮，鹿角胶烊化，肉桂焗服，食远服。

【使用注意】熟地黄、鹿角胶温补滋腻，脾虚患者服用后容易出现腹胀、纳呆，甚至腹泻，因此可在原方中加入陈皮、枳壳、砂仁、麦芽、谷芽、鸡内金等健脾消食药。

（2）常用药材　半夏、天南星、白芥子、皂角刺、猫爪草、浙贝母、夏枯草、玄参、昆布、海藻、海浮石等。

4.滋补肾阴法

（1）常用方剂　六味地黄丸。

六味地黄丸

【处方】熟地黄24g　山萸肉12g　山药12g　泽泻9g　牡丹皮9g　茯苓9g

【功效】填精滋阴补肾。

【品种选择】熟地黄：生地黄，性寒、味甘，清热凉血，养阴生津；熟地黄性微温，味甘，滋阴补血，益精填髓；本方主要起滋阴补肾作用，因此选用熟地黄。山萸肉：生品补肝益肾，收敛固脱，经酒蒸后补益肝肾作用增强，因此在本方中可选用酒萸肉入药。

【用法用量】现代可按原方比例酌定用量，水煎煮，食远服。

【使用注意】本方滋腻，脾虚之人服用后容易出现纳呆、腹满、便溏等症状。

（2）常用药材　墨旱莲、北沙参、南沙参、百合、麦冬、天冬、黄精、枸杞子、熟地黄、山药、山萸肉等。

5.温补肾阳法

（1）常用方剂　右归丸。

右归丸

【处方】熟地黄24g 山药12g 山萸萸9g 枸杞子12g 杜仲12g 菟丝子12g 当归9g 鹿角胶12g 附子6g 肉桂6g

【功效】温补肾阳，填精益髓。

【品种选择】菟丝子：具有补益肝肾、固精缩尿、安胎、明目、止泻的功效，用于肝肾不足，腰膝酸软，阳痿遗精，遗尿尿频，肾虚胎漏，胎动不安，目昏耳鸣，脾肾虚泻；菟丝子盐制后引药入肾，不温不燥，补肾作用缓和，故而本方选用盐菟丝子。杜仲：具有补肝肾、强筋骨、安胎的功能；生杜仲性温偏燥，能温补肝肾，强筋骨，适用于肾虚而兼夹风湿的腰痛和腰背伤痛；杜仲用姜汁炒制后可增强温补肾阳之功，故而本方选用姜杜仲。

【用法用量】现代可按原方比例酌定用量。水煎煮，方中附子宜先煎1小时。

【使用注意】方中含有肉桂、附子，所以不宜过量服用或久服，以免出现口腔溃疡、牙龈红肿出血、口干舌燥等上火症状。另外，附子有一定的毒性，过量服用还可能导致中毒，出现舌面发麻、心率减慢、恶心、呕吐、头晕眼花、呼吸困难的情况。服药期间应尽量避免房事，忌生冷食物，如梨、西瓜、海鲜、冷饮等。

（2）常用药材 附子、肉桂、淫羊藿、仙茅、肉苁蓉、巴戟天、补骨脂、蛇床子、鹿茸、海马等。

（二）外治法

泌尿、男性生殖系统疾病的外治方法与其他外科疾病一样，可以根据病情选用外敷、坐浴、热熨、脐疗、灌肠等外治法。外治法中除了选用对应中药方剂，还可选用以下治疗方法中的药物治疗。

（1）脐疗法 治疗精癃，可取独头蒜1个、生栀子3枚、盐少许，捣烂如泥敷脐部；或以葱白适量捣烂如泥，加少许麝香和匀敷脐部，外用胶布固定；或以食盐250g炒热，布包熨脐腹部，冷后再炒再熨。

（2）坐浴法 用野菊花、苦参、马齿苋、败酱草、马鞭草各30g，水煎坐浴，每晚1次，用于血精湿热下注者。

（3）保留灌肠法 应用解毒活血、行气止痛、消肿散结中药浓煎150ml左右，微冷后（约42℃）保留灌肠，一日1次。适用于湿热蕴结或气滞血瘀症。

（4）肛门内用药 治疗精浊可用野菊花栓、前列安栓或解毒活血栓塞入肛门内3~4cm，每次1枚，每日1~2次。

（5）热熨法 用小茴香、橘核各100g，研粗末炒热，装布袋内热熨患处，每次20~30分钟，每日2~3次。用于婴儿水疝或继发性水疝属寒证者。

（6）其他方法 急性子痈未成脓者可用金黄散或玉露散水调匀冷敷；病灶有波动感，穿刺有脓者，应及时切开引流；脓稠、腐肉较多时，可选用九一丹或八二丹药线引流；脓液已净者可外用生肌白玉膏。慢性子痈可用葱归溻肿汤坐浴或冲和膏外敷。

（三）常用中成药

表3-2-9 治疗泌尿、男性生殖系统疾病的常用中成药

药品名称	组成	功效	适应证	用法用量	备注
八正合剂（胶囊、颗粒、片）	川木通、车前子（炒）、瞿麦、萹蓄、滑石、灯心草、栀子、大黄、甘草	清热、利尿、通淋	湿热下注，小便短赤，淋漓涩痛，口燥咽干	合剂：口服。一次15~20 ml，一日3次；用时摇匀 胶囊剂：口服。一次4粒，一日3次 颗粒剂：温开水冲服。一次1袋，一日3次 片剂：口服。一次4片，一日3次	孕妇禁用
癃清片（胶囊）	败酱草、白花蛇舌草、金银花、黄连、黄柏、泽泻、车前子、牡丹皮、赤芍、仙鹤草	清热解毒，凉血通淋	用于下焦湿热所致的热淋，症见尿频、尿急、尿痛、腰痛、小腹坠胀	片剂：口服。一次6片，一日2次；重症一次8片，一日3次 胶囊剂：口服。0.4g/粒：一次6粒，一日2次，重症一次8粒，一日3次；0.5g/粒：一次4粒，一日2次，重症一次5~6粒，一日3次	体虚胃寒者不宜服用
清淋颗粒	瞿麦、川木通、萹蓄、车前子（盐炒）、滑石、大黄、栀子、甘草	清热泻火，利水通淋	用于膀胱湿热所致的淋证、癃闭，症见尿频涩痛，淋漓不畅，小腹胀满，口干咽燥	温开水冲服。一次10g，一日2次，小儿酌减	孕妇禁用

药品名称	组成	功效	适应证	用法用量	备注
三金片（颗粒、胶囊）	菝葜、金沙藤、金樱根、羊开口、积雪草	清热解毒，利湿通淋，益肾	主治下焦湿热所致的热淋、小便短赤、淋漓涩痛、尿急频数；急、慢性肾盂肾炎、膀胱炎，尿路感染见上述证候者；慢性非细菌性前列腺炎肾虚湿热下注证	片剂：口服。小片一次5片，大片一次3片，一日3～4次颗粒：开水冲服。一次14g，一日3～4次胶囊：口服。一次2粒，一日3～4次	孕妇禁用
排石颗粒	连钱草、车前子（盐水炒）、茼麻子、川木通、石韦、瞿麦、滑石、徐长卿、忍冬藤、甘草	清热利水，通淋排石	用于下焦湿热所致的石淋，症见腰腹疼痛、排尿不畅或伴有血尿；泌尿系结石见上述证候者	开水冲服，一次1袋，一日3次，或遵医嘱	孕妇禁用
男康片	淫羊藿、肉苁蓉、菟丝子、覆盆子、鹿衔草、黄芪、白术、当归、熟地黄、红花、赤芍、蒲公英、白花蛇舌草、黄柏、野菊花、鱼腥草、败酱草、紫花地丁、甘草（蜜炙）	益肾活血，清热解毒	用于肾虚血瘀、湿热蕴结所致的淋证，症见尿频、尿急、小腹胀满；慢性前列腺炎见上述证候者	口服。一次4～5片，一日3次，或遵医嘱	肝郁气滞，膀胱气化不行之淋痛者慎用
宁泌泰胶囊	四季红、白茅根、大风藤、三颗针、仙鹤草、芙蓉叶、连翘	清热解毒，利湿通淋	用于湿热蕴结所致淋证，症见小便不利，淋漓涩痛，尿血，以及下尿路感染、慢性前列腺炎见上述证候者	口服。一次3～4粒，一日3次；7天为一个疗程，或遵医嘱	孕妇慎服
银花泌炎灵片	金银花、半枝莲、萹蓄、瞿麦、石韦、川木通、车前子、淡竹叶、桑寄生、灯心草	清热解毒，利湿通淋	用于急性肾盂肾炎、急性膀胱炎、下焦湿热证，症见发热恶寒，尿频急，尿道刺痛或尿血，腰痛等	口服。一次8片，一日4次。2周为一个疗程，可连服3个疗程，或遵医嘱	孕妇禁用哺乳期妇女慎用

三、案例分析

1. 患者基本信息及诊疗过程 患者，男性，40岁。主诉尿痛伴会阴部疼痛不适3月，曾于外院住院治疗，考虑急性前列腺炎，使用抗生素1周余，具体治疗经过不详，症状不能缓解，自行出院前来就诊。有乙肝病史，曾查B超，提示肝硬化、肝脏结节，在外院长期服替诺福韦二吡呋酯片。

刻诊：尿痛，会阴部坠胀不适，口干苦，尿黄、异味重，大便一日2次，平素大便稀烂，进食寒凉加剧，纳可，眠差。舌红，脉沉细。

中医诊断：精浊 寒热错杂。

西医诊断：慢性前列腺炎。

中药方剂：柴胡10g 桂枝10g 天花粉15g 黄芩15g 牡蛎30g 甘草5g 土茯苓40g 干姜5g 薏苡仁30g 炒王不留行15g

（共7剂，每日1剂，水煎服）

中成药：宁泌泰胶囊 3粒 t.i.d.×11天。

二诊：会阴部疼痛缓解，口苦缓解，困乏，纳差，睡眠可，小便异味重缓解，大便烂，动则汗出。舌红，苔微黄，脉沉细。原方去土茯苓、薏苡仁、炒王不留行，加广藿香10g、姜厚朴10g、法半夏10g、茯苓20g、炮苍术15g。7剂，水煎服。

三诊：二诊后症状均好转，近期复发，予二诊中药继续服7剂。

2. 分析评价

（1）评价该患者的初始中药方剂治疗

①慢性前列腺炎属于中医"精浊""淋证""白浊"范畴。中医认为本病与肝、脾、肾、膀胱相关，初起多为湿、热、瘀、滞，后期出现气虚、阴亏、阳衰等，病久表现为虚实夹杂。

该患者中医四诊合参，证属"寒热错杂"，采用和解散寒、祛湿、生津敛阴法，以柴胡桂枝干姜汤加味治疗。该方被历代医家认为是治疗少阳兼水饮的方剂，刘渡舟教授经过多年的临床探索，指出柴胡桂枝干姜汤证的特点是少阳病有阴证的转机，即少阳病见有少阴病，提出柴胡桂枝干姜汤的病机为胆热脾寒，且在应用本方时以口苦便溏为主证。该患者口干苦，平素大便稀烂，进食寒凉加剧，符合柴胡桂枝干姜汤主证，辨证合理。

方中柴胡畅气机，散郁火，有助于少阳气机外透；黄芩苦寒，能清解少阳郁热，二者相伍以枢转少阳，解半表半里之邪；干姜、桂枝配甘草辛甘化阳以温振脾气，合黄芩、天花粉又能辛开苦降，复脾胃健运；牡蛎咸寒，既可化饮散结，除胁下之痞结，又能合天花粉清热除烦止渴，兼以安神。土茯苓、薏苡仁、炒王不留行配伍，加强祛湿利尿作用，诸药合用，既可疏利少阳、调和脾胃，又能利尿祛湿，兼能清热、化饮、散结、安神。全方组成合理。

②处方用甘草，生甘草药性微寒，功效偏于清热解毒，炙甘草药性微温，可增强补益心脾之气，因此该方应选用炙甘草，配伍干姜、桂枝，加强温振脾气作用。因患者平素大便稀烂，建议选用炒薏苡仁增强健脾止泻之功。

（2）评价本案例中宁泌泰胶囊的使用合理性 宁泌泰胶囊由四季红、白茅根、大风藤、三颗针、仙鹤草、芙蓉叶、连翘组成，功效清热解毒、利湿通淋，用于湿热蕴结所致淋证，症见：小便不利，淋漓涩痛，尿血，以及下尿路感染、慢性前列腺炎见上述证候者。根据《宁泌泰胶囊在慢性前列腺炎中临床应用中国专家共识》介绍，宁泌泰胶囊针对慢性前列腺炎的主要症状，可明显缓解疼痛、改善排尿症状和提高生活质量。但临床上运用宁泌泰胶囊治疗慢性前列腺炎需注意辨证使用，凡辨证为湿热蕴结所致的慢性前列腺炎均可使用。该患者中医辨证为寒热错杂，使用本品，其有效性难以保证，用药合理性有待商榷。

（3）用药监护

①本中药方剂中既有寒凉药物又有温热药物，临床应用时，应灵活调整药物的用量，嘱患者注意观察用药后口苦、便溏情况，便溏重时，可加重干姜用量，减轻黄芩用量；口苦重时，加重黄芩用量，而减少干姜用量。牡蛎煎服，宜打碎先煎。

②《伤寒论》载柴胡桂枝干姜汤初服微烦，复服汗出便愈。应告知患者开始服用本中药方剂时可能会出现微微烦躁，如可耐受，可继续服用，此属用药后正常反应，不必太过担心。

③嘱患者改善生活方式，避免久坐、憋尿、熬夜等不良生活习惯；饮食宜以清淡为主，忌酒及辛辣刺激之品。

第八节 周围血管疾病

周围血管疾病是指发生于心、脑血管以外的血管疾病，可分为动脉病和静脉病。动脉病包括血栓闭塞性脉管炎、动脉硬化性闭塞症、动脉栓塞、多发性大动脉炎、动脉瘤等，另外还包括肢端动脉舒缩功能紊乱疾病，如雷诺病（症）、红斑性肢痛症等；静脉病包括血栓性浅静脉炎、深静脉血栓形成、深静脉瓣膜功能不全、静脉曲张等。

中医学称周围血管为"筋脉""脉管"，故将周围血管疾病统称为"脉管病"。

一、常见症状及体征

1. 疼痛 肢体疼痛是周围血管疾病的常见症状，包括间歇性疼痛、持续性疼痛（静息痛）。其主要原因有动脉供血不足、静脉回流障碍、血液循环异常等。

间歇性疼痛，主要指伴随运动所出现的不适症状，包括供血不足部位出现的怠倦、钝痛、紧张或压迫感、痉挛性疼痛或锐痛。

持续性疼痛（静息痛）指肢体在静止状态下产生的疼痛，疼痛持续存在，尤以夜间为甚。疼痛表现为持续性钝痛伴有间歇性剧烈刺痛，可向肢体远端放射，并有麻木、厥冷或烧灼、蚁行、针刺等感觉异常。

2. 皮肤温度异常 肤温变化主要取决于肢体的血流量。动脉闭塞性病变多为肢端寒冷，闭塞程度越重，距离闭塞平面越远，寒冷愈明显。病变多为下肢潮热感，下垂时更明显。

3. 皮肤颜色异常 供血不足或血管舒缩失常而致的皮色改变，包括苍白、发绀（紫绀）和潮红等。静脉瘀血时，渗出于血管外的红细胞崩解可造成色素沉着。某些血管疾病以皮肤颜色改变为主要临床表现，如雷诺病，由于指（趾）小动脉和毛细血管阵发性收缩和扩张而产生指（趾）阵发性发白、发紫和发红。

4. 感觉异常 周围血管疾病所发生的感觉异常除疼痛外，还有潮热和寒冷、怠倦感、麻木、针刺或蚁行感等。

5. 结构异常 主要包括皮肤及其附件营养障碍、动脉搏动减弱或消失、浅静脉曲张等。肢体增粗或萎缩、肢体肿胀多发生于下肢，静脉瘀滞性肿胀一般为凹陷性水肿，按之较软，愈向远侧愈明显，多伴色素沉着、皮下组织炎症和纤维化、"足靴区"溃疡等，如深静脉血栓形成、下肢深静脉瓣膜功能不全、下肢静脉曲张等。

6. 溃疡和坏疽 缺血性溃疡是动脉病变引起，由于动脉闭塞病变影响皮肤血液循环，以致组织缺氧而形成溃疡。淤积性溃疡多由静脉病变引起，常见于下肢静脉曲张和下肢深静脉瓣膜功能不全，静脉血液回流障碍导致局部淤积性缺氧，从而并发溃疡。肢体出现坏疽病灶，提示血液循环供应局部的营养不足以维持静息时组织的代谢需要，以致发生不可逆变化。如无继发感染，坏疽区因液体蒸发和吸收，可形成"干性坏疽"；如并发感染则形成"湿性坏疽"，坏死组织受细菌作用而崩解、化脓，有恶臭。

二、病因病机

周围血管疾病的病因可分为内因与外因两大类。外因包括外感六淫、特殊毒邪（烟毒）、外伤等；内因包括饮食不节、情志内伤、脏腑经络功能失调、劳伤虚损等。

周围血管疾病的病机特点是血瘀。血脉瘀滞破坏了人体气血的正常循环，从而引发各种不同的病理变化。在邪、瘀、虚的病理变化过程中，出现多种多样的组合，导致血管病变的发生和变化，形成了临床上的各种证候。虽然血管病的病变部位多数在血管的某一局部，但与脏腑气血也有密切的关系。

三、常用治疗方剂、药材与中成药

（一）内治法

周围血管疾病虽然病因多端，但常有诸如寒、湿、热之有余，或气、血、阴、阳之不足，它们都离不开血瘀这个基本病机，因此活血化瘀就成为周围血管疾病总的治则。

应用活血化瘀这一总治则时，还必须结合寒热虚实的不同，灵活应用理气活血化瘀、益气活血化瘀、散寒活血化瘀、清热活血化瘀、祛湿活血化瘀、补血活血化瘀等一些常用的治法。

1. 理气活血化瘀法　适用于肝郁气滞血瘀证。凡周围血管疾病有气滞血瘀表现者均可应用，尤宜于病情随情志刺激而变化，或疾病使患者忧郁者。

（1）常用方剂　柴胡清肝汤、复元活血汤。

柴胡清肝汤

【处方】地黄　当归　白芍　川芎　柴胡　黄芩　栀子　天花粉　防风　牛蒡子

【功效】清肝泻火。

【品种选择】柴胡：生柴胡的升散作用较强，多用于解表退热；醋炙能缓和升散之性，增强疏肝止痛作用，本方中可选用醋柴胡加强疏肝止痛作用，如患者伴有外感发热症状，可用柴胡生品。当归：瘀血较重者，为增强活血作用，可用酒当归。芍药：赤芍味苦入肝，善清肝凉血化瘀，对于红肿、灼热、刺痛明显的血热血瘀患者应选用赤芍；白芍味酸入肝脾，善补血敛阴平肝，与甘草配伍，酸甘化阴，缓急止痛，对于血虚阴亏，下肢拘挛疼痛的患者可选用白芍。

【用法用量】查阅文献，该方剂未有剂量记载。临床使用时，各药可参考《中国药典》、各省市中药炮制规范的剂量范围，根据患者病情个体化用药。水煎煮，食远服。

复元活血汤

【处方】大黄18g　柴胡18g　桃仁15g　红花6g　穿山甲6g　当归9g　天花粉9g　甘草6g

【功效】活血祛瘀，疏肝通络。

【品种选择】大黄：原方中大黄需要酒浸且用量大，主要取其荡涤瘀血，导瘀下行作用，因此现代应用本方时应选用酒大黄，而且无须后下。穿山甲：长于消肿排脓，可使痈肿疮毒未成脓者消肿，已成脓者，可促使破溃；对于痈疡已破溃的，则不宜用穿山甲；穿山甲与皂角刺都有消肿作用，但穿山甲长于通经活络，皂角刺偏于搜风、消痰结，因此在本方中选用穿山甲优于皂角刺，如无穿山甲，可用皂角刺替换，但通经作用弱。注意：穿山甲是国家一级保护野生动物，禁入药，用替代品。天花粉：本方中天花粉主要起散结消肿、兼润燥作用，不适宜用石斛、天冬、麦冬等养阴生津药替换。柴胡：可选用醋柴胡，增强疏肝理气、引药入肝经作用。

【用法用量】可加黄酒（与水比例1:3）煎煮，食远服。

（2）常用药材　川芎、当归、白芍、生地黄、柴胡、黄芩、栀子、牛蒡子、连翘、桃仁、红花。疼痛重者，酌加三棱、鸡血藤、忍冬藤等逐瘀通络。

2. 益气活血化瘀法　适用于气虚血瘀证，主要表现除有血瘀征象外，多为病久且伴体倦、纳差、气短、心悸、舌淡苔白、脉虚弱无力等，常见于动脉狭窄、闭塞性疾病和深静脉血栓形成及血栓性深静脉炎的后期。

（1）常用方剂　补阳还五汤。

补阳还五汤

【处方】黄芪120g　当归尾6g　赤芍5g　川芎3g　桃仁3g　红花3g　地龙3g

【功效】补气，活血，通络。

【品种选择】黄芪：原方中黄芪标注用生品，生黄芪补气升阳，行滞通痹作用强于炮制品，因此方中应选用生黄芪加强补气行血作用；如患者食少便溏，可选用炙黄芪益气补中。当归尾：当归身擅长补血调经，当归尾偏于破血逐瘀，此方中应选用当归尾加强活血祛瘀作用。地龙：地龙与全蝎都具有通络止痛作用，全蝎搜风力强，祛风通络止痛之力强于地龙，如需增强通络作用，可选用全蝎。

【用法用量】原方重用黄芪，用量在四两（相当于120g），当归尾用量二钱（相当于6g），黄芪与当归尾比例约为20∶1。而在当归补血汤中，黄芪与当归比例是5∶1，主要体现补气生血作用，应注意黄芪与归尾或当归不同比例配伍所起的作用差异；在本方中，主要体现补气行血的治则，因此所有活血化瘀药的用量都较少。水煎煮，食远服。

（2）常用药材　黄芪、赤芍、当归、川芎、地龙、乳香、没药等。

3.散寒活血化瘀法　即用温热的药物配合活血化瘀药物，解除寒凝，促使经脉舒通、血活瘀化。分为温经通阳活血化瘀和补阳益气活血化瘀两种。

（1）温经通阳活血化瘀法　适用于外寒客络血瘀证，主要表现除有血瘀征象外，尚有局部肤色苍白、发凉、疼痛得热则缓，舌淡紫，苔白润，脉沉紧等，常见于动脉狭窄、闭塞或痉挛性疾病的早期。

①常用方剂　阳和汤、当归四逆汤。

阳和汤

【处方】熟地黄30g　鹿角胶9g　肉桂3g　姜炭2g　白芥子6g　麻黄2g　甘草3g

【功效】温阳补血，散寒通滞。

【品种选择】鹿角胶：鹿角胶补肝肾、益精血，补阴之中兼能补阳，而龟甲胶偏于滋阴，本方中应选用鹿角胶温阳补血。甘草：生品清热解毒，可用于邪毒蕴结所致的痈疽疮肿，无论阳证、阴证；炙甘草偏于补中；本方中配伍少量甘草清热解毒，因此应使用生品。

【用法用量】入汤剂，鹿角胶应烊化，肉桂应焗服；水煎煮，食远服。

【使用注意】熟地黄、鹿角胶温补滋腻，脾虚患者服用后容易出现腹胀、纳呆，甚至腹泻，因此可在原方中加入陈皮、枳壳、砂仁、麦芽、谷芽、鸡内金等健脾消食药。

当归四逆汤

【处方】当归9g　桂枝9g　芍药9g　细辛3g　通草6g　大枣8枚　炙甘草6g

【功效】温经散寒，养血通脉。

【品种选择】通草：《神农本草经》中认为通草能够"通利九窍，血脉关节"，因此在本方中通草取的是通经络作用，而非利尿作用。在临床应用中，认为木通通血脉、利关节作用强于通草，常配伍桑枝、防己、威灵仙等治疗关节不利、筋骨不利，因此在本方中也可选用木通代替通草，但木通苦寒，与桂枝、细辛配伍要注意比例及用量。

【用法用量】细辛单用时用量不宜超过3g，在与其他药物配伍应用时，可根据病情需要而定，一般不宜大剂量使用；水煎煮，食远服。

②常用药材 熟地黄、麻黄、鹿角胶、白芥子、桂枝、细辛，当归等。阳虚甚者，可加附片、肉桂、巴戟天等。

（2）补阳益气活血化瘀法 适用于阳虚内寒血瘀证，除有局部肤色苍白、发凉，疼痛得热则缓外，还伴腹胀便溏，腰膝发冷，小便频数或不利，阳痿，脉沉细等，常见于动脉狭窄、闭塞性疾病的后期。

①常用方剂 金匮肾气丸。

金匮肾气丸

【处方】熟地黄24g 山药12g 山茱萸12g 泽泻9g 茯苓9g 牡丹皮9g 桂枝3g 炮附子3g

【功效】补肾助阳，化生肾气。

【品种选择】地黄：原方中的地黄即生地黄，性寒、味甘，清热凉血，养阴生津；熟地黄性微温，味甘，滋阴补血益精填髓。本方主要起温补肾阳作用，因此可酌情选用熟地黄。山茱萸：生品补肝益肾，收敛固脱，经酒蒸后补益肝肾作用增强，因此本方可选用酒萸肉入药。

【用法用量】目前临床上附子内服以附片、淡附片、炮附片入药，用量3~15g，以小剂量起始使用，根据患者耐受及病情轻重逐步加量；内服应先煎、久煎。水煎煮，食远服。

【使用注意】使用过程中应注意患者有无口唇及四肢麻木、胸闷心慌、血压下降等乌头碱中毒症状，一旦发生，应及时就医。

②常用药材 地黄、山萸肉、桂枝、附子、牛膝、车前子、巴戟天等。

4.清热活血化瘀法 即用寒凉的药物配合活血化瘀药物，清解热邪，以使络宁血活瘀化，是"热者寒之"之义。在具体应用清热活血化瘀法时，必须首先分清热之为实为虚、在气在血，灵活应用清热凉血活血化瘀、清热解毒活血化瘀、养阴清热活血化瘀三法。对于素体虚寒者，尽管外邪或瘀血已经化热，亦应慎用苦寒，以免伤阳气。

（1）清热凉血活血化瘀法 适用于血热血瘀证，主要表现除有血瘀征象外，还可出现患部皮肤发红、灼热，瘀斑色红或紫，舌红绛，脉数等，常见于急性血栓性深、浅静脉炎。

①常用方剂　犀角地黄汤。

犀角地黄汤

【处方】犀角（水牛角）屑12g　地黄24g　芍药9g　牡丹皮12g

【功效】清热解毒，凉血散瘀。

【品种选择】犀角：由于犀角已取消药用标准，目前临床上使用水牛角或玳瑁替代犀角。芍药：此方中应选用赤芍，清热凉血，活血散瘀。

【用法用量】水牛角、玳瑁入汤剂用量宜大且应先煎。水煎煮，食远服。急性期可每日服药2~3次。

②常用药材　水牛角、生地黄、牡丹皮、赤芍、紫草等。

（2）清热解毒活血化瘀法　适用于热毒瘀滞证，常见于动脉狭窄、闭塞性疾病坏疽的早期。

①常用方剂　四妙勇安汤。

四妙勇安汤

【处方】金银花90g　玄参90g　当归60g　甘草30g

【功效】清热解毒，活血止痛。

【品种选择】金银花：金银花清热解毒力强，银花藤清热解毒作用较金银花弱，但偏于通经活络，对于患肢疼痛明显的患者，可换用银花藤，但使用剂量需加大。玄参：玄参与地黄均有清热凉血作用，但玄参咸寒，能软坚散结，兼解毒降火，地黄甘寒偏于补阴，因此本方中应选用玄参。

【用法用量】金银花一般使用剂量为6~15g，重症时可用至30~60g；玄参用量一般6~12g，重症可用至30g以上；本方药少量大力专，需连续服用。水煎煮，食远服。

【使用注意】本方性寒，脾胃虚弱者容易出现胃痛、腹胀、腹泻；本方中甘草使用剂量较大，如有高血压、心衰等患者，应注意监测血压、心率及液体出入量。

②常用药材　金银花、玄参、当归、甘草等。

（3）养阴清热活血化瘀法　适用于阴虚血瘀证，主要表现除有血瘀征象外，多病程较长，局部发热恶凉亦恶热，或伴五心烦热，咽干口燥，舌红少苔，脉细数等，常见于动脉狭窄、闭塞性疾病的后期。

①常用方剂　顾步汤。

顾步汤

【处方】黄芪　石斛　当归　金银花　牛膝　紫花地丁　蒲公英　菊花　人参　甘草

【功效】益气活血，清热解毒。

【品种选择】黄芪：生品补气行血，托毒生肌，因此在本方中应选用黄芪生品。牛膝：怀牛膝长于补肝肾，川牛膝长于活血祛瘀，本方中配伍牛膝用于活血，因此应选用川牛膝。人参：人参味甘，微温，擅于大补元气，适用于疾病后期元气亏虚证；如患者除了气虚外，仍有邪热余留，伴有阴液亏虚，可用西洋参养阴、清热、生津。菊花：菊花善于疏风散热，临床多配伍桑叶、蝉蜕、木贼等用于治疗风温初起之风热感冒；野菊花偏于清热解毒，临床常配伍金银花、蒲公英、紫花地丁用于治疗疔肿疮毒。本方中宜选用野菊花配伍。

【用法用量】查阅文献，该方剂未有剂量记载。临床使用时，各药可参考《中国药典》、各省市中药炮制规范的剂量范围，根据患者病情个体化用药。其中黄芪托毒生肌，剂量宜大；人参另煎兑服。水煎煮，食远服。

②常用药材　石斛、当归、牛膝、太子参、金银花、蒲公英等。活血药慎用桃仁、红花类温燥之品。疼痛剧烈者可加乳香、没药。

5. 祛湿活血化瘀法　即用燥湿或渗利的药物配合活血化瘀药物，以祛湿而通利气机，促使血活瘀化。因湿为阴邪，易阻气机而致血瘀。在具体应用祛湿活血化瘀治法时，又须分别出清热利湿活血化瘀、健脾利湿活血化瘀、温肾利湿活血化瘀三法。

（1）清热利湿活血化瘀法　适用于湿热瘀滞证，主要表现除有血瘀征象外，还可出现患肢肤红灼热，水肿，或疮面湿烂，舌红，苔黄腻，脉滑数等。常用于深静脉血栓形成及深静脉回流障碍。

①常用方剂　四妙勇安汤、萆薢渗湿汤。

萆薢渗湿汤

【处方】萆薢　薏苡仁　黄柏　茯苓　牡丹皮　泽泻　滑石　通草

【功效】清热渗湿，凉血活血。

【品种选择】萆薢：萆薢分为川萆薢和粉萆薢，二者功效差别不大，但川萆薢长于祛风湿，通经络，多用于风湿痹痛；粉萆薢长于利水渗湿、分清化浊，多用治膏淋、白带等症；本方用于清热渗湿，所以宜选用粉萆薢。茯苓：茯苓利水渗湿，能消五脏六腑出现的水湿停留，茯苓皮利水消肿，利水作用弱，长于消水气泛滥于皮肤的水肿，对于湿浊下注于四肢，利水渗湿应选用茯苓；猪苓性寒，利水之力大于茯苓，无补益作用；对于水湿流注肢体较重的患者，本方中茯苓可换为猪苓，配合泽泻增强利水效果。

【用法用量】查阅文献，本方剂未有剂量记载。临床使用时，各药可参考《中国药典》、各省市中药炮制规范的剂量范围，根据患者病情个体化用药。水煎煮，食远服。

【使用注意】本方所使用的利水药较多，使用过程中可引起小便次数增多、口干、潮热等症状，患者应适量补充水分，必要时可酌情加入天花粉、石斛、麦冬等养阴润燥药物。

②常用药材　金银花、玄参、萆薢、黄柏、茵陈、泽泻、滑石、牡丹皮、当归、赤芍等。

（2）健脾利湿活血化瘀法　适用于脾虚湿瘀证，主要表现为患肢水肿，全身倦怠，脘腹胀满，大便清稀，舌苔白腻，脉濡缓等。

①常用方剂　参苓白术散。

参苓白术散

【处方】人参15g　白术15g　茯苓15g　白扁豆12g　薏苡仁9g　莲子9g　山药15g　砂仁6g　桔梗6g　甘草10g

【功效】益气健脾，渗湿止泻。

【品种选择】人参：人参偏于补元气，党参偏于补脾气，因此本方选用党参健脾益气更为合适。白术：生白术以燥湿健脾、利水消肿为主，用于痰饮、水肿，以及风湿痹痛等证；土炒白术，补脾止泻力胜，用于脾虚食少，泄泻便溏等证；焦白术能缓和燥性，增强健脾作用，用于脾胃不和，运化失常，食少胀满，倦怠乏力，表虚自汗等证。本方证候中，如患者水肿明显，可选用生白术；如以脾虚便溏为主，可选用土炒白术；如以食少胀满为主，可用焦白术。山药、薏苡仁、白扁豆生品炒制后均能增强健脾作用，因此方中这三味药可选用炒制品。

【用法用量】砂仁入汤剂，宜后下；水煎煮，食远服。

②常用药材　白扁豆、白术、茯苓、莲子、山药、薏苡仁、猪苓、车前子等。

（3）温肾利湿活血化瘀法　适用于肾虚湿瘀证，主要表现为患肢水肿，肤冷，全身畏寒，舌淡，苔白润或腻，脉沉弱等。

①常用方剂 真武汤。

真武汤

【处方】炮附子9g 白术6g 茯苓9g 生姜9g 芍药9g

【功效】温阳利水。

【品种选择】白术：以燥湿健脾、利水消肿为主，用于痰饮，水肿，以及风湿痹痛等证，本方中宜选用生品。芍药：本方中应选用白芍，增液舒筋以解肌肉瞤动，同时防止附子燥热伤阴。

【用法用量】临床上附子内服以附片、淡附片、炮附片入药，用量3~15g，以小剂量起始使用，根据患者耐受及病情轻重逐步加量；内服应先煎、久煎；水煎煮，食远服。

【使用注意】使用过程中应注意患者有无口唇及四肢麻木、胸闷心慌、血压下降等乌头碱中毒症状，一旦发生应及时就医。

②常用药材 附子、白术、白芍、茯苓、桂枝等。

6. 补血活血化瘀法 本法用补血药物配合活血化瘀药物，以增血液而充盈脉道，促使血活瘀化。适用于血虚血瘀证，主要表现除有血瘀征象外，多为病久且伴头晕，面色萎黄或苍白，唇爪色淡，心悸，舌淡，脉细等，常见于动脉狭窄、闭塞性疾病的早期或后期。

（1）常用方剂 四物汤合补阳还五汤。

四物汤合补阳还五汤

【处方】熟地黄12g 当归9g 川芎6g 黄芪120g 赤芍5g 桃仁3g 红花3g 地龙3g

【品种选择】【用法用量】和【使用注意】可参考第三篇第二章第五节和第八节的相关方剂分析。

（2）常用药材 黄芪、当归、白芍、阿胶、川芎、桃仁、红花等。

除活血化瘀之外，根据辨证论治的原则，针对患者不同疾病及疾病的不同阶段，还经常使用温经散寒、清热利湿、清热解毒等治法。

（二）外治法

周围血管疾病与其他外科疾病一样，可以根据病情选用熏洗、箍围、浸渍、热烘等外治法。外治法除了选用对应中药方剂，还可选用以下药物治疗。

（1）冰硝散外敷，用于股肿病急性期。将冰片、芒硝（比例100∶1）研为粗末，拌匀，装入布袋内敷于患处。

（2）应用生肌类的中药外敷，如生肌玉红膏、橡皮生肌膏，促进臁疮、脱疽生肌期的创面愈合。

（三）常用中成药

表3-2-10　治疗周围血管疾病的常用中成药

药品名称	组成	功效	适应证	用法用量	备注
脉络宁口服液（颗粒）	牛膝、玄参、金银花、石斛	养阴清热，活血祛瘀	用于阴虚内热、血脉瘀阻所致的脱疽；血栓闭塞性脉管炎、动脉硬化性闭塞症、静脉血栓、脑梗死符合上述证候者	口服液：口服。一次20ml，一日3次 颗粒：温开水冲服。一次10g，一日3次	孕妇禁用 脑出血患者慎用 出血倾向的患者慎用 下肢深静脉血栓形成期7天内慎用
脉络宁注射液	牛膝、玄参、金银花、石斛	养阴清热，活血祛瘀	用于阴虚内热、血脉瘀阻所致的脱疽；血栓闭塞性脉管炎、动脉硬化性闭塞症、静脉血栓、脑梗死符合上述证候者	静脉滴注。一次10~20ml，一日1次，加入5%葡萄糖注射液或0.9%氯化钠注射液250~500ml中。10~14日为一疗程，重症者可连用2~3个疗程	孕妇禁用 脑出血患者慎用 出血倾向的患者慎用 下肢深静脉血栓形成期7天内慎用
通塞脉片（胶囊、颗粒）	黄芪、当归、党参、金银花、甘草、玄参、石斛、牛膝	培补气血，养阴清热，活血化瘀，通经活络	用于血栓闭塞性脉管炎（脱疽）的毒热证	片剂：口服。一次5~6片，一日3次 胶囊：口服。一次5粒，一日3次 颗粒：温开水冲服。一次1袋，一日3次	孕妇禁用 脉管炎阴寒证者慎用
脉络舒通颗粒（丸）	黄柏、金银花、当归、水蛭、蜈蚣、全蝎、薏苡仁、苍术、黄芪、玄参、白芍、甘草	清热解毒，化瘀通络，祛湿消肿	用于湿热瘀阻脉络所致的血栓性浅静脉炎，非急性期深静脉血栓形成后所致的下肢肢体肿胀、疼痛、肤色暗红或伴有条索状物	颗粒：温开水冲服。一次1袋，一日3次 浓缩水丸：口服。一次12g，一日3次	孕妇禁用 深静脉血栓形成初发一周内患者禁用

续表

药品名称	组成	功效	适应证	用法用量	备注
脉管复康片（胶囊）	丹参、鸡血藤、郁金、乳香、没药	活血化瘀，通经活络	用于瘀血阻滞，脉管不通的脉管炎、硬皮病、动脉硬化性下肢血管闭塞症；对冠心病、脑血栓后遗症也有一定治疗作用	片剂：口服。一次4或8片，一日3次胶囊：口服。一次4粒，一日3次	孕妇禁用
通脉宝膏	金银花、蒲公英、苦地丁、野菊花、天葵子、黄芩、当归、赤芍、延胡索（醋制）、牛膝、鸡血藤、玄参、石斛、黄芪、白术（麸炒）、天花粉、甘草	清热解毒，益气滋阴，活血通络	用于毒瘀阻络、气阴亏虚所致的脱疽；血栓闭塞性脉管炎及血栓性静脉炎等	口服。一次25～50g，一日2次	孕妇禁用
抗骨髓炎片	金银花、地丁、蒲公英、半枝莲、白头翁、白花蛇舌草	清热解毒，散瘀消肿	用于热毒血瘀所致附骨疽，症见发热、口渴、局部红肿、疼痛、流脓；骨髓炎见上述证候者	口服。一次8～10片，一日3次；儿童酌减	孕妇禁用阴寒者慎用

以上中成药为说明书明确规定可用于治疗周围血管疾病。相关指南、共识也推荐了其他中成药用于治疗此类疾病，但因这些中成药的功能主治并未纳入相关适应证，临床使用时应权衡风险和获益。

（1）用于下肢动脉硬化闭塞症治疗 金匮肾气丸与银杏叶片联用、血府逐瘀胶囊与灯盏生脉胶囊联用、活血通脉胶囊。

（2）用于糖尿病足治疗 龙血竭胶囊、通心络胶囊。

四、案例分析

1. 患者基本信息及诊疗过程 患者，男性，66岁。10年前曾左下肢肿胀疼痛，经治疗后症状消失，具体治疗经过不详。

一诊：现左下肢肿胀再发1个月，伴有灼热、疼痛，自觉行走时下肢乏力，3天前无明显诱因出现红肿、灼热疼痛加重。面红、口气较重，大便偏干。舌暗红，苔黄腻，脉滑数。高血压病史10年，规律服用降压药物，血压控制在

120～130/70～80mmHg。查体：左下肢肿胀，较右下肢增粗2～4cm，皮肤颜色潮红，肤温较高，左侧大腿内侧有压痛。

检查：尿酸368μmol/L。双下肢动、静脉彩超提示：双侧下肢动脉轻度硬化伴小斑块形成，未见明显狭窄；左侧小腿皮下静脉曲张，余双侧下肢静脉血流通畅，未见明显血栓形成。血分析、生化检查、血脂四项等检查未见明显异常。

中医诊断：股肿　湿热下注证。

西医诊断：下肢静脉炎。

中药方剂：金银花30g　当归10g　玄参30g　毛冬青20g　甘草6g　茵陈15g　路路通15g　粉草薢15g　地黄15g　牛膝15g　牡丹皮10g　甘草泡地龙10g（共7剂，每日1剂，水煎服；药渣外敷左下肢）

中成药：复方血栓通胶囊　3粒　t.i.d.×7天。

二诊：左下肢灼热、疼痛感明显减轻，皮肤颜色略红，仍有肿胀，较右下肢粗2cm。二便正常，舌暗红，苔黄腻，脉滑数。原方加车前子15g，14剂，水煎服；复方血栓通胶囊　3粒　t.i.d.×14天。

三诊：患肢灼热、疼痛症状消失，肿胀基本消退，皮肤颜色正常，停中药汤剂。复方血栓通胶囊　3粒　t.i.d.×7天。

2. 分析评价

（1）评价该患者的初始中药方剂治疗

①下肢静脉炎属于中医"脉痹"范畴，中医治疗多以清热利湿、活血散结为主。

患者起病较急，中医四诊合参，证属"湿热下注"，采用清热利湿、活血化瘀法，以四妙勇安汤加味治疗。方中金银花、玄参、生地黄清热解毒，凉血消痛；毛冬青清热解毒，活血通脉；茵陈、粉草薢清热利湿；路路通利湿通络；当归、牡丹皮、地龙及牛膝配伍，加强活血化瘀作用，消除患肢粗肿胀痛，牡丹皮兼有清热凉血作用；甘草清热解毒，调和诸药。全方组成合理。

②四妙勇安汤原方中金银花、玄参两药剂量各三两，治疗脉管类、皮肤类外科疾病或重症患者，倡用原方剂量，对于此类患者不主张轻易减量。本案例在遵循原方基础上，同时配伍了生地黄、毛冬青等清热凉血解毒药，因此金银花、玄参使用剂量为30g，剂量是合理的。其他药味剂量符合药典及其他地方标准。

③牛膝：怀牛膝，偏于补肝肾；川牛膝，强于活血化瘀；本方中应选用川牛

膝，加强活血化瘀作用。

（2）评价本案例中复方血栓通胶囊的使用合理性 复方血栓通胶囊由三七、黄芪、丹参、玄参组成，功能活血化瘀、益气养阴，主要用于证属血瘀兼气阴两虚的视网膜静脉阻塞、稳定性劳累型心绞痛治疗。对于本品治疗下肢静脉炎缺乏相关临床研究，其安全性和有效性难以评估。

（3）用药监护

①本中药方剂中含有地龙，因此使用前应询问患者过敏史，如既往对地龙、水蛭等含动物蛋白药物有过敏反应，应更换其他药物替代。

②本案例中所使用的中药汤剂偏于苦寒，使用过程中可能会引起大便稀溏甚或腹泻，如可耐受应继续服用，必要时可在原方中加入粳米或山药顾护中焦脾土。

③注意患者有无不明原因的皮肤瘀斑、牙龈出血、眼底出血等出血症状，一旦发生，嘱患者及时前往医院调整用药。同时定期监测血液分析及凝血功能。

④四妙勇安汤治疗脉管炎类疾病，原方疗程为10天，目前临床使用疗程多为2周。实际使用中，应考虑患者年龄、体质、耐受度等因素进行综合判断，注意中病即止。

⑤嘱患者卧床休息，适当抬高患肢；饮食宜清淡，忌食辛辣、鱼腥之品。

第九节 其他外科疾病

一、毒蛇咬伤

毒蛇咬伤是指人体被毒蛇咬伤后，其毒液由伤口进入人体内而引起的一种急性全身中毒性疾病。其临床特点是发病急、变化快、病势凶险，短期内可危及生命，必须及时采取各种有效的抢救措施。

（一）病因病机及证型分类

1. 中医病因病机 中医古代文献《普济方·蛇伤》中曾记载："夫蛇，火虫也，热气炎极，为毒至甚。"蛇毒系风、火二毒。风者善行数变，火者生风动血、耗伤阴津。风毒偏盛，每多化火；火毒炽盛，极易生风。风火相煽则邪毒鸱张，必客于营血或内陷厥阴，形成严重的全身性中毒症状。

2. 证型分类

（1）风毒证 风为阳邪，其性开泄，易袭阳位。风邪侵入人体，先中经络，肌肉失去气血濡养，可见眼睑下垂、张口困难、颈项不适等；风毒深入中脏腑，气血逆乱，上冲于脑，可致烦躁、神志不清等。症见伤口不红不肿不痛，仅有皮肤麻木感；全身症状有头昏、眼花、嗜睡、气急，严重者呼吸困难、四肢麻痹、张口困难、眼睑下垂、神志模糊甚至昏迷；舌苔薄白，舌质红，脉弦数。

（2）火毒证 心主火，心主血脉，火毒之邪最易归心。热盛肉腐，肉腐成脓，可见肿胀、坏死、溃烂；火毒可耗血动血，迫血妄行，致皮下瘀斑及各种出血；继而热扰心神，出现烦躁不安、惊厥、昏迷等。局部肿痛严重，常有水疱、血疱或瘀斑，严重者形成局部组织坏死；全身症状可见恶寒、发热、烦躁、咽干口渴、胸闷心悸、胁肋胀痛、大便干结、小便短赤或尿血；舌质红，苔黄，脉滑数。

（3）风火毒证 风助火势，火可生风。风者善行数变，痹阻经络，深中脏腑；火者生风动血、耗伤津液。风火相煽则邪毒鸱张，可耗血动血，出现溶血出血症状；热极生风，则有谵语、抽搐等症状。局部肿胀较重，一般多有创口剧痛，或有水疱、血疱、瘀斑、瘀点或伤处溃烂；全身症状有头晕、头痛、眼花、寒战发热、胸闷心悸、恶心呕吐、大便秘结、小便短赤，严重者烦躁抽搐，甚至神志昏愦；舌苔白黄相兼，后期苔黄，舌质红，脉弦数。

3. 西医病因病理

（1）蛇毒的一般理化性质 蛇毒是一种复杂的蛋白质混合物，含有多种毒性蛋白。新鲜蛇毒为黏稠液体，呈弱酸性，加热至65℃以上容易被破坏，凡能使蛋白质沉淀、变性的强酸、强碱、氧化剂、还原剂、消化酶及重金属盐类均能破坏蛇毒。

（2）蛇毒的有毒成分

①神经毒 主要是阻断神经–肌肉的接头引起弛缓性麻痹，终致周围性呼吸衰竭，引起缺氧性脑病、肺部感染和循环衰竭。若不及时抢救则导致死亡。神经毒主要是引起肌肉运动障碍，如语言困难、吞咽困难、复视。严重者牙关紧闭、呼吸麻痹等。

②血循毒 对心血管和血液系统产生多方面的毒性作用。心脏毒素毒性极强，可损害心肌细胞的结构和功能；出血毒素是一种血管毒，可以引起广泛性血

液外渗，导致显著的全身性出血，甚至肺、肾、心、肝脏实质出血而死亡；溶血毒素含有直接或间接溶血因子。

③酶 蛇毒含有多种酶，使蛇毒的致病机制更为复杂。蛇毒中含的酶有25种左右，与毒性关系较大的几种酶有蛋白质水解酶、磷脂酶A、透明质酸酶、三磷酸腺苷酶。其中蛋白质水解酶可损害血管壁内皮细胞，增加管壁的通透性，导致血浆外渗、组织水肿、局部肌肉坏死，甚至深部组织溃烂。磷脂酶A毒性作用是间接溶血作用，它可使卵磷脂转变为溶血卵磷脂而致溶血，所引起的溶血症是极为严重的；磷脂酶A可促成产生溶血卵磷脂而损及神经组织，或直接协助蛇毒中的神经毒或心脏毒进入神经组织中，结果表现出严重的外周神经症状；磷脂酶A还可以使毛细血管通透性增加而引起出血，并可释放组胺、5-羟色胺、肾上腺素、缓动素等，间接干扰心血管系统的功能。透明质酸酶能溶解细胞与纤维间质，破坏结缔组织的完整性，促使蛇毒从咬伤局部向其周围迅速扩散、吸收。三磷酸腺苷酶可破坏三磷酸腺苷而减少体内能量供给，影响体内神经介质、蛋白质的合成，导致各系统的生理功能障碍。

（二）常用治疗方剂、药材与中成药

毒蛇咬伤是一种严重的疾病，能否及时有效地进行抢救和处理，对病情转归和预后影响很大，尤其是咬伤早期。内外并治、排毒解毒、防毒内陷扩散为本病治疗宗旨。内服应解毒排毒，外用应断毒消肿，辨清中毒类型，对症用药。以解毒排毒为要，辨证运用祛风、清热、凉血、止血、泻下、开窍等方法综合治疗。

1. 急救 毒蛇咬伤应在咬伤后短时间内采取紧急措施。在早期结扎、扩创排毒等局部处理后，可口服解毒中药。口服解毒中药有金银花、野菊花、蒲公英、紫花地丁、车前草、半枝莲、半边莲、甘草、重楼，选择上药数味水煎口服，或一次性口服食醋150~200ml。

2. 内治法 根据治疗蛇伤"治蛇不泄，蛇毒内结，二便不通，蛇毒内攻"的原则，采用祛风解毒、凉血止血、利尿通便的治法。不管何种毒蛇咬伤，在处方用药时一般应加入解毒、利尿、通便之品，如半边莲、虎杖、白花蛇舌草、大黄、万年青等。

（1）活血通络，驱风解毒法 适用于风毒证。

①常用方剂 活血驱风解毒汤。

活血驱风解毒汤

【处方】当归　川芎　红花　威灵仙　白芷　防风　僵蚕　重楼　半边莲　紫花地丁

【功效】活血通络，驱风解毒。

【品种选择】当归：宜选用酒当归，酒当归活血通经力强。僵蚕：祛风解痉，化痰散结，本方中选用炮制品麸炒僵蚕。紫花地丁：清热解毒，凉血消肿，能解蛇毒，用于毒蛇咬伤；蒲公英与紫花地丁均味苦性寒，均可清热解毒，蒲公英是治乳痈之要药，但不能解蛇毒；本方中二药可相须为用，但不可用蒲公英替代紫花地丁。

【用法用量】查阅文献，该方剂未有剂量记载。临床使用时，各药可参考《中国药典》、各省市中药炮制规范的剂量范围，根据患者病情个体化用药。水煎煮，食远服。

②常用药材　蝉蜕、僵蚕、防风、天麻、蜈蚣、白芷、当归、制何首乌、法半夏、瓜蒌、黄连、紫花地丁、半边莲、重楼等。早期应加车前草、泽泻等利尿排毒；若大便不畅，加大黄、厚朴通便泄毒；咬伤在下肢，加川牛膝；咬伤在上肢，加桑枝加强祛风通络，并作引经用；若视物模糊、瞳孔散大，加白芷、蝉蜕；若动风抽搐，加全蝎搜风镇惊；若昏迷，加安宫牛黄丸以加强清热解毒、清心开窍；痰多者加竹沥、鱼腥草清热祛痰。

（2）泻火解毒、凉血活血法　适用于火毒证。

①常用方剂　龙胆泻肝汤合五味消毒饮。

龙胆泻肝汤合五味消毒饮

【处方】龙胆草6g　黄芩9g　栀子9g　泽泻12g　木通6g　车前子9g　当归3g　地黄9g　柴胡6g　甘草6g　金银花30g　野菊花12g　蒲公英12g　紫花地丁12g　紫背天葵12g

【功效】清热解毒，清肝火，利湿热，消散疔疮。

【品种选择】龙胆草：大苦大寒，既能泻肝胆实火，又能利肝胆湿热，泻火除湿，酒入肝，故龙胆草须酒炒引药入肝经。黄芩、栀子：苦寒泻火，燥湿清热，炒制以缓和药性。当归、生地黄：养血滋阴，使邪去而阴血不伤，当归酒洗，生地黄酒炒，均可引药入肝经。甘草：调和诸药，护胃安中，用生甘草。金银花入肺胃，解中上焦之热毒，野菊花入肝经，专清肝胆之火，蒲公英、紫花地丁均具清热解毒之功，天葵子能入三焦，善除三焦之火，方中均选用生品。

【用法用量】水煎煮，食远服。

【使用注意】脾胃虚弱、大便溏薄者慎用；阴疽肿痛者忌用。

②常用药材　黄连、黄柏、黄芩、栀子、生地黄、赤芍、牡丹皮、金银花、紫花地丁、蒲公英、重楼等。若高热、汗出、口渴，加石膏、知母以清泄气分热邪；若大便秘结，加大黄、枳实、厚朴、玄明粉泻下热结；若小便短赤、血尿，加墨旱莲、白茅根、茜草、车前草、泽泻等利尿止血；若热甚伤津，口干、口渴，加天花粉、玄参、麦冬，以生津止渴；若发斑、吐血、衄血，加水牛角以加强凉血化斑解毒；若烦躁抽搐，加羚羊角、钩藤以凉肝息风；若神昏谵语，加安宫牛黄丸清心开窍；若局部肿胀甚，加赤小豆、冬瓜皮、泽泻以利水消肿；若身黄目黄尿黄、胸胁痞满，加龙胆草、茵陈、半边莲、田基黄以清热退黄解毒。若火毒夹湿，症见头晕、头重、困倦、胸闷、腹胀、欲呕，加茵陈、泽泻、藿香、白豆蔻等利湿、化湿。热甚迫血旺行，加蒲黄、紫珠草、茜草根、仙鹤草、侧柏叶；大便秘结，加大承气汤；伤口出血不止，加云南白药0.5g或三七粉3g。

（3）清热解毒、凉血息风法　适用于风火毒证。

①常用方剂　黄连解毒汤合五虎追风散。

黄连解毒汤合五虎追风散

【处方】黄连9g　黄芩6g　黄柏6g　栀子9g　蝉蜕30g　天南星6g　天麻6g　全蝎5g　僵蚕5g

【功效】泻火解毒，散风热，开郁结，化痰滞。

【品种选择】黄连、黄芩、黄柏、栀子：毒热盛，充斥三焦，黄连、黄芩、黄柏、栀子泻三焦火毒，处方均选用生品。天南星：天南星生品有毒，使用炮制品以降低其毒性，方中选用制天南星，用来祛风止痉。蝉蜕、全蝎：方中重用蝉蜕、全蝎、僵蚕等虫类药以解痉通络，全蝎宜选用带尾全蝎，僵蚕宜用炒制品。

【用法用量】水煎煮，食远服。

【使用注意】本方为大苦大寒之剂，中病即止，久服或过量服用易伤脾胃；非实热火盛者不宜使用；阴虚火旺者宜慎用。

②常用药材　黄连、黄芩、栀子、黄柏、蝉蜕、僵蚕、全蝎、防风、生地

黄、牡丹皮、半边莲、重楼等。若吞咽困难，加玄参、山豆根、射干以清热利咽；若胸闷、呕逆，加竹茹、法半夏以降逆止呕；若烦躁不安或抽搐，加羚羊角、钩藤、珍珠母，以镇惊安神息风；若大便秘结，加生大黄、枳实、厚朴泻下热结；若小便短赤或尿闭，加车前草、白茅根、泽泻利尿；若瞳孔缩小、视物模糊，加菊花明目。

（4）清营凉血解毒法　适用于蛇毒内陷证。毒蛇咬伤后失治误治，出现高热、躁狂不安、惊厥抽搐或神昏谵语；局部伤口由红肿突然变成紫暗或紫黑，肿势反而稍减；舌质红绛，脉细数。

①常用方剂　清营汤加减。神昏谵语、惊厥抽搐者，加服安宫牛黄丸或紫雪丹，若正气耗散，正不胜邪，导致心阳衰微，出现面色苍白、淡漠神昏、汗出肢冷，则宜用参附汤以益气回阳。

清营汤

【处方】犀角9g　生地黄15g　玄参9g　竹叶心3g　麦冬9g　丹参6g　黄连5g　金银花9g　连翘6g

【功效】清营解毒，泄热养阴。

【品种选择】犀角：由于犀角已取消药用标准，目前临床上使用水牛角替代犀角。生地黄：原方中生地黄，应为鲜地黄，味甘、苦，性寒，增其清热凉血作用。竹叶心：可用淡竹叶替代，具有清头热，治头昏功效，本方用竹叶心可治疗高热、烦躁不安；若有烦渴，小便不利、灼痛症状可选用淡竹叶，淡竹叶具有生津、利尿等功效。

【用法用量】水牛角入汤剂用量宜大且应先煎；水煎煮，食远服。

②常用药材　水牛角、生地黄、玄参、竹叶、金银花、连翘、麦冬、半枝莲、重楼、紫花地丁等。若神昏谵语、惊厥抽搐，加服安宫牛黄丸或紫雪丹，以清心开窍、镇惊；若正气耗散、正不胜邪，导致心阳衰微，出现面色苍白、淡漠神昏、汗出肢冷，则宜用参附汤，以益气回阳。

3.外治法

（1）初起经急救处理后，局部可运用具有清热解毒、消肿止痛作用的中草药鲜药或散剂、酊剂等外敷，如半边莲、金银花、马齿苋、重楼、八角莲、蒲公英、芙蓉叶、鬼针草、墨旱莲等新鲜中草药，可选择1～2种捣烂敷于伤口周围肿胀部位，或选择三黄散、金黄散、九味消肿拔毒散、七叶一枝花酊剂等外用。

也可以用内服的蛇药片研末水调外敷。

（2）溃后期形成的蛇伤溃疡宜扩创引流，用八二丹或九一丹药线引流，外敷金黄膏，待脓净后改用生肌玉红膏、生肌散外敷。

4.常用中成药

表3-2-11　治疗毒蛇咬伤的常用中成药

药品名称	组成	功效	适应证	用法用量	备注
季德胜蛇药片（南通蛇药片）	重楼、蟾蜍皮、蜈蚣、地锦草等	清热解毒，消肿止痛	毒蛇、毒虫咬伤	口服。第一次20片，以后每隔6小时续服10片，危重症者将剂量增加10~20片并适当缩短服药时间；不能口服者，可行鼻饲法给药 外用。被毒蛇咬伤后，以本品溶于水外搽，即可消肿止痛	本品含有蟾蜍、蜈蚣，不可过服久服心律失常、肝肾功能不全者慎用
湛江蛇药	巴豆叶、威灵仙、鸡骨香（根皮）、侧柏叶、田基黄、七星剑（叶）、细辛、两面针（皮）、半边旗、朱砂根（皮）、柚叶、山芝麻（叶）、了哥王（叶）、重楼、龙胆草、薄荷、独脚莲、半边莲、黑面神（叶）、老鸦胆叶、枫香叶、东风橘（根茎皮）组成	解蛇毒，止痛，消胂	用于银环蛇、金环蛇、眼镜蛇、青竹蛇及天虎、蜈蚣咬伤	口服。首次服9g，以后每隔3小时服4.5g，严重者隔1小时服4.5g	服药后若有腹痛，可饮少量糖水；若有胸膈现象，多饮开水
小败毒膏	蒲公英、大黄、黄柏、赤芍、金银花、乳香（醋炙）、木鳖子（打碎）、陈皮、天花粉、白芷、当归、甘草	清热解毒，消肿止痛	用于湿热蕴结、热毒壅盛引起的疮疡初起，红肿硬痛，风湿疙瘩，周身刺痒，乳痈胀痛，大便燥结	口服。一次10~20g，一日2次	孕妇禁用 体质虚弱、脾胃虚寒、大便溏者慎用

续表

药品名称	组成	功效	适应证	用法用量	备注
上海蛇药片	穿心莲、墨旱莲等	解蛇毒，消炎，强心，利尿，止血，抗溶血	用于蝮蛇咬伤，亦可用于五步蛇、眼镜蛇、银环蛇、蝰蛇、龟壳花蛇、竹叶青等毒蛇咬伤	口服。第一次10片，以后一次5片，每4小时一次，如病情减轻，一次5片，一日3~4次。危重病例酌情增服	
云南蛇药	紫金龙、臭牡丹、白花蛇舌草、虎杖、夏枯草、半边莲、鱼腥草、杠板归、龙胆、茜草、白茅根	解毒镇痛，利尿消肿，止血，散瘀	毒蛇咬伤，毒蜂、蝎子、蜈蚣等螫伤	口服。一次20~30ml，一日4~6次外用。外搽适量	
青龙蛇药片	青木香、龙胆、盐酸小檗碱、黄柏、黄芩、浙贝母、仙茅、穿心莲、半边莲、天花粉、白芷、大黄、徐长卿、天冬	祛风泻火，清热解毒	用于治疗蝮蛇、五步蛇咬伤属火毒、风毒症者	口服。首次20片，以后每6小时服10片，重症者加倍	孕妇忌服服药后若胃脘不适，可在饭后服药
红卫蛇药片	黄药子、重楼、八角莲、雄黄	清热解毒，消肿止痛，凉血散瘀	用于蝮蛇、五步蛇、竹叶青蛇、眼镜蛇、银环蛇等毒蛇及毒虫咬伤	口服，一次6片，一日4次，重症患者可酌加服用量和次数；可同时除去糖衣后调白酒或75%乙醇外搽患处	不可久用孕妇禁用
广东蛇药片	柚叶、蛇王藤	清热解蛇毒，消肿止痛	用于毒蛇咬伤（银环蛇、蝮蛇、眼镜蛇、青竹蛇、金环蛇、烙铁头蛇咬伤）	口服。第一次14片，以后每3小时服7片，至全身症状明显好转为止。一般疗程1~3天。对危重患者应适当增加服用剂量。口服困难者，可采取鼻饲方法给药	

二、肠痈

肠痈是指发生于肠道的痈肿，属内痈范畴。本病可发生于任何年龄，以青壮年为多，男性多于女性，占外科住院患者的10%~15%，发病率居外科急腹症的首位。

肠痈之病名最早见于《素问·厥论》，曰："少阳厥逆……发肠痈不可治，惊者死。"本病的临床特点是腹痛起始于胃脘或脐周，数小时后转移至右下腹，伴发热、恶心、呕吐，右下腹持续性疼痛并拒按。本病相当于西医学的急、慢性阑尾炎。

（一）病因病机及证型分类

1. 病因病机　总由气机不畅，气滞血瘀，瘀久化热，积热腐肉而成。

（1）饮食不节　暴饮暴食，嗜食生冷、油腻，损伤脾胃，导致肠道功能失调，糟粕积滞，湿热内生，积结肠道而成痈。

（2）饱食后急剧奔走或跌扑损伤　致气血瘀滞，肠道运化失司，败血浊气壅遏而成痈。

（3）情志所伤　郁怒伤肝，肝失疏泄，忧思伤脾，气机不畅，肠内痞塞，食积痰凝，瘀结化热而成痈。

（4）寒温不适　外邪侵入肠中，经络受阻，郁久化热成痈。

上述因素均可损伤肠胃，导致肠道传化失司，糟粕停滞，气滞血瘀，瘀久化热，热胜肉腐而成痈肿。本病属本虚标实、虚实夹杂、寒热错杂之证，可以湿热蕴结为由、以瘀血阻滞为标、以脾肾亏虚为本、以痰瘀互结为变。

2. 证型分类

（1）瘀滞证　转移性右下腹痛，呈持续性、进行性加剧，右下腹局限性压痛或拒按；伴恶心、纳差，可有轻度发热；苔白腻，脉弦滑或弦紧。

（2）湿热证　腹痛加剧，右下腹或全腹压痛、反跳痛，腹皮挛急；右下腹可摸及包块；壮热，纳呆，恶心呕吐，便秘或腹泻；舌红苔黄腻，脉弦数或滑数。

（3）热毒证　腹痛剧烈，全腹压痛、反跳痛，腹皮挛急；高热不退或恶寒发热，时时汗出，烦渴，恶心呕吐，腹胀，便秘或似痢不爽；舌红绛而干，苔黄厚干燥或黄糙，脉洪数或细数。

（二）常用治疗方剂、药材与中成药

六腑以通为用，通腑泄热是治疗肠痈的主要法则。初期（急性单纯性阑尾炎）、酿脓期轻证（轻型急性化脓性阑尾炎）及右下腹出现包块者（阑尾周围脓肿），采用中药治疗效果较好，能免除手术和并发症带来的痛苦。特殊类型（老人、小儿、妊娠）阑尾炎、炎症反复发作和病情严重者，及时采取手术效果好。《金匮要略》总结了肠痈辨证论治的基本规律，推出了大黄牡丹汤等有效方剂。

1. 内治法

（1）行气活血、通腑泄热法　适用于瘀滞证。

①常用方剂　大黄牡丹汤合红藤煎。

大黄牡丹汤合红藤煎

【处方】大黄12g　桃仁9g　牡丹皮3g　芒硝9g　冬瓜子30g　大血藤6g　紫花地丁30g　乳香9g　没药9g　连翘12g　延胡索6g　牡丹皮6g　金银花12g　甘草3g

【功效】通腑清热，行瘀止痛。

【品种选择】大黄：本方宜选用生品，取其通腑泄热功效。桃仁：本方选燀桃仁为佳，杀酶保苷，与大黄相配，起泄热通便、散结消痈、破血散瘀之功效。乳香、没药、延胡索：选用醋制品，加强行气活血止痛功效。甘草：选用生甘草，既可解毒又能调和诸药。

【用法用量】水煎煮，大黄取其通腑泄热功效，与桃仁、牡丹皮共煎，芒硝溶服，食远服。

【使用注意】肠痈属寒湿瘀滞者，重型急性化脓性肠痈或坏疽性阑尾炎等不宜使用。老人、体质虚弱者、脾胃亏虚者慎用。孕妇忌用。

②常用药材　大黄、芒硝、桃仁、牡丹皮、冬瓜子、大血藤、金银花、紫花地丁、连翘、乳香、没药、延胡索、甘草等。

（2）通腑泄热、利湿解毒法　适用于湿热证。

①常用方剂　复方大柴胡汤。

复方大柴胡汤

【处方】柴胡　黄芩　枳壳　川楝子　大黄　延胡索　白芍　蒲公英　木香　丹参　甘草

【功效】和解表里，清泻热结。

【品种选择】黄芩：本方选用生黄芩，清热泻火解毒力强。大黄：宜选用生大黄，具有清热泻火，凉血解毒功效。延胡索：选用醋制品，加强行气活血止痛功效。甘草：本方选用生甘草，既可解毒又能调和诸药。枳壳：与具有破气消积功效的枳实相比，枳壳药性稍弱，本方宜选用枳壳，起行滞消胀功效。

【用法用量】查阅文献，该方剂未有剂量记载。临床使用时，各药可参考《中国药典》、各省市中药炮制规范的剂量范围，根据患者病情个体化用药。水煎煮，大黄后下，饭前1小时服用。

②常用药材　柴胡、黄芩、川楝子、延胡索、白芍、生大黄（后下）、枳壳、木香、生甘草、蒲公英等。

（3）通腑排脓、养阴清热法　适用于热毒证。适用于肠痈已成脓者，此时期病症发展至脓毒蕴积于患处，需及时破瘀排脓。

①常用方剂　大黄牡丹汤合透脓散。

大黄牡丹汤合透脓散

【处方】大黄12g　桃仁9g　牡丹皮3g　芒硝9g　冬瓜子30g　当归6g　黄芪12g　穿山甲3g　川芎9g　皂角刺5g

【功效】泻热破结，散结消肿，托毒透脓。

【品种选择】黄芪：本方选用生黄芪，益气升阳，托毒外泄。穿山甲：本方选用炮山甲，善于消肿排脓，可用皂角刺代替。

【用法用量】水煎服，温服。可临时入酒适量。

【使用注意】本方一般适用于实证，因此使用时亦可去黄芪，以免益气助火。

②常用药材　大黄、芒硝、桃仁、牡丹皮、冬瓜子、薏苡仁、附子、败酱草、黄芪、川芎、当归、金银花、连翘、蒲公英、板蓝根、紫花地丁、马勃、甘草等。

2. 外治法　无论脓已成或未成，均可选用金黄散、玉露散或双柏散，用水或蜜调成糊状，外敷右下腹；或用消炎散加黄酒或醋调敷。还可采用通里攻下、清热解毒等中药肛滴，如大黄牡丹汤、复方大柴胡汤等煎剂150～200ml，直肠内缓慢滴入（滴入管插入肛门内15cm以上，药液30分钟左右滴完），使药液直达下段肠腔，加速吸收，以达到通腑泄热排毒的目的。

3. 常用中成药

表3-2-12　治疗肠痈的常用中成药

药品名称	组成	功效	适应证	用法用量	备注
清热消炎宁片	九节茶	清热解毒，消炎止痛，舒筋活络	适用于流行性感冒，咽喉炎，肺炎，细菌性痢疾，急性胃肠炎，阑尾炎，烧伤，疮疡脓肿，蜂窝织炎	口服。0.51g/片：一次2～4片，一日3次；0.45g/片：一次3～6片，一日3次　外用。将内容物加温开水溶化后，按患处大小搽敷，一日2～3次	

药品名称	组成	功效	适应证	用法用量	备注
阑尾消炎片	金银花、大青叶、败酱草、蒲公英、大血藤、川楝子、大黄、木香、冬瓜子、桃仁、赤芍、黄芩	清热解毒，散瘀消肿	用于急、慢性阑尾炎	口服，温开水送服。一次10～15片，一日3次	孕妇慎用

三、胆石症

胆石症是指湿热浊毒与胆汁互结成石，阻塞于胆道而引起的疾病。在中医学中属于"胆胀""胁痛""结胸""黄疸"等范畴。相当于西医学的胆囊结石或肝内外胆管结石。

根据结石发生部位不同，可分为胆囊结石、肝外胆管结石和肝内胆管结石。根据病情的急缓，可分为发作期和缓解期（包括无症状的胆石症）。根据结石化学成分可分为胆固醇结石、胆红素结石和混合性结石。

（一）病因病机及证型分类

1. 病因病机　情志不遂，饮食失节，或蛔虫上扰，肝胆气机不畅，肝失疏泄，郁久化热，湿热蕴蒸于肝胆，湿热浊毒与胆汁互结，日久而成砂石，阻塞胆道而发病。或久病耗阴，劳欲过度，或由于各种原因引起精血亏损，水不养木，肝阴不足，疏泄失常，累及胆腑，精汁通降不畅，久积成石。若郁久化热，可致胆汁溢于肌肤而发黄；热积不散，热毒炽盛而致热扰营血，可出现神昏谵语之症。由于胆石系胆汁久瘀，经久煎熬而成，砂石又可阻塞胆道，从而由病理产物转为致病因素，致使胆石为病缠绵反复，难以彻底治愈。

西医学认为，胆囊结石的发生与饮食结构有关，肝内外胆管结石与胆道梗阻、感染、胆汁淤积等因素密切相关。

2. 证型分类

（1）肝郁气滞证　右上腹间歇性绞痛或闷痛，有时可向右肩背部放射，右上腹有局限性压痛；伴低热、口苦，食欲减退；舌质淡红，苔薄白或微黄，脉弦紧。

（2）肝胆湿热证　右上腹有持续性胀痛，多向右肩背部放射，右上腹肌紧张，有压痛，有时可摸到肿大的胆囊；伴高热、恶寒、口苦咽干、恶心呕吐、不思饮食，部分患者出现身目发黄；舌质红，苔黄腻，脉弦滑或弦数。

（3）肝胆脓毒证 右上腹硬满灼痛，痛而拒按，或可触及肿大的胆囊；黄疸日深，壮热不止；舌质红绛，苔黄燥，脉弦数。严重者四肢厥冷，脉微细而数。

（4）肝阴不足证 胁肋隐痛，绵绵不已，可向右肩背部放射，遇劳加重；口干咽燥，心中烦热，两目干涩，头晕目眩；舌红少苔，脉弦细。

（二）常用治疗方剂、药材与中成药

1. 内治法 六腑以通为用，疏肝利胆、清热利湿、通里攻下、活血解毒是主要治法。胆石症急性发作期应以攻邪为主，通降为先。病情危重者应选择手术和中西医结合治疗。

（1）疏肝利胆，理气解郁法 适用于肝郁气滞证。

①常用方剂 金铃子散合大柴胡汤。

金铃子散合大柴胡汤

【处方】川楝子9g 延胡索9g 柴胡24g 枳实9g 黄芩9g 白芍9g 半夏9g 大黄6g 生姜15g 大枣6g

【功效】行气疏肝，活血止痛，和解少阳，内泄积热。

【品种选择】川楝子：疏肝行气，清泄肝火而止痛，宜选炒川楝子以缓和苦寒之性，降低毒性，减轻滑肠之弊，增强疏肝理气止痛之功。延胡索：行气活血止痛，宜选醋延胡索增强行气止痛作用。半夏：宜选姜半夏增强和胃降逆之功。

【用法用量】水煎煮，食远服。

【使用注意】若肝气郁滞属寒者，则不宜单独使用。方中柴胡用量较大，可能耗伤阴血。方中有白芍、半夏，应注意配伍禁忌。孕妇慎用。

②常用药材 川楝子、延胡索、黄芩、大黄、枳实、半夏、白芍、大枣、生姜等。

（2）疏肝利胆，清热利湿法 适用于肝胆湿热证。

①常用方剂 茵陈蒿汤合大柴胡汤。

茵陈蒿汤合大柴胡汤

【处方】茵陈18g 栀子12g 大黄6g 柴胡24g 枳实9g 黄芩9g 白芍9g 半夏9g 生姜15g 大枣6g

【功效】清热利湿，和解少阳，内泄积热。

【品种选择】半夏：宜选姜半夏。

【用法用量】水煎煮，食远服。

【使用注意】服用本方后，以小便增多且尿色黄赤为效。方中柴胡用量较大，可能耗伤阴气。方中有白芍、半夏，应注意配伍禁忌。

②常用药材　茵陈、栀子、黄芩、大黄、枳实、半夏、芍药等。

（3）泻火解毒，养阴利胆法　适用于肝胆脓毒证。

①常用方剂　茵陈蒿汤合黄连解毒汤。

茵陈蒿汤合黄连解毒汤

【处方】茵陈18g　栀子12g　大黄6g　黄连9g　黄芩6g　黄柏6g　栀子9g

【功效】清热利湿，泻火解毒。

【品种选择】本方品种选择无特殊。

【用法用量】水煎煮，食远服。

【使用注意】服用本方后，以小便增多且尿色黄赤为效。本方为大苦大寒之剂，易伤脾胃阳气，非实热火盛者不宜使用。又因本方偏于苦燥，可伤阴液，故阴虚火旺者宜慎用。

②常用药材　茵陈、栀子、黄芩、大黄、黄柏等。

（4）养阴柔肝，养血通络法　适用于肝阴不足证。

①常用方剂　一贯煎。

一贯煎

【处方】地黄18g　枸杞子9g　当归9g　北沙参9g　麦冬9g　川楝子6g

【功效】滋阴疏肝。

【品种选择】当归：当归补肝血，能和血；肝阴不足，肝气郁滞者易致血瘀，宜选用酒当归以加强活血之功。川楝子：疏肝理气，宜选用炒川楝子缓和其苦寒之性，减轻滑肠之痹；与大量滋阴药物合用，制其苦燥之性彰其疏肝之用，故用量不宜过大，避免耗气伤阴。

【用法用量】水煎煮，食远服。

【使用注意】胁痛以肝气郁滞为主者不可使用；停痰积饮而舌苔白腻、脉沉弦者，亦不宜使用。

②常用药材　北沙参、麦冬、当归、生地黄、枸杞子、川楝子等。

2. **外治法**　可选用芒硝30g、生大黄60g，均研细末，大蒜头1个，米醋适量，共捣成糊状，布包外敷于胆囊区。

3. 常用中成药

表3-2-13　治疗胆石症的常用中成药

药品名称	组成	功效	适应证	用法用量	备注
胆宁片	大黄、虎杖、青皮、陈皮、郁金、山楂、白茅根	疏肝利胆，清热通下	用于肝郁气滞、湿热未清所致的右上腹隐隐作痛、食入作胀、胃纳不香、嗳气、便秘；慢性胆囊炎见上述证候者	口服。一次5片，一日3次	孕妇慎用肝肾阴虚，肝血不足引起的胁痛者不宜使用
胆石利通片	硝石（制）、白矾、郁金、三棱、猪胆膏、金钱草、陈皮、乳香（制）、没药（制）、大黄、甘草	理气解郁，化瘀散结，利胆排石	用于胆石病气滞型。症见右上腹胀满疼痛，痛引肩背，胃脘痞满，厌食油腻	口服。一次6片，一日3次；或遵医嘱	胆道狭窄、急性胆道感染者忌用孕妇禁用
利胆排石颗粒（片）	金钱草、茵陈、黄芩、木香、郁金、大黄、槟榔、枳实（麸炒）、芒硝、厚朴（姜制）	清热利湿，利胆排石	用于湿热蕴毒、腑气不通所致的胁痛、胆胀，症见胁肋胀痛、发热、尿黄、大便不通；胆囊炎、胆石症见上述证候者	颗粒剂：口服。排石：一次2袋，一日2次；胆囊症：一次1袋，一日2次片剂：口服。排石：一次6~10片，一日2次；胆囊炎症：一次4~6片，一日2次	孕妇禁用肝功能不良者、体弱者慎用
利胆石颗粒	茵陈、郁金、枳壳、山楂、麦芽、川楝子、莱菔子、香附、紫苏梗、法半夏、青皮、陈皮、神曲、皂荚、稻芽	疏肝利胆，和胃健脾	用于胆囊结石，胆道感染，胆道术后综合征	温开水冲服。一次1袋，一日2次午、晚温开水冲服	
胆舒胶囊	薄荷素油	疏肝理气，利胆	主要用于慢性结石性胆囊炎及胆结石，肝胆郁结，湿热胃滞证	口服。一次4粒，一日3次	本药辛、凉，脾阳虚者慎用
金钱胆通颗粒	连钱草、金钱草、茵陈、虎杖、蒲公英、醋香附、丹参、决明子、乌梅	清热利湿、疏通肝胆、止痛排石	用于胆石症湿热郁结于少阳胆府之胁痛	温开水冲服。一日4次，第一次2袋，后三次各1袋，3周为一疗程	风寒咳嗽或体虚久咳者忌服

上述中成药说明书、相关指南或专家共识推荐适用于治疗胆石症，但由于生产厂家不同，其组成成分及适应证均可能有所差别，建议在使用前结合药品说明书及临床症状，评估收益与风险后酌情使用。

四、案例分析

（一）毒蛇咬伤案例

1. 患者基本信息及诊疗过程 患者，男，46岁，被青竹蛇咬伤致左下肢肿痛3小时余。患者在爬山时不慎被青竹蛇咬伤左足弓处，见两个牙痕，少许渗血渗液，未见发黑坏死，左足肿胀疼痛至足踝，当时神清，无发热恶寒，无头晕头痛，无眼睑下垂，无视物模糊，无吞咽困难，无呼吸急促，无胸闷胸痛，无腹胀腹痛，无肢体麻木，无呕血便血，自行挤压伤口及清水冲洗后就诊，急诊查血常规和超敏C反应蛋白（静脉血）：白细胞 9.91×10^9/L，中性粒细胞 8.51×10^9/L，血红蛋白173g/L，血小板 127×10^9/L，超敏CRP<0.50mg/L；急诊肝功：总胆红素 28.7 μmol/L，直接胆红素7.5 μmol/L，间接胆红素 21.2 μmol/L；急诊肾功：肌酐 107 μmol/L，尿酸483 μmol/L；电解质：钙 2.53mmol/L；凝血5项：D-二聚体 >20.00mg/L，纤维蛋白原 2.29g/L；急诊随机血糖、急诊心肌酶3项未见明显异常。予静脉滴注抗五步蛇毒血清抗蛇毒、地塞米松磷酸钠注射液抗炎，预防破伤风等治疗。

检查：体温36.9℃，呼吸18次/分，血压113/70mmHg。舌红，苔黄，脉弦数。纳眠可，二便调。双肺叩诊呈清音，双肺呼吸音清，未闻及干湿啰音。心率106次/分，心律整齐，各瓣膜听诊区未闻及病理性杂音。

诊断：毒蛇咬伤 火毒证。

中药方剂：水牛角（先煎）30g 生地黄15g 牡丹皮10g 赤芍10g 半枝莲30g 半边莲30g 大黄10g 白茅根10g 重楼10g 墨旱莲10g 猪苓10g 侧柏叶10g 甘草5g 白术10g 茯苓15g

（共2剂，每日1剂，水煎煮，分2次服）

二诊：两日后复查血小板指标较前升高，凝血指标较前好转，左足肿胀不明显，仍有少许疼痛，继续巩固治疗，中药加减如下。

中药方剂：水牛角（先煎）30g 生地黄10g 牡丹皮10g 赤芍10g 半枝莲15g 半边莲15g 三七10g 墨旱莲10g 侧柏叶10g 甘草5g 白术10g

茯苓10g

（共3剂，每日1剂，水煎煮，分2次服）

三诊：三日后辅助检查血小板 121×10^9/L，血小板比积0.12%，白细胞 7.14×10^9/L，中性粒细胞 4.78×10^9/L。血小板指标已基本接近正常，考虑患者右足仍有疼痛，凝血指标提示D-二聚体偏高，予静脉滴注参芎葡萄糖注射液。余治疗同前，续服7天。

2.分析评价

（1）评价该患者的初始中药方剂治疗

①患者被青竹蛇咬伤，火毒内攻，灼伤肌肤血络，可见局部肿痛，舌红，苔黄，脉弦数，为"火毒"之征象。中医以清热解毒、凉血消肿为主要治法。古人云：蛇虽阴类，却为火口，故蛇伤患者均要用清热解毒类中药。

古代民间有云：治蛇不泄，蛇毒内结；二便不通，蛇毒内攻。故治疗中常加上通利二便之药。根据患者舌脉情况，中药汤剂以清热解毒、凉血消肿为法，以犀角地黄汤化裁方加减。犀角地黄汤出自唐代《备急千金要方》，由犀角、地黄等组成，是治疗温病血分证的代表方剂，具有清热解毒、凉血的功效，其功效与毒蛇咬伤的病机相符，故可用于治疗本病。由于国内外临床已禁用犀角，研究表明大剂量水牛角与犀角在功用上相似，故现代多以之代替犀角。患者方用犀角地黄汤加大黄、半边莲、半枝莲、重楼、白茅根、侧柏叶、墨旱莲、猪苓、茯苓、白术、甘草。方中水牛角咸寒清热凉血，又能清心解毒，使热清血宁，为君药；生地黄甘、苦，性寒，可助水牛角清热凉血，解血分之热，又能止血，为臣药；半边莲、半枝莲、重楼既能清热解毒又能利尿消肿，是治疗蛇伤的要药；大黄通便排毒；侧柏叶、白茅根凉血止血；墨旱莲滋补肝肾，凉血止血；猪苓、茯苓、白术健脾渗湿；甘草解毒并调和诸药，上述药物共为佐使药。诸药并用，共奏清热解毒、凉血消肿之功。全方组方合理。

②水牛角用量宜大且应先煎。

③犀角地黄汤方中芍药选用赤芍，清热凉血，活血散瘀。原方中生地黄，应为鲜地黄，味甘、苦，性寒，增其清热凉血作用，如有鲜地黄应优先选用。

（2）用药监护

①本案例中所使用的中药汤剂偏于苦寒，使用过程中可能会引起大便稀溏或腹泻，如可耐受应继续服用，不可长期服用。

②注意观察有无牙龈出血、新发皮下瘀斑、尿血、便血等症状，一旦发生，

嘱患者及时就医。7天后复查凝血5项、血常规。

③注意饮食，禁食海鲜、牛羊肉、酒等发物；注意伤口的护理，防止感染；注意休息，勿过度劳累和走动。

（二）肠痈案例

1. 患者基本信息及诊疗过程　患者，男，33岁，因"反复右下腹疼痛半月，加重5天"入院。患者神志清，精神一般，右下腹胀痛，阵发性发作，无恶心呕吐，无发热，无头晕头痛，无咳嗽咯痰，无胸闷胸痛，纳差，眠可，二便正常。体格检查：体温37.1℃，脉搏104次/分，呼吸19次/分，血压119/83mmHg。舌质淡红，苔薄黄，脉细滑。双肺叩诊呈清音，双肺呼吸音清，未闻及干湿啰音。心率104次/分，心律整齐，各瓣膜听诊区未闻及病理性杂音。专科检查：腹部外形正常，未见肠型及蠕动波，腹肌软，右下腹压痛及反跳痛明显，麦氏点压痛，肝脾肋下未及，墨菲征阴性，肠鸣音正常。血常规：白细胞 25.48×10^9/L，中性粒细胞 20.13×10^9/L，中性粒细胞比值 79.1%。阑尾彩超诊断意见：右下腹混合性回声，待排阑尾炎性包块。

中医诊断：肠痈　湿热蕴结。

西医诊断：急性阑尾炎。

中药方剂：大黄5g　牡丹皮10g　桃仁10g　冬瓜子15g　薏苡仁15g　白术15g　茯苓20g　炙甘草5g　陈皮10g　法半夏10g　党参10g　滑石10g

（共3剂，每日1剂，水煎服，分两次服）

2. 分析评价

（1）评价该患者的初始中药方剂治疗

①本病属中医"肠痈"范畴，证属"湿热蕴结"。缘患者平素饮食不节，湿热郁蒸，湿热蕴结壅滞脉络，致气血凝聚、血败肉腐，湿热与气血互结成痈，不通则痛，故右少腹疼痛拒按。本病病因为饮食不节，病机为湿热蕴结，舌质红，苔黄厚腻，脉细滑为其佐证，病性属实，病位在肠腑。治疗以泻热破瘀，利湿解毒为法，方用大黄牡丹汤加减，方中大黄泻火逐瘀，通便解毒，泻肠中湿热郁结，祛肠中稽留之瘀血；桃仁性善破血，与大黄相配，破瘀泻热，牡丹皮凉血清热，活血散瘀，三者合用，共泻肠腑湿热瘀结，为方中君药。薏苡仁利水渗湿，清热排脓；冬瓜子利湿，导肠腑垢浊，排脓消痈，共为臣药。白术、茯苓、陈皮健脾利湿、半夏燥湿、消痞散结，滑石利水渗湿，党参益气健脾，炙甘草调和诸

药，本方攻下泻热逐瘀祛湿并用，使结瘀湿热速下，痛随利减，痈肿得消，诸药并用，共奏泻热破瘀、利湿解毒之功。全方组方合理。

②方中大黄用生大黄，取其通腑泻热功效。薏苡仁选用生薏苡仁，长于利水渗湿，清热排脓。滑石宜先煎。

（2）用药监护

①本方用于肠痈初起，湿热瘀滞证。不可过量服用该中药方剂。凡肠痈溃后以及老人、孕妇、产妇或者体质过于虚弱者均应慎用或忌用。

②定期复查血常规、C-反应蛋白及阑尾彩超。

③清淡饮食，注意休息。

（三）胆石症案例

1. 患者基本信息及诊疗过程 患者，女性，32岁。患者5年前体检发现多发性胆囊结石，当时无疼痛等情况，未予治疗。后中上腹部隐痛间作，偶有后背部放射痛，患者未重视，未予系统治疗。现上述症状再发，中上腹部绞痛，牵扯至后背放射痛，腹稍胀，无恶心呕吐和发热，无黄疸。舌红，苔白腻，脉滑。查体：中上腹压痛，无反跳痛，未触及液波震颤。可触及肿大胆囊，Murphy征阳性。其余无特殊。

检查：彩超提示胆囊结石伴急性胆囊炎。

中医诊断：胆石症 湿热蕴结证。

西医诊断：胆囊结石伴急性胆囊炎。

中药方剂：茵陈18g 栀子12g 大黄6g 柴胡24g 枳实9g 黄芩9g 白芍9g 半夏9g 生姜15g 大枣6g

（共7剂，每日1剂，水煎服）

二诊：腹腔镜胆囊切除术+腹腔粘连松解术后，腹部疼痛稍减，未排气未排便。舌质红，苔白腻，脉滑。中药守方3剂。加中成药四磨汤口服液20ml t.i.d.×3天），以顺气通便。

三诊：术口恢复尚可，无腹痛腹胀，二便调。停中药汤剂，停四磨汤口服液，予中成药金钱胆通颗粒 8g q.i.d.×7天。

2. 分析评价

（1）评价该患者的初始中药方剂治疗 本病属于胆胀、胆石症范畴，证属"湿热蕴结证"。患者脾胃运化失常，湿热内生，熏蒸肝胆，以致胆失疏泄，胆气郁结发为本病，湿热内蕴阻于中焦，故见腹胀。

治疗采用疏肝利胆、清热利湿为法，以茵陈蒿汤合大柴胡汤加减治疗。方中茵陈清热利湿；栀子清热降火，通利三焦，引湿热从小便而去；大黄泻热祛湿，通腑退黄，导湿热从大便而下；柴胡与黄芩配伍，和解少阳；大黄与枳实相配，内泻阳明热结，行气消痞；白芍柔肝缓急止痛，合大黄可治腹中实痛，合枳实可理气活血，除心下满痛；生姜合半夏，和胃降逆，以治呕逆不止；大枣益脾和中，防寒下伤中，并调和诸药。全方集疏、清、通、降于一体。组成合理。

（2）评价本案例中成药的使用合理性

①金钱胆通颗粒由连钱草、金钱草、茵陈、虎杖、蒲公英、醋香附、丹参、决明子、乌梅组成，功效清热利湿、疏通肝胆、止痛排石，用于胆石症湿热郁结于少阳胆府之胁痛。患者胆石症主要由肝胆湿热蕴结而起，经中医药治疗，清热利湿，有助于防止湿热内蕴而再生胆石。金钱胆通颗粒功效符合该证型，将中药汤剂改为中成药巩固治疗以达到较好的预后效果，亦可提高患者依从性，中成药使用合理，临床中可根据患者实际情况，合理选择中药汤剂或中成药方案。

②四磨汤顺气降逆、消积止痛。适用于脘腹胀满、腹痛、便秘及腹部手术后促进胃肠功能的恢复。临床中胆石症常结合手术治疗，术后排气困难较为常见，可选择加减中药汤剂组成或使用中成药治疗等方式改善症状，使用合理。

（3）用药监护

①四磨汤口服液孕妇禁用，肠梗阻、肠道肿瘤、消化道术后禁用。使用前应完善妊娠、肠梗阻及肿瘤相关检查，排除上述禁忌证，腹腔镜胆囊切除术属消化腺手术，不属于消化道手术，应注意区分。

②金钱胆通颗粒风寒咳嗽或体虚久咳者忌服，应用时如患者感染风寒应停服。该药物3周为一疗程。嘱患者出院后门诊随诊。

③嘱患者限制脂肪类食物的摄入。饮食规律，重视早餐。避免酒等刺激食物和过饱的饮食。多摄入利胆和富含维生素A的食物。

第三章
中医骨伤外科常见疾病的治疗

第一节 骨 折

骨的连续性或完整性遭受破坏即为骨折。骨折在甲骨文中有"疾骨""疾胫"的记载；在《周礼·天官》中有"折疡"的记载；在《灵枢·邪气藏府病形》中有"折脊"的记载；在马王堆汉墓出土的医籍中有"折骨"的记载。

一、常见症状及体征

人体遭受外力而发生损伤后，由于气血、营卫、皮肉、筋骨、经络、脏腑及津液的病理变化，而出现全身和局部损伤一系列症状、体征。

（一）全身症状

一般无并发症的单纯性骨折，全身症状不甚明显或不严重，只是由于局部有瘀血停聚，积瘀化热，体温略高，兼或有口干、心烦、尿赤便秘、失眠多梦、脉浮数或弦紧、舌质红、苔黄厚腻等。

（二）局部症状

骨折后的一般症状有疼痛和压痛、肿胀和瘀斑、活动功能障碍，此外，还有畸形、骨擦音、异常活动三大特征。骨折后由于骨断筋伤，脉络受损，气机凝滞，阻塞经络，不通则痛，患处表现为不同程度的疼痛。由于脉络受损，营血离经，瘀滞于肌肤腠理，"血有形，病故肿"，骨折后可出现肿胀。若血行之道不得宣通，"离经之血"较多，透过撕裂的肌膜与深筋膜，溢于皮下，一时不能消散，即成瘀斑。骨折后气血阻滞引起剧烈疼痛、肌肉反射性痉挛及局部软组织损伤，导致患者肢体或躯干发生不同程度的功能障碍。

二、病因病机

骨折的病因多为外力伤害或内因所致。外力伤害包括直接暴力、间接暴力、筋肉牵拉力和累积性力。骨折的内因包括年龄、健康状况、骨的解剖部位、骨结构及骨骼是否原有病变等。骨折的发生和发展与气血津液、脏腑经络等都有密切的关系，常见的病机有气滞血瘀、经络阻滞、气血两虚、肝肾不足等。

三、常用治疗方剂、药材与中成药

（一）内治法

根据古人"损伤之证，专从血论"和"瘀去，新生，骨合"的理论，结合骨折的病因病机和发展过程，临床常用三期辨证治法进行治疗。三期辨证治法是分初、中、后三期，以行气活血、续筋接骨、强筋壮骨为主要目的。临证时，必须结合患者年龄、体质、骨折部位等情况辨证施治。

1. 初期治法 一般在骨折后 1 ~ 2 周，血脉受阻，气滞血瘀。在治疗时先用活血化瘀之药，以达到祛瘀生新的目的。

行气活血法 适用于骨折筋伤，气机不畅，脉络不通，气滞血瘀，以局部肿痛或有瘀斑为主要表现，或伴头晕心悸，面色、唇爪无华，舌暗红，或有瘀斑、瘀点，脉弦细或涩。需行气活血，祛瘀通络。

（1）常用方剂 桃红四物汤。

桃红四物汤

【处方】熟地黄12g　当归9g　白芍9g　川芎6g　桃仁9g　红花6g

【功效】养血，活血，逐瘀。

【品种选择】地黄：有熟地黄、生地黄之分，原方选用熟地黄，取其滋阴补血益精之功；而骨折治疗初期多以血热为主，宜选生地黄以清热凉血。当归：当归入药可分全当归、归头、归身及归尾；全当归可活血补血，归头和归身长于补血养血，而归尾功善活血化瘀止痛，故本方宜选归尾入药，若瘀血较重者，可选酒归尾以增强活血之功。白芍：芍药分为白芍和赤芍，白芍功善养血敛阴和营；赤芍味苦，性微寒，善清热凉血，散瘀止痛，骨折初期治疗需活血化瘀者宜选赤芍。桃仁：有（生）桃仁和炒桃仁之分，（生）桃仁行血祛瘀力强，多用于跌打损伤；炒桃仁偏于润燥和血，多用于肠燥便秘，因此本方选用（生）桃仁。

【用法用量】桃仁宜捣碎使用。水煎煮，食远服。

【使用注意】血虚经闭者、孕妇不宜用；不宜与藜芦同用。

（2）常用药材 桃仁、红花、川芎、当归、赤芍、牛膝、三七等。

针对骨折早期出现的不同症状，可选用攻下逐瘀法、清热凉血法、开窍活血法等治法进行治疗。攻下逐瘀方剂可选桃核承气汤，清热凉血方剂可选犀角地黄汤，开窍活血方剂可选羚角钩藤汤。

2. 中期治法 一般在骨折后3~6周，虽肿胀瘀阻逐渐消退，疼痛逐步减轻，但瘀阻去而未尽，疼痛减而未止，仍以活血化瘀、和营生新、接骨续筋为主。

（1）和营止痛法 适用于骨折后虽肿胀疼痛有所改善，但仍气滞瘀凝，肿痛尚未除尽，舌暗红，脉弦者。应和营生新，止痛。

①常用方剂 和营止痛汤。

和营止痛汤

【处方】赤芍 当归尾 乌药 川芎 苏木 陈皮 桃仁 乳香 没药 木通 甘草 续断

【功效】活血，通经止痛，祛瘀生新。

【品种选择】乳香、没药：常相须为用，乳香辛苦性温，功能活血行气止痛，消肿生肌，尤善止痛，能"定诸经之痛"；没药苦辛性平，功能活血止痛，消肿生肌，两者配伍后能增强活血止痛、消肿生肌之功，适用于气滞血瘀之诸痛证；两者生品多外用，经醋制后入药，活血止痛、收敛生肌之力更强，故本方可选用醋制品，以增强活血散瘀、止痛生肌之功。木通：根据不同植物来源，可分为木通科的木通，毛茛科的川木通和马兜铃科的关木通，三者功效有相似之处，古代多用木通，目前应用以川木通为主。

【用法用量】查阅文献，本方剂未有剂量记载。临床使用时，各药可参考《中国药典》、各省市中药炮制规范的剂量范围，根据患者病情个体化用药。水煎煮，食远服。

【使用注意】孕妇忌用；有出血倾向者慎用。

②常用药材 当归、川芎、赤芍、乳香、没药等。

（2）接骨续筋法 适用于骨折中期，筋骨已有连接但未坚实者，舌暗红，脉弦或弦细。瘀血不去则新血不生，新血不生则骨不能合、筋不能续，所以使用接骨续筋药，佐活血祛瘀药，以活血化瘀、接骨续筋。

①常用方剂 续骨活血汤。

续骨活血汤

【处方】当归尾12g 赤芍10g 白芍10g 地黄15g 红花6g 骨碎补12g 土鳖虫6g 自然铜10g 续断12g 积雪草10g 乳香6g 没药6g

【功效】活血止痛，续筋接骨。

【品种选择】自然铜、土鳖虫与骨碎补：三味药在伤科中俗称"接骨三宝"，在本方中，自然铜因生品质坚不易粉碎，多以煅自然铜入药，增强散瘀止痛的作用。土鳖虫：是动物药，有腥臭性，应在沸水中烫死再晾干后使用。骨碎补：生品表面密被鳞片，不利于煎煮也易引起恶心，通常用砂烫至鼓起，除去鳞片，减少苦泄之性，增强补肾强骨、续伤止痛的作用。续断：生品补肝肾，通血脉为主；酒续断能增加强筋骨调血脉之功，多用于跌打损伤、筋骨疼痛等症；盐续断引药下行，增强补肾强腰的作用；本方中选用酒制品，增强续筋活血之功效。积雪草：原方中名"落得打"，是治疗伤科要药，具活血消肿止痛、清热解毒利水的功效。

【用法用量】水煎煮，自然铜先煎，食远服。

【使用注意】孕妇忌用。

②常用药材 续断、自然铜、血竭、土鳖虫、当归、延胡索等。

3.后期治法 一般为骨折7周后，瘀肿已消，但筋骨尚未坚实，功能尚未恢复，肢体关节屈伸不利、骨折迟缓愈合，治法需以补益气血肝肾、强筋壮骨等为主，加速骨折愈合，增强机体抗病能力，以利骨折的修复。

（1）补益肝肾法 又称强壮筋骨法，凡骨折、脱位、筋伤的后期，年老体虚、筋骨弱、肢体关节屈伸不利、骨折迟缓愈合、骨质疏松等，伴腰膝酸软、目涩耳鸣，舌红苔少，脉细数之肝肾亏虚者，均可使用本法加强肝肾功能，加速骨折愈合，增强机体抗病能力，以利损伤的修复。

①常用方剂 独活寄生汤。

独活寄生汤

【处方】独活9g 桑寄生6g 杜仲6g 牛膝6g 细辛6g 秦艽6g 茯苓6g 肉桂6g 防风6g 川芎6g 人参6g 甘草6g 当归6g 芍药6g 地黄6g

【功效】祛风湿，止痹痛，益肝肾，补气血。

【品种选择】牛膝：怀牛膝长于补肝肾、强筋骨，川牛膝长于活血祛瘀，本方应用于骨折后期的治疗，宜选用怀牛膝。杜仲：宜选盐杜仲，可引药入肾，助补肾健腰、强筋骨的功效。地黄：本方以补益肝肾为主，宜选熟地黄。

【用法用量】细辛用量在《本草纲目》中记载"细辛，若单用末，不可过一钱"；现行《中国药典》细辛用量为1~3g，散剂每次服0.5~1g；本方中细辛用量已过一钱。自古以来，细辛的用量受朝代、经方、煎煮方式等因素影响而不断演变，建议在实际使用中根据病症、病因等随症加减。水煎煮，食远服。

【使用注意】痹证属湿热证型者不宜用。注意监测是否有头痛、呕吐、烦躁、呼吸减慢及心律失常等不良反应。

②常用药材　牛膝、补骨脂、杜仲、骨碎补、巴戟天等。

（2）补气养血法　是使用补养气血药物，使气血旺盛以养筋骨的治疗方法。凡外内伤气血及长期卧床，出现气血亏损、筋骨痿弱等证候，均可应用本法。损伤气虚为主，伴气短乏力，食少便溏，舌淡苔白，脉虚缓者用四君子汤；损伤血虚为主，伴头晕心悸，面色无华，舌淡，脉弦细者用四物汤；气虚与血虚并见者，气血双补用八珍汤。

①常用方剂　八珍汤。

八珍汤

【处方】人参15g　白术15g　茯苓15g　当归15g　川芎15g　白芍15g　熟地黄15g　炙甘草15g

【功效】补气益血。

【品种选择】人参：大补元气，主要可分为生晒参和红参，生晒参长于补气，红参长于补虚，宜根据气血亏损情况选择；此外，党参同有补中益气、健脾的功效，但补气之力较人参弱，但兼有补血之功，在临床治疗中不宜用人参者可考虑用党参替之。甘草：应选长于补益的炙甘草，具有较好的益气滋阴、益气和中、调和诸药作用。

【用法用量】方中加入生姜3片，大枣5枚为引，调和脾胃，以资生化气血。水煎煮，食远服。

②常用药材　人参、白术、茯苓、当归、川芎、白芍、熟地黄、甘草、党参等。

骨折后期若出现脾胃虚弱，饮食不消，可选用补中益气汤或参苓白术散以补脾益胃；若出现气血运行不畅，风寒湿邪入络，可选用麻桂温经汤或舒筋活血汤以调畅气机，舒筋活络。总的来说，对于上述的分期治疗原则，应灵活变通，对特殊病例尤应仔细辨证，正确施治，不可拘泥规则或机械分期。

（二）外治法

外治法是对骨折损伤局部进行治疗的方法，与内治法相辅相成。骨折中药外治法采用中药熏洗、外敷、浸泡等方法到达药物作用部位，起到相应疗效，具有作用迅速、简便效廉、易于推广操作、毒性和不良反应小等优点。

骨折中药外治法分为初、中、后三期。常用的外治中药有苏木、伸筋草、透骨草、丹参、赤芍、红花、威灵仙、川芎、艾叶、穿山龙、丝瓜络、路路通、松节等。

1. 初期治法　骨折初期血脉受阻，气滞血瘀，需活血化瘀、祛瘀止痛。多用消瘀止痛法，常用消瘀止痛药膏、跌打镇痛膏、活血止痛散等外敷。

2. 中期治法　骨折中期脉络仍受损，营血离经，需舒筋活血、接骨续筋。属于扭挫伤筋、肿痛逐步减退的中期患者，可用展筋活血散外敷，以达舒筋活血目的；属于骨折整复后，位置良好、肿痛消退的中期患者，可选用通络祛痛膏外敷，以促进骨折愈合。

3.后期治法　骨折后期，损伤日久，风寒袭络，气血凝滞，需温经通络、散寒活血。可用温经通络的药膏或者药散外敷，如骨增生镇痛膏。

此外，外治法中还有搽擦药和洗湿敷药。搽擦药可直接涂搽于伤处，或在施行理筋手法时配合推擦等手法使用，或在热敷、熏洗后进行按摩时涂搽，如正骨水、跌打万花油等。洗湿敷药分为热敷熏洗和湿敷洗涤。热敷熏洗是将药物置于锅或盆中加水煮沸后熏洗患处的一种方法，常用的药如海桐皮汤。湿敷洗涤的方法是把药制成水溶液，供伤口湿敷洗涤用，如金银花煎水、黄柏溶液。

（三）常用中成药

表3-3-1　治疗骨折的常用中成药

药品名称	组成	功效	适应证	用法用量	备注
接骨七厘片（散）	自然铜（煅）、土鳖虫、骨碎补（烫）、乳香（炒）、没药（炒）、大黄（酒炒）、血竭、当归、硼砂	活血化瘀，接骨续筋	用于跌打损伤，闪腰岔气，骨折筋伤，瘀血肿痛	片剂：口服，黄酒送下。一次5片，一日2次 散剂：口服。一次1.5g，一日2次；小儿酌减	孕妇禁用 脾胃虚弱者慎用 骨折、脱臼者先复位后，再行药物治疗

药品名称	组成	功效	适应证	用法用量	备注
接骨丸	土鳖虫、自然铜（煅醋淬）、续断、骨碎补、桂枝（炒）、马钱子粉、甜瓜子、郁金、地龙（广地龙）	活血散瘀，消肿止痛	用于跌打损伤，闪腰岔气，筋伤骨折，瘀血肿痛	口服。一次3g，一日2次	孕妇禁用 骨折、脱臼者应先行复位后，再用药物治疗 应在医生指导下使用 勿过量、久服 高血压病、癫痫患者慎用 肝肾功能不全者慎用
伤科接骨片	红花、土鳖虫、朱砂、马钱子粉、甜瓜子、鸡骨（炙）、自然铜（煅）、海星（炙）、乳香（炙）、没药（炙）、三七、冰片	活血化瘀，消肿止痛，舒筋壮骨	用于跌打损伤，闪腰岔气，筋伤骨折，瘀血肿痛	口服，温开水或黄酒送服。成人一次4片，10~14岁一次3片，一日3次	孕妇、哺乳期妇女禁用 10岁以下儿童禁用 肝肾功能不全者禁用 脾胃虚弱者慎用 运动员慎用 本品含马钱子粉、朱砂，不可超剂量和长期服用 骨折患者应先行复位固定后，再用药物治疗
通络祛痛膏	当归、川芎、红花、山柰、花椒、胡椒、丁香、肉桂、荜茇、干姜、大黄、樟脑、冰片、薄荷脑	活血通络，散寒除湿，消肿止痛	用于腰部、膝部骨性关节病属瘀血停滞、寒湿阻络证，症见：关节刺痛或钝痛，关节僵硬、屈伸不利，畏寒肢冷。用于颈椎病（神经根型）瘀血停滞、寒湿阻络证，症见颈项疼痛，肩臂疼痛，颈项活动不利，肢体麻木，畏寒肢冷，肢体困重	外用，贴患处 腰部、膝部骨关节病，每次1~2贴，一日1次，15天为一疗程 颈椎病（神经根型），一次2贴，一日1次，21天为一疗程	皮肤破损处禁用 孕妇禁用 关节红肿热痛者不宜使用

续表

药品名称	组成	功效	适应证	用法用量	备注
壮骨关节丸	狗脊、淫羊藿、独活、骨碎补、续断、补骨脂、桑寄生、鸡血藤、熟地黄、木香、乳香、没药	补益肝肾，养血活血，舒筋活络，理气止痛	用于肝肾不足、血瘀气滞、脉络痹阻所致的骨性关节炎、腰肌劳损，症见关节肿胀、疼痛、麻木、活动受限	口服，早、晚饭后服用。浓缩丸一次10丸；水丸一次6g；一日2次	孕妇禁用 关节红肿热痛者不宜使用 脾胃虚弱者慎用 老年患者或有肝炎病史患者在治疗期间应注意监测肝功能 避免大剂量、长疗程服用
独一味胶囊（片）	独一味	活血止痛，化瘀止血	用于多种外科手术后的刀口疼痛、出血，外伤骨折，筋骨扭伤，风湿痹痛以及崩漏、痛经、牙龈肿痛、出血	胶囊剂：口服。一次3粒，一日3次；片剂：口服。一次3片，一日3次，7日为一个疗程；或必要时服	孕妇慎用 骨折、脱臼者手法复位后，再用药物治疗
骨折挫伤胶囊	自然铜（煅）、红花、大黄、猪骨（制）、黄瓜子（制）、当归、乳香（炒）、没药（制）、血竭、土鳖虫	舒筋活络，消肿散瘀，接骨止痛	用于跌打损伤，扭腰岔气，筋伤骨折属于瘀血阻络者	用温黄酒或温开水送服。一次4~6粒，一日3次；小儿酌减	孕妇禁用 骨折、脱臼者先行复位固定后，再用药物治疗 脾胃虚弱者慎用 宜饭后服用

以上为临床常用于治疗骨折的中成药。接骨续筋常用接骨七厘片（散、胶囊）、接骨丸、伤科接骨片、骨折挫伤胶囊；活血止痛常用独一味胶囊；通络止痛常用通络祛痛膏、壮骨关节丸。在临床工作中，需根据患者的实际情况辨证施治，并注意监测不良反应。

四、案例分析

1. 患者基本信息及诊疗过程　患者，女性，57岁。因跌倒致双腕部疼痛，活动受限3小时到诊，伤后无昏迷，无呕吐，无逆行性遗忘等不适。患者面容痛苦，无恶寒发热，口干苦，小便黄，大便伤后未解。舌暗红，苔薄黄，脉弦。查体：双腕部瘀肿，畸形，局部压痛敏锐，可及骨擦感，腕关节活动受限，远端指血运可，感觉未见明显异常。

辅助检查：腕关节X线片与CT提示，双侧桡骨下端粉碎性骨折、双侧尺骨茎突骨折。

中医诊断：骨折　气滞血瘀证。

西医诊断：双桡骨下端粉碎性骨折；双尺骨茎突骨折。

中医治疗：实行手法复位。复位后复查拍片提示双侧桡骨远端骨折，对位对线满意。患处外敷伤科黄水。双侧前臂4块夹板超腕关节固定。最后将前臂置中立位，屈肘90°悬挂胸前。双上肢暂禁提拎重物，密切观察双手肿胀及指端血运、感觉情况，指导手指屈伸锻炼。

中药方剂：生地黄30g　栀子15g　赤芍15g　桃仁10g　川木通15g　荆芥穗10g　红花10g　防风10g　醋延胡索15g　丹参20g　三七15g（先煎）

（共4剂，每日1剂，水煎服）

中成药：去伤片　3片　t.i.d.×4天。

外用药：伤科黄水　外敷适量　q.d.×4天。

二、三、四诊：每隔4天复查，患者均双前臂夹板固定在位，前臂肿胀，局部压痛，双侧腕关节活动受限，双侧桡动脉搏动可扪及，双手指动、血运、感觉正常。舌暗红，苔薄黄，脉弦。助手维持牵引复位下予双前臂夹板换药，外敷伤科黄水。双上肢暂禁提拎重物，指导手指屈伸锻炼。余治疗用药同首诊。

五诊：4天后复查，双前臂夹板固定在位，前臂肿胀较前消退，局部压痛减轻，双侧腕关节活动受限，双侧桡动脉搏动可扪及，双手指动、血运、感觉正常。舌暗淡，苔白，脉弦。复查X线片，双侧桡骨远端骨折对位对线满意。助手维持牵引复位下予双前臂夹板换药，外敷改用驳骨续筋纱。双上肢暂禁提拎重物，指导手指、肩关节、肘关节屈伸锻炼。7天后复诊，期间回院夹板换药1次。

中药方剂：土鳖虫10g　桑寄生30g　骨碎补15g　续断15g　当归5g　熟地黄15g　黄芪20g　酒黄精30g　党参20g　桂枝5g

（共7剂，每日1剂，水煎服）

中成药：停去伤片，改用生骨片　3片　t.i.d.×7天

六诊：7天后复查，双前臂夹板固定在位，前臂肿胀较前消退，局部压痛减轻，双侧腕关节活动受限，双侧桡动脉搏动可扪及，双手指动、血运、感觉正常。舌暗淡，苔白，脉弦。复查X线片，双侧桡骨远端骨折对位对线满意，少量

骨痂生长。助手维持牵引复位下予双前臂夹板换药，外敷驳骨续筋纱，双上肢暂禁提拎重物，指导手指、肩关节、肘关节屈伸锻炼。余治疗用药同五诊。1周后复诊，期间回院夹板换药1次。

七诊：7天后复查，双侧手腕外形好，患处压痛轻，腕关节活动不利，双侧桡动脉搏动可扪及，指动、血运、感觉好。舌淡红，苔薄白，脉弦。复查X线片，双侧桡骨远端骨折对位对线满意，骨痂稍增多。去夹板，指导腕关节屈伸及双前臂旋转功能锻炼，加强肩、肘关节锻炼。停用中成药。

中药方剂：独活15g 牛膝15g 续断15g 补骨脂10g 骨碎补15g 杜仲15g 狗脊30g 何首乌30g 当归10g

（共7剂，每日1剂，水煎服）

外用药：龙柏驳骨贴膏 敷贴患处 1贴 b.i.d.×7天；舒筋洗外用颗粒 热敷熏洗患处 6g b.i.d.×7天。

（注：伤科黄水，院内制剂，由黄连、栀子等组成，功能抗炎消肿，活血化瘀，祛腐生新。去伤片，院内制剂，由重楼、九节茶等组成，功效活血祛瘀，消炎止痛。驳骨续筋纱，院内制剂，由龙骨、煅自然铜等组成，功能和营止痛，驳骨续筋。龙柏驳骨贴膏，院内制剂，由煅龙骨、黄柏、煅自然铜等组成，功能散瘀止痛，续筋驳骨。舒筋洗外用颗粒，院内制剂，由威灵仙、苏木、钩藤等组成，功能舒筋活络，散瘀消肿。）

2. 分析评价

（1）评价该患者的中药方剂治疗

①在临床上根据骨折的病程发展常采用三期辨证治法进行治疗。骨折早期多以活血化瘀、行气止痛为主；骨折中期，治疗以"和""续"两法为基础，即以和营生新、接骨续筋为主要疗法；骨折后期则侧重"补"和"舒"，即补气血、肝肾或脾胃及祛湿舒筋为主。

②一诊至四诊方剂 患者伤后即来院就诊，经中医四诊合参，结合影像学诊断，属于骨折早期，证属"气滞血瘀"，以桃红四物汤加减作早期骨折治疗方剂，有活血祛瘀、消肿止痛的功效，可用于骨折早期瘀肿疼痛兼热诸证，方中桃仁、红花相须为用，主活血化瘀；赤芍逐瘀止痛；三七、丹参祛瘀止痛，生地黄、栀子清热凉血；荆芥穗质轻透散；防风胜湿止痛；川木通、延胡索通络行气止痛。诸药合用，共奏活血祛瘀、清热止痛之效，全方组方合理。

③五诊与六诊方剂　复查，前臂肿胀，腕关节活动仍受限，属于骨折中期，宜选用和营生新、接骨续筋的方剂。方中土鳖虫破血逐瘀，续筋接骨，主"续"法；桑寄生、续断、骨碎补补肝肾，强筋骨，以增强接骨之功；当归补血活血止痛；黄芪、党参养血生津；熟地黄补血滋阴；酒黄精补气养阴；桂枝助阳化气，合用通畅气机，养血通经。诸药合用，共奏接骨续筋、强壮筋骨、养血通经之功，全方组成合理。此方中若骨折患处瘀血未消可选用当归尾替代当归，因当归尾活血之力较强，可加强整方活血化瘀之功。

④七诊方剂　复查，可去夹板，压痛轻微，但活动仍稍有受限，证属"肝肾不足"，属于骨折后期，以骨九方（医院协定方）加减，具有补肝肾、强筋骨、祛湿止痛之功效。方中独活祛湿通痹止痛，主祛湿舒筋之功；牛膝、续断、补骨脂、骨碎补、杜仲、狗脊均能补益肝肾，强筋壮骨，养血通络，主强壮筋骨之功；辅以制何首乌补肝肾、益精血、强筋骨；当归补血活血；诸药合用，共奏补肝肾强筋骨、活血舒筋之效，全方组成合理。方中使用的是盐补骨脂和盐杜仲，因盐制的药材可增强入肾的作用，能更好地发挥补益肝肾之功。何首乌应选功效长于补肝肾、益精血的制何首乌，不宜用生品。

（2）评价本案例中去伤片、生骨片使用的合理性　两者均为院内制剂。去伤片主要组成有重楼、九节茶等；功能活血祛瘀，消炎止痛；主要用于跌打损伤、瘀血肿痛等，适用于骨折早期，可增强方剂的活血化瘀、消肿止痛之力。随着治疗进展和骨折三期分治的特点，在骨折中后期停用属合理。生骨片主要组成为甘草、泡地龙、煅龙骨等；功能活血和营、续筋接骨；用于骨折筋伤中后期，有促进骨折愈合作用，在骨折中期使用可增强接骨续筋之力，故使用合理。

3.用药监护

（1）嘱患者敷用伤科黄水时注意保持纱布湿润。

（2）外用舒筋洗外用颗粒宜先用热气熏洗患处，冬季可在患处加盖棉垫。皮肤破损处禁用。

（3）使用龙柏驳骨贴膏，如出现因贴膏引起皮肤轻微发红、瘙痒等可适当减少粘贴时间，严重者停用并到医院就诊。

（4）使用活血化瘀药易耗血动血，妇女月经过多及其他出血证而无瘀血阻滞者慎用。

第二节 筋 伤

筋主要是指皮肤、皮下组织、肌肉、肌腱、筋膜、关节囊、韧带、腱鞘、滑液囊、椎间盘、关节软骨盘等软组织。筋伤是指各种外来暴力、慢性劳损以及风寒湿邪侵袭等原因造成筋的损伤，包括落枕、颈椎病、肩关节周围炎、扳机指、跖管综合征、急性腰扭伤、腰椎间盘突出症等。

一、常见症状及体征

筋伤的临床表现主要有疼痛、肿胀和功能障碍等，但由于导致筋伤的外力大小、性质和程度的不同，其表现也各不相同，主要为全身症状与局部症状。

（一）全身症状

轻微或慢性筋伤患者可无全身症状，较重的急性筋伤患者由于瘀血停聚、积瘀化热，常有发热，多5~7天后恢复正常，或伴有口渴、口苦、心烦、尿赤、便秘、夜寐不安、舌质红、苔黄、脉弦紧或浮数等。严重挤压导致肌肉坏死者，或并发酸中毒、高血钾、肌红蛋白尿、急性肾衰竭等。筋伤伴有失血过多或兼有内脏损伤者，可发生创伤性休克。

（二）局部症状

筋伤后的局部症状一般表现为疼痛压痛、瘀血肿胀、功能障碍、畸形、肌肉萎缩。疼痛多系肢体受到外来暴力撞击、强力扭转或牵拉压迫等，使筋脉受损、气滞血瘀、经络阻塞不通所致。肿胀多为伤后血管破裂形成血肿或神经组织反射性地引起血管壁渗透性增加所致。筋伤后机体由于疼痛和肿胀，多会出现不同程度的功能障碍。筋伤畸形多由肌肉、韧带断裂收缩所致。由于筋伤后气血瘀阻，疼痛及包扎使肢体活动减少，肌肉收缩力降低，造成气血运行失常，日久导致局限性肌萎缩，功能训练后可恢复。

二、病因病机

筋伤的病因多为外力伤害、外感六淫、邪毒感染或内因所致。外力伤害一般分为直接暴力、间接暴力、肌肉强烈收缩和慢性劳损。外感六淫多见风寒湿邪侵袭。外伤后感染邪毒，或邪毒从伤口乘虚而入，邪毒化热，热盛肉腐，脓毒形成，可引起局部或全身感染，出现各种变证。内因主要与患者的年龄、体质、局部解剖结构、职业工种和先天因素等有密切关系。

在内因与外因的作用下引起筋伤疾病，必然导致脏腑、经络、气血、津液的功能紊乱，从而出现相应的证候。常见的病机主要有气血病机、津液病机、脏腑病机、经络病机、皮肉筋骨病机。而出现的证候主要为气滞血瘀证、风寒湿阻证、湿热内蕴证、肝肾亏虚证。

三、常用治疗方剂、药材与中成药

（一）内治法

筋伤的内治应以四诊八纲、脏腑经络等辨证为治疗依据，根据疾病的轻重、缓急、久暂、虚实等具体情况采用不同的治疗方法。

1. 行气活血，通络止痛法　适用于以气血瘀滞为主，局部疼痛、肿胀、皮下瘀斑、活动受限，舌质暗紫，或有瘀斑，舌苔薄白或薄黄，脉沉涩者。多用于筋伤初期。

（1）常用方剂　血府逐瘀汤、桃红四物汤等。

血府逐瘀汤

【处方】桃仁12g　红花9g　当归9g　地黄9g　牛膝9g　川芎5g　桔梗5g　赤芍6g　枳壳6g　甘草6g　柴胡3g

【功效】活血化瘀，行气止痛。

【品种选择】当归：当归头、当归身擅补血养血；当归尾擅活血化瘀；筋伤初期以气血瘀滞为主，宜选用当归尾，同时当归酒制后可增强活血通经之力，也可选用酒当归。牛膝：牛膝偏补肝肾，川牛膝偏活血化瘀，本方用于筋伤初期，宜选用川牛膝。川芎：生用活血化瘀、行气止痛；酒制增强活血化瘀、升浮之性，本方均可使用。甘草：清热解毒宜生用，止咳平喘宜蜜制，补中缓急宜炙用，本方宜选用炙甘草。柴胡：生用解表，醋制疏肝解郁止痛，酒制升举脾胃清阳之气，本方用于筋伤初期宜选醋制柴胡。

【用法用量】水煎煮，食远服。

【使用注意】孕妇忌用。

（2）常用药材　桃仁、红花、川芎、当归、赤芍、牛膝、三七等。

此外，筋伤早期出现蓄瘀、腹胀、大便秘结或肢体肿胀较甚、舌红、苔黄厚、脉洪大而数之体实患者，属筋伤严重导致瘀血停积者，可选用桃仁承气汤、大承气汤等。

2. 祛风散寒，祛湿通络法 适用于以风寒湿阻为主，主要表现为肢体酸胀、隐痛，阴雨天加重，关节屈伸不利、行走不便，舌质淡，苔薄腻，脉弦紧者。多用于下肢及躯干部、腰背肌筋膜炎等筋伤。

（1）常用方剂 蠲痹汤。

蠲痹汤

【处方】羌活3g 独活3g 肉桂2g 秦艽3g 当归9g 川芎3g 甘草2g 海风藤6g 桑枝9g 乳香3g 木香3g

【功效】祛风，散寒，除湿。

【品种选择】乳香：醋制可缓和刺激性，减轻恶心、呕吐不良反应，一般内服宜选用醋制品。海风藤：海风藤、络石藤都可祛风通络，但海风藤性偏温，适用于风湿痹痛无热或偏寒者；络石藤性偏寒，适用于风湿痹痛兼热者；本方用于风寒湿阻，宜用海风藤。

【用法用量】原方剂量偏小，临床使用时，处方中各药可参考《中国药典》、各省市中药炮制规范的剂量范围，根据患者病情个体化用药。水煎煮，木香后下，食远服。

【使用注意】孕妇慎用。

（2）常用药材 羌活、独活、秦艽、防风、桑枝、木瓜、威灵仙等。

3.清湿利热，化瘀止痛法 适用于以湿热内蕴为主，肢体痛不可近，烧灼难忍，伴有恶心，口干，烦闷躁动，舌质红，苔黄腻，脉弦数者。多用于急性腰扭伤、网球肘（肱骨外上髁炎）、跟痛症（足跟痛）等筋伤。

（1）常用方剂 加味二妙丸。

加味二妙丸

【处方】苍术 黄柏 当归尾 薏苡仁 牛膝 萆薢 防己 龟甲

【功效】清热，利湿，止痛。

【品种选择】黄柏：生用降实火；盐制引药下行，滋阴降火作用增强；炒炭有止血作用；本方宜选生品。牛膝：牛膝偏补肝肾，川牛膝偏活血化瘀，本方宜选用川牛膝。萆薢：分为粉萆薢和绵萆薢，功效均可利湿去浊、祛风除痹，本方中均可使用。龟甲：滋阴潜阳，益肾健骨，养血补心；砂烫醋淬后变酥易粉碎，

213

酒制增强益气血之功，本方宜选醋龟甲。

【用法用量】查阅文献，该方剂未有剂量记载。临床使用时，各药可参考《中国药典》、各省市中药炮制规范的剂量范围，根据患者病情个体化用药。原方酒糊为丸，生姜盐汤送下。现代用法，水煎煮，食远服。

【使用注意】忌烟酒、辛辣、油腻及腥发食物。孕妇慎用。

（2）常用药材　苍术、黄柏、薏苡仁、赤芍、萆薢、防己等。

4.补益肝肾，强筋壮骨法　适用于以肝肾亏虚为主，伴身倦乏力，舌质淡，脉细弱者。多用于下肢及躯干部肌筋膜炎等筋伤。

（1）常用方剂　补肾壮筋汤、独活寄生汤。

补肾壮筋汤

【处方】熟地黄　当归　牛膝　山茱萸　茯苓　续断　杜仲　白芍　青皮　五加皮

【功效】补益肝肾，强壮筋骨。

【品种选择】当归：当归头、当归身擅补血养血，当归尾擅活血化瘀，同时当归酒制后可增强活血通经之力，本方宜用当归头、当归身。牛膝：牛膝偏补肝肾，川牛膝偏活血化瘀，本方宜选用牛膝。山茱萸：生用偏于收涩敛阴止汗，酒蒸品增强温补作用，偏于补益肝肾，本方宜选用酒蒸品。杜仲：盐制入肾，增强补益肝肾之功，本方宜选盐杜仲。五加皮：五加皮、香加皮两者均辛、苦、温，均有祛风湿、强筋骨、利水消肿作用；但五加皮擅于补益肝肾而强筋壮骨且无毒，因此本方宜用五加皮。

【用法用量】查阅文献，该方剂未有剂量记载。临床使用时，各药可参考《中国药典》、各省市中药炮制规范的剂量范围，根据患者病情个体化用药。水煎煮，食远服。

【使用注意】孕妇慎用。

（2）常用药材　熟地黄、山茱萸、续断、杜仲、龟甲、桑寄生、枸杞等。

（二）外治法

筋伤外治法的药物很多，功效也有不同，分为消肿祛瘀、舒筋活血、温经通络、散寒祛湿等。治疗方法主要有中药敷贴、中药熏洗、中药涂搽与中药热熨。

中药敷贴是将具有活血化瘀、消肿止痛作用的药物直接贴于筋伤的局部，主要有药膏、膏药、药散等。常用的药物有双柏膏、金黄膏、万灵膏、四生散、桂麝散等。

中药熏洗，即将药物置于锅或盆中，加水煮沸后熏洗患处的一种方法。具有舒松关节筋络、疏导腠理、流通气血、活血止痛等作用，多用于四肢关节、腰背部的伤患，常用方剂有散瘀和伤汤、海桐皮汤、八仙逍遥汤等。

中药涂搽是指中药搽剂直接涂搽患处，配合理筋手法或中药熏洗后涂搽使用，主要有酒剂和油剂（或油膏）。常用搽剂有活血酒、正骨水、伤油膏、活络油膏等。

此外，不宜外洗的腰脊躯体之新伤、陈伤可使用热熨药。中药热熨是将药物加热后用布袋装好，熨贴于损伤局部的一种外治法，常用的热熨药有坎离砂、正骨熨药等。在临证选用时，应注意药物的功用和使用方法，根据患者不同情况灵活选用。

（三）常用中成药

表3-3-2　治疗筋伤的常用中成药

药品名称	组成	功效	适应证	用法用量	备注
跌打片（丸）	三七、当归、白芍、赤芍、桃仁、红花、血竭、北刘寄奴、骨碎补（烫）、续断、苏木、牡丹皮、乳香（制）、没药（制）、姜黄、三棱（醋制）、防风、甜瓜子、枳实（炒）、桔梗、甘草、木通、自然铜（煅）、土鳖虫	活血散瘀，消肿止痛	用于跌打损伤，筋断骨折，瘀血肿痛，闪腰岔气	片剂：口服。一次4~8片，一日2~3次丸剂：口服。一次1丸，一日2次	孕妇禁用
中华跌打丸	金不换、地耳草、鬼画符、过江龙、岗梅、栀子、半边莲、牛尾蕨、大力王、刘寄奴、丁茄根、急性子、牛膝、鹅不食草、山橘叶、毛老虎、穿破石、两面针、丢了棒、独活、制川乌、红杜仲、鸡血藤、乌药、香附、丁香、假叶、桂枝、木鳖子、苍术、樟脑等	消肿止痛，舒筋活络，止血生肌，活血祛瘀	用于挫伤筋骨，新旧瘀痛，创伤出血，风湿瘀痛	口服。水蜜丸一次3g；大蜜丸一次1丸；一日2次。儿童及体虚者减半	孕妇禁用不可过量、久服

续表

药品名称	组成	功效	适应证	用法用量	备注
壮骨伸筋胶囊	淫羊藿、熟地黄、鹿衔草、骨碎补（炙）、肉苁蓉、鸡血藤、红参、狗骨、茯苓、威灵仙、豨莶草、延胡索（醋制）、山楂、洋金花、葛根	补益肝肾，强筋壮骨，活络止痛	用于肝肾两虚、寒湿阻络所致的神经根型颈椎病，症见肩臂疼痛、麻木、活动障碍	口服。一次6粒，一日3次。4周为一疗程，或遵医嘱	青光眼患者和孕妇禁用 关节红肿热痛者慎用 不可过量、久服 高血压、心脏病患者慎用
舒筋丸	马钱子粉、麻黄、羌活、独活、桂枝、防风、乳香（醋炙）、没药（醋炙）、千年健、地枫皮、牛膝、续断、杜仲（盐制）、木瓜、甘草	祛风除湿，舒筋活血	用于风寒湿痹，四肢麻木，筋骨疼痛，行步艰难	口服。一次1丸，一日1次	孕妇禁用 实热证者慎用 脾胃虚弱者、儿童、老弱患者慎用 本品含马钱子，不可过量、久服 合并高血压病、心脏病、肝肾功能不全、癫痫、破伤风、甲状腺功能亢进者慎用
舒筋活血定痛散	乳香（醋炙）、没药（醋炙）、红花、延胡索（醋炙）、血竭、当归、香附（醋炙）、骨碎补、自然铜（煅醋淬）	舒筋活血，散瘀止痛	用于跌打损伤，闪腰岔气，伤筋动骨，血瘀肿痛	温黄酒或温开水冲服。一次6g，一日2次外用，白酒调敷患处	孕妇禁用 骨折、脱臼患者应于手法复位后，再用药物治疗 宜饭后服用
舒筋活血胶囊	红花、鸡血藤、络石藤、伸筋草、泽兰叶、香附（制）、槲寄生、狗脊（制）、香加皮、自然铜（煅）	舒筋活络，活血散瘀	用于筋骨疼痛，肢体拘挛，腰背疼痛，跌打损伤	口服。一次5粒，一日3次	孕妇禁用 本品含香加皮，有毒，不可过量、久服
养血荣筋丸	当归、何首乌（黑豆酒炙）、党参、白术（麸炒）、铁丝威灵仙（酒炙）、续断、桑寄生、补骨脂（盐炒）、伸筋草、透骨草、油松节、鸡血藤、赤芍、赤小豆、木香、陈皮	养血荣筋，祛风通络	用于陈旧性跌打损伤，症见筋骨疼痛、肢体麻木、肌肉萎缩、关节不利	口服。一次1~2丸，一日2次	孕妇禁用 肝功能异常者慎用

续表

药品名称	组成	功效	适应证	用法用量	备注
腰痛宁胶囊	马钱子粉（调制）、全蝎、乳香、没药、土鳖虫、僵蚕、川牛膝、苍术、麻黄、甘草	消肿止痛，疏散寒邪，温经通络	用于寒湿瘀阻经络所致的腰椎间盘突出症、坐骨神经痛、腰肌劳损、腰肌纤维炎、风湿性关节痛，症见腰腿痛、关节痛及肢体活动受限者	黄酒兑少量温开水送服。一次4~6粒，一日1次。睡前半小时服，或遵医嘱	孕妇及小儿禁用宜饭后服用不可过量、久服或多次服用心脏病、高血压患者慎用运动员慎用
四妙丸	盐黄柏、苍术、薏苡仁、牛膝	清热利湿	用于湿热下注所致的痹病，症见足膝红肿、筋骨疼痛	口服。一次6g，一日2次	孕妇禁用风寒湿痹，虚寒痿证者慎用

以上中成药常用于治疗筋伤，在临床工作中，需根据患者的实际情况辨证施治，并注意监测不良反应。

四、案例分析

1. 患者基本信息及诊疗过程　患者，女性，39岁。扭伤致左踝部肿痛、活动受限，无昏迷，无呕吐，无逆行性遗忘等不适，伤痛5天后来我院门诊就诊。

查体：左踝关节肿胀，可见内外踝部瘀斑，外踝前下方、内踝部压痛，踝关节活动受限，前抽屉试验阳性，趾动血运感觉好。舌暗红，苔薄白，脉弦细。

彩超检查：左踝关节普通彩超提示，距腓前韧带完全性撕裂伤，三角韧带胫舟部部分撕裂伤，踝关节腔少量积液。X线片检查示，踝关节未见骨折及脱位。

中医诊断：左踝部筋伤　气滞血瘀证。

西医诊断：左距腓前韧带及三角韧带损伤。

中医治疗：患处外敷伤科黄水，踝关节二夹超踝固定，指导患者足趾、膝关节屈伸功能锻炼，抬高患肢，使用助行器，患肢不负重。

中药方剂：桃仁15g　红花10g　当归尾10g　醋五灵脂10g　牛膝15g　丹参30g　赤芍15g　独活15g　木香10g（后下）　三七10g（先煎）

（共7剂，每日1剂，水煎服）

外用药：伤科黄水　外敷　q.d.×7天。

二诊：1周后复查，左踝关节肿胀减轻，内外踝前下方压痛明显减轻，瘀斑大部分消散，趾动血运感觉好。舌淡，苔薄白，脉弦细。继续维持夹板固定，外敷伤科黄水，指导患者足趾、膝关节屈伸功能锻炼，抬高患肢，使用助行器。

中药方剂：桃仁15g　红花10g　当归尾10g　牛膝15g　丹参20g　赤芍15g　独活15g　木香10g（后下）　三七10g（先煎）　乳香6g　没药6g　醋延胡索6g　续断10g　土鳖虫10g

（共7剂，每日1剂，水煎服）

外用药：伤科黄水　外敷　q.d.×7天。

三诊：1周后复查，左踝关节无明显肿胀，小腿肌肉轻度萎缩，内外踝前下压痛轻微，踝关节活动受限，趾动血运感觉好。舌淡，苔薄白，脉细。

中药方剂：当归10g　独活15g　牛膝15g　续断15g　丹参15g　党参15g　补骨脂10g　骨碎补15g　杜仲15g　狗脊30g

（共7剂，每日1剂，水煎服）

外用药：舒筋洗外用颗粒　6g　b.i.d.×7天、凉血消肿贴膏　1贴　q.d.×7天。

继续维持夹板固定，加强足趾、踝、膝屈伸功能锻炼，暂禁止踝关节内外翻活动。

四诊：1周后复查，左踝关节无明显肿胀，小腿肌肉萎缩改善，肌力增加，内外踝前下几无压痛，踝关节活动受限明显改善，趾动血运感觉好。舌淡，苔薄白，脉细。

中成药：养血荣筋丸　口服　2丸　b.i.d.×14天。

外用药：舒筋洗外用颗粒　6g　t.i.d.×14天；龙柏驳骨贴膏　1贴　q.d.×14天、陈渭良伤科油　外涂适量　b.i.d.×14天，配合理筋手法。

拆除夹板，开始下地负重，并改用简易支具（限制踝关节内外翻1周），然后使用护踝保护一周，指导患者加强踝关节屈伸功能主、被动锻炼及本体感觉训练，锻炼期间，勿再次扭伤和剧烈运动。

五诊：2周后复查，患者诉踝部无明显疼痛，能正常行走，稍有紧绷感。查体：左踝关节无明显肿胀，小腿肌肉萎缩明显改善，肌力增加，内外踝前下方无明显压痛，踝关节活动基本正常，趾动血运感觉好。舌淡，苔薄白，脉细。

嘱患者去除护踝，进一步加强功能康复。

外用药：舒筋洗外用颗粒　6g　b.i.d.×14天；陈渭良伤科油　外涂适量b.i.d.×14天，配合理筋手法。

（注：伤科黄水，院内制剂，由黄连、栀子等组成，功能抗炎消肿，活血化瘀，祛腐生新。舒筋洗外用颗粒，院内制剂，由威灵仙、苏木、钩藤等组成，功能舒筋活络，散瘀消肿。凉血消肿贴膏，院内制剂，组成为煅石膏，功能凉血消肿止痛。龙柏驳骨贴膏，院内制剂，由煅龙骨、黄柏、煅自然铜等组成，功能散瘀止痛，续筋驳骨。陈渭良伤科油，院内制剂，由黄柏、栀子、地榆等组成，功能解毒消炎，散瘀消肿，止血止痛。）

2. 分析评价

（1）评价该患者中药方剂治疗

①筋伤多按不同病理变化规律进行辨证论治。一诊时患者外伤致左踝部肿痛5天，查体可见左踝关节肿胀，内外踝部瘀斑，结合影像学诊断为左距腓前韧带及三角韧带损伤，证候为气滞血瘀证，虽已伤5天，但未经良好治疗，需活血化瘀，消肿止痛。方剂：以桃红四物汤加减为筋伤早期治疗，方中桃仁、红花相须为用，活血化瘀，配伍当归尾、赤芍、三七、醋五灵脂活血化瘀、消肿止痛，牛膝逐瘀通经，行气止痛之木香，独活通痹止痛，引血下行之牛膝，为活血化瘀、行气止痛之良方。全方组成合理，牛膝宜用酒制品增强活血逐瘀之效。

②二诊方剂　患者1周后复查，左踝关节虽肿胀减轻，但外踝前下方压痛，踝关节活动受限，趾动血运感觉好。因此在原方基础上增加乳香、没药加强活血定痛；延胡索理气止痛、行气活血；续断增强续筋接骨之功；土鳖虫破血逐瘀，续筋接骨。全方主"续"法。组成合理，方中乳香、没药宜醋炙，增强活血止痛之效。

③三诊方剂　患者经过2周严格制动，瘀肿已消，筋脉已续，但未牢固，治法可以补气养血、强壮筋骨为主。遂以骨九方（医院协定方）加减治疗，起补肝肾、壮筋骨之效。方中当归补血活血；独活通痹止痛；牛膝、续断、补骨脂、骨碎补、杜仲、狗脊等补益肝肾、强筋壮骨；党参同有补血益气、健脾的功效。方中补骨脂和杜仲均盐制，可增强入肾作用，更好发挥补益肝肾，强筋壮骨之功。全方组成合理。

（2）评价本案例中四诊使用养血荣筋丸的合理性　养血荣筋丸由当归、何首乌（黑豆酒炙）、党参、白术（麸炒）、铁丝威灵仙（酒炙）、续断、桑寄生、补骨脂（盐炒）、伸筋草、透骨草、油松节、鸡血藤、赤芍、赤小豆、木香、陈皮组成，具有养血荣筋、祛风通络的功效，用于跌打损伤症见筋骨疼痛、肌肉萎缩、关节不利等。患者四诊关节虽无明显肿胀，小腿肌肉萎缩改善，踝关节活动受限明显改善，但患处血运、肌肉萎缩等情况仍需进一步改善，故治疗以补益气血、强壮筋骨为主，养血荣筋、通络为主。养血荣筋丸中当归补血活血，何首乌益精血，党参、白术健脾益气，以助精血生成；威灵仙、伸筋草、透骨草、油松节通络止痛；续断、桑寄生、补骨脂补肝肾、强筋骨；鸡血藤舒筋活络，赤芍散瘀止痛，赤小豆消肿解毒，木香、陈皮行气止痛。患者在此阶段使用养血荣筋丸合理。

（3）用药监护

①嘱患者，饮食宜清淡，忌食辛辣、鱼腥之品。

②嘱患者敷用伤科黄水时注意保持纱布湿润。

③凉血消肿贴膏，孕妇及哺乳期妇女慎用。使用中如出现因贴膏引起皮肤轻微发红、瘙痒等可适当减少粘贴时间，严重者停用并到医院就诊。

第三节　内　伤

内伤是由于外力作用引起人体内部气血、经络、脏腑遭受损伤或致功能紊乱的病症。《华氏中藏经》载："病坠损，内伤"。本节论述范围仅限于伤科内伤。伤科内伤与七情、六郁、劳倦等所引起的内科内伤不同，前者多具有外力损伤的病史。

一、常见症状及体征

（一）全身症状

一般内伤，由于气滞血瘀，经络阻滞，脏腑不和，往往有神疲纳呆，夜寐不安，便秘，形体羸弱，舌紫暗或有瘀斑，脉浮弦或弦紧，舌质红，苔黄厚腻。若气逆血蕴于肺脏，则胸胁满闷，喘咳少气；若失血过多，则口渴烦躁，小便短少；若瘀血攻心，则昏愦不知人事。严重内伤者可出现面色苍白，肢体厥冷，脉芤或微细，甚至消失，烦躁或神志淡漠等厥逆现象。

（二）局部症状

疼痛、肿胀青紫及功能障碍是内伤的一般症状。内伤后患处脉络受损，气机凝滞，阻塞经络，不通则痛。营血离经，阻塞络道，瘀滞于皮肤腠理，"血有形，病故肿"，因而出现肿胀。若血行之道不得宣通，"离经之血"较多，透过撕裂的肌膜与深筋膜，溢于皮下，一时不能消散，即成青紫瘀斑。由于内伤后气血阻滞引起剧烈疼痛，肌肉反射性痉挛以及组织器官的损害，可引起肢体躯干或组织器官发生不同程度的功能障碍。

此外，内伤还有一些特殊症状，包括气血损伤、经络损伤及脏腑损伤等。

二、病因病机

内伤的病因有外因和内因两个方面，外因主要指外界作用于人体的致伤因素，包括直接暴力、间接暴力、肌肉强烈收缩。内因主要指从内部影响人体的致伤因素，如患者的体质、年龄、局部解剖结构、劳动体位、生活习惯等。年老体弱、肝肾精血虚衰者，稍受外力侵袭极易发生内伤。局部结构薄弱或有病变，劳动体位与生活习惯不良者亦易致伤。内伤可引起人体内部气血、脏腑、经络的功能紊乱，其中首当其冲的是伤及气血。患处脉络受损，气机凝滞，阻塞经络，营血离经，瘀滞于皮肤腠理，气血瘀滞。气血辨证是指导内伤诊治的关键，同时在内伤的诊治过程中，应从整体观点出发，结合气血、营卫、筋骨、经络、脏腑之间的关系进行治疗。

三、常用治疗方剂、药材与中成药

（一）内治法

内伤按不同的部位一般分为头部内伤、胸部内伤、腹部内伤等。内伤之症，不外乎在气在血，但由于损伤之症，气血亏损，外邪可乘虚而入，故变症多端，临床治疗应根据临床实际情况辨证施治。以下为头部内伤、胸部内伤、腹部内伤较为常用的治疗方法。

1. **通窍开闭法**　适用于内伤为头部受损，脑震荡昏迷不醒、瘀阻气闭者，宜遵《内经》"其实者，散而泻之"之意，以开窍通闭为主。

（1）常用方剂　苏合香丸。

苏合香丸

【处方】白术30g　朱砂30g　麝香30g　诃子30g　香附30g　沉香30g　青木香30g　丁香30g　安息香30g　檀香30g　荜茇30g　犀角（水牛角）30g　乳香15g　苏合香15g　冰片15g

【功效】芳香开窍，行气止痛。

【品种选择】朱砂：有毒，经水飞后可使药物达到纯净，极细状态，便于制剂及服用，一般入丸散，不宜入煎剂。青木香目前已取消药用标准，本方用于行气止痛可用木香替代。犀角用水牛角代，清热解毒、凉血定惊。

【用法用量】本方含有朱砂、冰片、苏合香，一般不宜入煎剂。现代已制成中成药制剂，具体用法参见表3-3-3中的苏合香丸。

【使用注意】不宜大量服用；孕妇忌用；肝肾功能不全者禁用。

（2）常用药材　苏合香、麝香、冰片等。

2. **行气活血法**　适用于胸部内伤伤气、伤血或气血两伤患者，伤气症见胸胁胀痛，痛无定处，胸闷气急；伤血症见伤处微肿，压痛固定，局部可有瘀斑青紫；气血两伤兼有以上的症状。

（1）常用方剂　血府逐瘀汤、柴胡疏肝散。

血府逐瘀汤

【处方】桃仁12g　红花9g　当归9g　地黄9g　牛膝9g　川芎5g　桔梗5g　赤芍6g　枳壳6g　甘草6g　柴胡3g

【功效】活血祛瘀，行气止痛。

【品种选择】地黄：生地黄味甘，性寒，清热凉血；熟地黄味甘，性微温，滋阴补血，本方选择生地黄。牛膝：川牛膝长于活血祛瘀，牛膝长于补肝肾、强筋骨，因此选用川牛膝。柴胡：生柴胡和解退热力强；醋柴胡缓和升散之性，引药入肝，疏肝止痛作用增强，此方可选醋柴胡。

【用法用量】水煎煮，食远服。

【使用注意】孕妇忌用。

柴胡疏肝散

【处方】柴胡6g 陈皮6g 川芎5g 香附5g 枳壳5g 芍药5g 炙甘草2g

【功效】疏肝解郁，行气止痛。

【品种选择】柴胡：生柴胡和解退热力强；醋柴胡缓和升散之性，引药入肝，疏肝止痛作用增强，此方宜选醋柴胡。香附：此方可用醋香附，醋香附专入肝经，疏肝止痛作用增强。枳壳：味苦、辛、酸，性微温，具有理气宽中的作用，麸炒后可缓和其峻烈之性，偏于理气，此方中二者均可使用。芍药：白芍偏于柔肝止痛，赤芍偏于活血祛瘀，此方宜选赤芍。

【用法用量】水煎煮，食远服。

【使用注意】孕妇忌用。

（2）常用药材 桃仁、红花、柴胡、川芎、香附等。

3.活血祛瘀法 适用于腹部内伤，气血凝滞，瘀血肿痛，皮肤青紫，腹胀难忍，经络阻塞。

（1）常用方剂 少腹逐瘀汤、膈下逐瘀汤。

少腹逐瘀汤

【处方】小茴香（炒）2g 干姜（炒）3g 延胡索3g 没药6g 当归9g 川芎6g 官桂3g 赤芍6g 蒲黄9g 五灵脂（炒）6g

【功效】活血祛瘀，温经止痛。

【品种选择】小茴香：具有散寒止痛，理气和胃的作用，生小茴香辛散理气作用较强，炒后辛散作用稍缓，宜选用炒小茴香。干姜：炒后性味苦涩温，专守中焦，温中散寒止痛作用增强，现代使用炮姜，把干姜照炒法用砂烫至鼓起，表面棕褐色。没药：具有散瘀止痛、消肿生肌的作用，生品气味浓烈，对胃有一定的刺激性，宜醋制。官桂：肉桂的中段部分，具有温经通脉、散寒止痛的作用，现代用肉桂即可。蒲黄：味甘，性平，生蒲黄具有行血化瘀的作用，蒲黄炭性涩，止血作用增强，因此选用生蒲黄。五灵脂：生用行血止痛，醋炒活血止痛作用强且减少刺激性，重在止痛而不损胃气，本方宜用醋制品。

【用法用量】水煎煮，食远服。

【使用注意】孕妇慎用；不宜与赤石脂同用。

膈下逐瘀汤

【处方】五灵脂（炒）6g 当归9g 川芎6g 燀桃仁9g 牡丹皮6g 赤芍

6g 乌药6g 延胡索3g 甘草9g 香附5g 红花9g 枳壳5g

【功效】活血祛瘀，行气止痛。

【品种选择】五灵脂生用行血止痛，醋炒后活血止痛作用增强且刺激性减小，重在止痛而不损胃气，本方宜醋制。桃仁生用行血祛瘀力强，炒后偏于润燥和血，因此选用生桃仁。延胡索：醋制后可入肝经，增强疏肝止痛作用，本方宜醋制。香附：本方可用醋香附，醋香附专入肝经，疏肝止痛作用增强。

【用法用量】水煎煮，食远服。

【使用注意】孕妇慎用。

（2）常用药材 当归、五灵脂、赤芍、川芎等。

（二）外治法

内伤疾病的外治方法可以根据病情选用外敷、擦洗、熏洗、热熨等。

一般采用含有中草药成分的敷药（糊膏）、膏药、药粉等外敷。敷药使用药散加水或茶、醋、蜜、油、酒、饴糖、凡士林等调成糊状，直接敷于患处，间隔一定时间换药一次。敷药常用药物分为三大类：①消瘀止痛类，如消瘀止痛膏、活血散；②清热解毒类，如金黄散、消毒散；③温经通络类，如温经通络膏、舒筋散。膏药常用有狗皮膏、宝珍膏、万应膏等。药粉使用时将其直接掺撒于伤口处或置于膏药上，烘热后贴患处，常用的药粉有丁桂散、桂麝散、四生散。

胸部损伤而局部瘀肿疼痛者，治宜消瘀退肿，行气止痛，常用的药膏有消瘀止痛膏、双柏膏等。宿伤隐痛及风寒湿痹痛者，宜温经散寒，祛风止痛，常用的有狗皮膏、万应膏等。

擦洗是用药水或油膏涂擦人体损伤部位。损伤初期肿痛较剧烈时用轻擦法，每日1～3次；损伤后期肿痛较轻时用擦洗法，每日1次。重症涂擦后再敷药或贴膏药效果更佳。常用的药物有舒筋止痛水、红灵酒、伤油膏。

熏洗能活血止痛、舒筋活络，本法多用于四肢和腰背部的损伤。常用方剂：①新伤瘀血积聚类熏洗方，如散瘀和伤汤、海桐皮汤；②陈伤兼夹风湿类洗方，如八仙逍遥汤、舒筋活血洗方、风伤洗剂。

热熨适用于腰脊等躯体熏洗不便的部位。将药物研为粗粉，分装于两个布包内，扎好袋口放入锅中蒸热，趁热敷烫患处，两个轮流使用，20～30分钟，每日2次。

（三）常用中成药

表3-3-3　治疗内伤的常用中成药

药品名称	组成	功效	适应证	用法用量	备注
苏合香丸	苏合香、安息香、人工麝香、冰片、沉香、檀香、木香、香附、乳香（制）、丁香、荜茇、白术、朱砂、水牛角浓缩粉、诃子肉	芳香开窍，行气止痛	用于痰迷心窍所致的痰厥昏迷，中风偏瘫，肢体不利，以及中暑、心胃气痛	口服。一次1丸，一日1~2次	孕妇禁用 热病、阳闭、脱证不宜使用 中风病正气不足者慎用，或配合扶正中药服用 急性脑血管疾病患者服用本品，应结合其他抢救措施 对中风昏迷者宜鼻饲给药 本品易耗伤正气，不宜久用
云南白药（胶囊、片）	麝香、冰片、三七等	化瘀止血，活血止痛，解毒消肿	用于跌打损伤，瘀血肿痛，吐血，咳血，便血，痔血，崩漏下血，疮疡肿毒及软组织挫伤，闭合性骨折，支气管扩张及肺结核咳血，溃疡病出血，以及皮肤感染性疾病	刀、枪、跌打诸伤，无论轻重，出血者用温开水送服；瘀血肿痛与未流血者用酒送服 散剂：口服。一次0.25~0.5g，一日4次；（2~5岁，按1/4剂量服用；5~12岁，按1/2剂量服用） 胶囊剂：口服。一次1~2粒，一日4次；（2~5岁，按1/4剂量服用；6~12岁，按1/2剂量服用） 片剂：口服。一次1~2片，一日4次（2~5岁，按1/4剂量服用；6~12岁，按1/2剂量服用）	孕妇禁用 经期及哺乳期妇女慎用 服药一日内忌食蚕豆、鱼类及酸冷食物

225

续表

药品名称	组成	功效	适应证	用法用量	备注
安宫牛黄丸（胶囊、散）	牛黄或人工牛黄、水牛角浓缩粉、麝香或人工麝香、黄连、黄芩、栀子、雄黄、冰片、郁金、朱砂、珍珠	清热解毒，镇惊开窍	用于热病，邪入心包，高热惊厥，神昏谵语；中风昏迷及脑炎、脑膜炎、中毒性脑病、脑出血、败血症见上述证候者	散剂：口服。一次1.6g，一日1次。小儿3岁以内一次0.4g，4～6岁一次0.8g，一日1次；或遵医嘱 丸剂：口服。一次1丸，一日1次。小儿3岁以内一次1/4丸，4～6岁一次1/2丸，一日1次；或遵医嘱 胶囊剂：口服。一次4粒，一日1次。小儿3岁以内一次1粒，4～6岁一次2粒，一日1次；或遵医嘱	孕妇禁用 寒闭神昏者不宜使用 服药期间饮食宜清淡，忌食辛辣食物 本品含朱砂、雄黄，不宜过量、久用 肝肾功能不全者慎用 治疗期间如出现肢寒畏冷，面色苍白，冷汗不止，脉微欲绝应立即停药 高热神昏、中风昏迷口服本品困难者，当鼻饲给药
醒脑静注射液	麝香、郁金、栀子、冰片	清热解毒，凉血活血，开窍醒脑	用于气血逆乱，瘀阻脑络所致中风、神昏、偏瘫、口舌歪斜；外伤头痛，神志不清；酒毒攻心，头痛呕恶，抽搐；脑梗死、脑出血急性期、颅脑外伤，急性酒精中毒见上述证候者	肌内注射。一次2～4ml，一日1～2次 静脉滴注。一次10～20ml，用5%、10%葡萄糖注射液或氯化钠注射液250～500ml稀释后滴注；或遵医嘱	外感发热，寒闭神昏者禁用 孕妇禁用 慢性乙醇中毒，颅脑外伤中、后期慎用
治伤胶囊	生关白附、防风、羌活、白芷、虎掌南星（姜矾制）	祛风散结，消肿止痛	用于跌打损伤所致之外伤红肿、内伤胁痛	口服，用温黄酒或温开水送服。一次4～6粒，一日1～2次，或遵医嘱 外用，取内容物用白酒或醋调敷患处	孕妇禁用 本品药性剧烈，必须按规定剂量服用，不宜过量、久服 心脏病患者慎用

以上中成药常用于治疗伤科内伤疾病，在临床工作中，需根据患者的实际情况辨证施治，并注意监测不良反应。

四、案例分析

1. 患者基本信息及诊疗过程　患者，女性，69岁。因跌倒致左胸部疼痛8天，活动受限，无心悸，无头痛头晕，无肢体麻木，无二便失禁，经休息后症状未能缓解。患者有外伤病史，腰1椎体陈旧性骨折。入院时症见：精神好，口唇红润，无发热，呼吸平稳，节律规则，无咳嗽气促，痰多，左胸胁部疼痛，活动受限，大小便正常，舌质瘀暗，苔白，脉弦数。

查体：神志清晰，查体合作，呼吸平顺，主动体位。胸廓双侧对称，左侧胸壁按压痛，未见皮损伤口，未及皮下捻发感，胸廓挤压征阴性。

辅助检查：血常规大致正常；胸片与胸部、腰部CT提示：主动脉硬化；左侧肋骨未见明显骨折征象，需结合临床排除隐匿性损伤；腰1锥体陈旧性骨折。

西医诊断：胸部挫伤。

中医诊断：内伤　气滞血瘀证。

西药：塞来昔布胶囊　口服　0.2g　q.d.。

中药方剂：桃仁10g　红花10g　当归10g　麸炒枳壳10g　醋延胡索10g北柴胡5g　赤芍10g　桔梗5g　川芎10g　甘草5g

（共4剂，每日1剂，水煎温服）

外用中药：强筋通络止痛散。

（共4剂，每日1剂，外用，打粉热熨）

伤科黄水：左胸局部外敷伤科黄水纱，肋骨固定带固定。

二诊：左胸疼痛感减轻，神清，精神好，无头痛头晕，无恶心欲吐，无心悸胸闷，纳眠好，二便调，舌暗红，苔薄白，脉弦。左胸局部外敷伤科黄水纱，肋骨固定带固定，配合中频脉冲电、红外线、静电等物理治疗。继续服用上述方药，共4剂，每日1剂，水煎温服。

三诊：胸痛明显好转，神志清楚，面色荣润，语言清晰，纳可，口淡，大便正常，小便正常，无恶寒发热，舌淡红，苔薄白，脉弦。

拒服中药汤剂，改用中成药：桃红宽胸颗粒　5g　t.i.d.×7天。

（注：伤科黄水，院内制剂，由黄连、栀子等组成。功能抗炎消肿、活血化瘀、祛腐生新。桃红宽胸颗粒，院内制剂，由桃仁、三七等组成，功能益气祛瘀、行气止痛。）

2. 分析评价

（1）评价该患者一诊的中药方剂治疗

①中医诊断胸部挫伤为气滞血瘀证，卧床，保守治疗，中医辨证施治，以活血化瘀、消肿止痛法为主。

②初诊，患者因跌倒致胸部疼痛许久，活动受限，休息后未能好转，即来院就诊。查体结合影像学诊断为胸部挫伤，属于骨科内伤范畴，舌瘀暗、苔白，脉弦数，中医四诊合参，证属"气滞血瘀"。内服方选用血府逐瘀汤加减，具有行气止痛、活血祛瘀功效，用于治疗胸中血府血瘀证。方中桃仁破血行滞而润燥，红花活血祛瘀以止痛，共为君药；赤芍、川芎助君药活血祛瘀；当归、延胡索活血止痛；桔梗、枳壳，一升一降，宽胸行气；柴胡疏肝解郁，升达清阳，与桔梗、枳壳同用，尤善理气行滞，使气行则血行；桔梗并能载药上行，兼有使药之用；甘草调和诸药，亦为使药。全方组成可达行气化瘀之功，用于治疗胸伤之气滞血瘀证，组方合理。

（2）评价本案例中桃红宽胸颗粒的使用合理性　桃红宽胸颗粒属于医院制剂，主要成分有桃仁、三七、醋延胡索、木香等，功能益气祛瘀、行气止痛，主要用于胸部挫伤、背部扭挫伤、肋骨骨折、血气胸、肺挫伤、创伤性湿肺等损伤，早期瘀血停滞者。患者三诊时虽胸痛明显好转，舌淡红，苔薄白，脉弦，但仍属于内伤早期瘀血停滞，继续予活血化瘀、行气止痛为法治疗，因患者拒服中药汤剂，改用桃红宽胸颗粒治疗气滞血瘀证的胸部挫伤，使用合理。

（3）用药监护

①患者长期使用活血化瘀药物，尤其在与非甾体抗炎药同时使用时，应注意观察是否有胃肠道不适、便血、牙龈出血等症状，一旦出现应及时调整方剂，同时定期监测血常规、凝血功能。

②敷用伤科黄水时注意保持纱布湿润。

③治疗期间注意避风寒、忌辛辣、生冷，注意饮食清淡，不宜峻补。

第四节　骨关节炎

骨关节炎是一种以关节软骨变性、破坏及骨质增生为特征的慢性关节病。骨关节炎属于中医学"痹证"范畴。《素问·长刺节论》中记载："病在骨，骨重不可举，骨髓酸痛，寒气至，名曰骨痹。"

一、常见症状及体征

1. 关节疼痛及压痛　初期为轻微钝痛，以后逐渐加剧。如活动后疼痛加剧，休息后好转，亦有休息痛者。随病情发展，疼痛持续时间延长，难以自然缓解。压痛多在髌骨下极及侧后面。有时可在腘窝一侧或两侧扪及压痛的腱索。

2. 关节活动受限　少数患者呈现明显的关节肿胀积液，屈伸活动明显障碍。

3.关节畸形　年龄在60岁以上者，可见关节骨端增大，髌下两侧局部脂肪纤维组织积聚而呈隆起，或有膝内翻畸形。

4.骨摩擦音（感）　屈伸关节时有明显的摩擦感。

5.肌肉萎缩　病程日久，部分患者呈现股四头肌萎缩。

二、病因病机

中医学认为肝肾亏虚是骨关节炎发病的内在病因，肝主筋，肾主骨。肝藏血，血养筋，故肝之合筋也。由于中年以后肝肾亏损，肝虚则血不养筋，筋不能维持骨节之张弛，关节失滑利，肾虚而髓减，致使筋骨均失所养而发本病。而风寒湿等邪气侵袭、血瘀痹阻是引起该病的外因。素体亏虚，筋骨失养，风、寒、湿、热等邪毒乘虚而入，或又是外感风寒，侵袭筋络，气血津不通，经脉痹阻，从而湿热痰浊内生，累及脉络、肌肉、筋骨，致使本病发作和加重。现代医学认为，慢性劳损、长期姿势不良、过度负重、肥胖等，均可导致膝关节软组织损伤，加速软骨的消耗，引发骨关节炎。

三、常用治疗方剂、药材与中成药

（一）内治法

骨关节炎内治法主要是辨证分型论治，针对膝骨性关节炎不同疾病阶段的病理实质即证候特点用药，因季节、地域的差异及对膝骨性关节炎病因病理认识的不同，临床辨证用药呈现多样化。

1. 补益肝肾，强筋健骨法　适用于肝肾亏虚证。主要表现为关节疼痛、肿胀、时轻时重、屈伸不利，或伴关节弹响，腰膝酸软，日久关节变形。或关节冷痛，畏寒喜暖，四肢不温，小便频数，舌淡胖，苔白或白腻，脉沉细或沉弦；或五心烦热、午后潮热，盗汗，咽干口燥，舌红少苔，脉细数或弦细数。

（1）常用方剂　独活寄生汤。

独活寄生汤

【处方】独活9g　桑寄生6g　杜仲6g　牛膝6g　细辛6g　秦艽6g　茯苓6g　肉桂6g　防风6g　川芎6g　人参6g　甘草6g　当归6g　芍药6g　地黄6g

【功效】祛风湿，止痹痛，益肝肾，补气血。

【品种选择】杜仲：此方选用盐杜仲，杜仲生品有补肝益肾功能，盐制后引药入肾，温而不燥，增强补肝肾，强筋骨功效。牛膝：此方选用怀牛膝，相较功善活血化瘀的川牛膝，怀牛膝长于补肝肾强筋骨。芍药：此方选用滋阴平肝、和营止痛的白芍，助补血、助肝肾、止痛。独活：独活与羌活均有散风寒湿邪以除痹之功，羌活善于上行，独活长于下走，此方善治下肢久痹，故选用独活。

【用法用量】现行版《中国药典》中细辛用量为1～3g，散剂每次服0.5～1g。在此方中细辛用量已过3g。自古以来，细辛的用量受朝代、经方、煎煮方式等因素影响而不断演变，实际使用中应根据病症病因等随症加减。水煎煮，食远服。

【使用注意】痹证之属湿热实证者忌用。注意监测是否有头痛、呕吐、烦躁、呼吸缓慢及心律失常等不良反应。

（2）常用药材　独活、桑寄生、牛膝、杜仲、骨碎补、淫羊藿、狗脊等。

2. 温经散寒，除湿通络法　适用于寒湿痹阻证。主要表现为肢体、关节酸痛，或关节局部肿胀，屈伸不利，局部畏寒，皮色不红，触之不热，得热痛减，遇寒痛增，活动时疼痛加重。或伴腰膝酸软，四肢乏力；或纳食欠佳，大便溏薄，小便清长。舌苔薄白或白滑，脉弦紧或弦缓。

（1）常用方剂　乌头汤合桂枝附子汤。

乌头汤合桂枝附子汤

【处方】麻黄　芍药　黄芪　川乌　桂枝　附子　甘草　生姜　大枣

【功效】温经散寒，除湿通络。

【品种选择】麻黄：开发腠理，透散寒湿，生品发汗解表利水消肿力强，蜜麻黄性温偏润，在此方中选用生品。芍药：芍药用于缓急止痛，故选用滋阴平肝、养血调经、止痛的白芍。川乌：原方中选用川乌，以发挥祛风除湿、温经止痛之功；与川乌功效相似的还有草乌，但草乌温阳之力稍弱且长于除痹止痛。此外，川乌内服一般以炮制品入药，乌头汤原方中川乌以蜜炮制，《中国药典》2020年版川乌以蒸煮法炮制，目的均为了减轻毒性，可选用制川乌。附子：《中国药典》2020年版收载的附子炮制品和临床应用情况，常用的附子炮制品有黑顺片、白附片、淡附片和炮附片。黑顺片和炮附片长于温肾暖脾，白附片药力稍逊于黑顺片、炮附片，淡附片药力较和缓，长于回阳救逆。结合原方附子需炮制、去皮，此方可用黑顺片或炮附片。甘草：在此方中与大枣相用，益气助阳，炙甘草较生甘草益气补中力强，故选用炙甘草。

【用法用量】入煎剂，根据《中国药典》规定川乌用药剂量为1.5～3g，应该根据患者病情个体化用药。水煎煮，川乌、附子宜用炮制品并先煎、久煎，食远服。

【使用注意】阴虚火旺者慎用；服药可先从小剂量开始，在服药期间如出现头晕、唇麻、心跳增快等症状，应停止服药；乌头反半夏、瓜蒌、贝母、白蔹、白及，同时畏犀角，在实际使用中应注意相关中药配伍禁忌。

（2）常用药材　制附子、黄芪、桂枝、白芍、细辛、川芎、防风、秦艽、海桐皮、海风藤等。

3.清热利湿，活络止痛法　适用于湿热阻络证。主要表现为关节红肿热痛，活动不利，拒按，局部触之灼热。发热，口渴，烦闷不安。或伴腰膝酸软，四肢乏力，大便干结，小便黄。舌质红，苔黄腻，脉濡数或滑数。

（1）常用方剂　四妙丸。

四妙丸

【处方】黄柏15g　苍术15g　牛膝15g　薏苡仁15g

【功效】清热利湿，舒筋壮骨。

【品种选择】黄柏：黄柏来源于芸香科植物黄皮树和黄檗的干燥树皮，前者习称"川黄柏"，后者习称"关黄柏"，关黄柏为后起之药材，历代本草无记载，原方中黄柏即指川黄柏。黄柏生品苦寒而沉，泻火解毒和燥湿作用强，原方中采用炒黄柏，炒制后寒性缓解，实际运用中可根据病情程度酌情选用。苍术：苍术生品燥湿力强，米泔水炒制后减弱其燥性，制用性平和，此方可选用米泔水炒制品。

【用法用量】现代用法，入煎剂，水煎煮，食远服。痛甚者在煎服后加姜汁调服，是为取其辛散温通经络之滞气。

【使用注意】寒湿所致足膝肿痛者不宜使用。

（2）常用药材　黄柏、苍术、薏苡仁、牛膝、知母、忍冬藤、络石藤、豨莶草、独活、透骨草、甘草等。

4.化痰祛瘀，活血通络法 适用于痰瘀互结证。主要表现为曾有外伤史，或痹痛日久，关节刺痛、掣痛，或疼痛较剧，入夜尤甚，痛有定处。或伴肢体麻木，不可屈伸，反复发作，骨关节僵硬变形，关节及周围可见瘀色。舌质紫暗或有瘀点、瘀斑，苔白腻或黄腻，脉细涩。

（1）常用方剂 身痛逐瘀汤合二陈汤。

身痛逐瘀汤合二陈汤

【处方】秦艽3g 川芎6g 桃仁9g 红花9g 羌活3g 没药6g 当归9g 五灵脂6g 香附3g 牛膝9g 地龙6g 半夏15g 橘红15g 茯苓9g 甘草5g

【功效】燥湿化痰理气，活血通络止痛。

【品种选择】五灵脂：在此方中五灵脂起行血活络、通痹止痛之功，五灵脂是动物粪便，醋炒后可去掉腥臭气味，并增强止痛作用，故在此方中选用醋五灵脂。香附：生品能上行胸膈，外达肌肤，具有理气宽中功能，经醋炮制后，药力专入肝经，增强疏肝解郁、调经止痛功能；在此方中香附行气活血，选用醋制品更佳。半夏：内服一般炮制后使用，炮制品分为法半夏、姜半夏和清半夏；法半夏长于燥湿化痰，调脾和胃；姜半夏长于温中化痰，降逆止呕；清半夏化痰作用强，宜用于湿痰咳嗽；在此方中取半夏燥湿化痰、降逆和胃之功，可选用法半夏。地龙：味咸、性寒；地龙与全蝎、蜈蚣三者性善走窜，均有通络止痛之功，而全蝎味辛咸，性平、蜈蚣味辛，性温，两者走窜之力较地龙更为迅猛，又能息风镇痉；以蜈蚣走窜之力最速，其性尤能搜风，息风定痛，解毒散结之功蜈蚣较全蝎更强；寒邪偏盛的痛痹者可选用蜈蚣，风邪偏盛、疼痛游走不定的行痹可选用蜈蚣或全蝎，热邪偏盛者选用地龙。橘红：橘红与陈皮源于芸香科植物橘及其栽培变种的不同药用部位，陈皮为橘的整个果皮，橘红为橘的最外层果皮，即陈皮去白留红者为橘红；陈皮理气，健脾，燥湿，化痰；橘红发表散寒、理气宽中、燥湿化痰，其温燥之性胜于陈皮，在此方中燥湿化痰为主要功效，在二者中选用橘红。

【用法用量】入煎剂，加生姜7片，乌梅1个，水煎煮，食远服。

【使用注意】孕妇禁用；阴虚痰热证不宜使用；含虫类药物，使用前需询问患者过敏史，用药过程中如出现皮疹、瘙痒，严重者出现喉头水肿，应及时停药或调整用药。

（2）常用药材 桃仁、红花、川芎、赤芍、秦艽、羌活、独活、没药、当归、五灵脂、地龙等。

5.益气养血，舒筋和络法　适用于气血两虚证。主要表现为关节酸沉，隐隐作痛，屈伸不利，肢体麻木、四肢乏力。或伴形体虚弱，面色无华，汗出畏寒，时感心悸，纳呆，尿多便溏。舌淡，苔薄白，脉沉细或沉细而缓。

（1）常用方剂　补中益气汤。

补中益气汤

【处方】黄芪18g　人参6g　白术9g　炙甘草9g　当归3g　陈皮6g　升麻6g　柴胡6g

【功效】补中益气，升阳举陷。

【品种选择】黄芪：补中益气，升阳固表，黄芪蜜炙后可增强补中益气并兼润燥功效，此方中可选用蜜黄芪。当归：当归身擅长补血调经，归尾偏于破血逐瘀，此方可用当归身以养血和营；瘀血较重者，为增强活血作用，可用酒炙品。白术：白术在此方中用于补气健脾，生品白术以健脾燥湿、利水消肿为主；土炒白术补脾止泻力强；麸炒白术能缓和燥性，补脾胃力增强；在此方可选用麸炒品。升麻：升麻生品发散作用强，解表透疹，清热解毒之力胜；蜜升麻发散作用减弱，升阳作用缓而持久，表虚者可选用蜜制品。

【用法用量】水煎煮，食远服。

【使用注意】阴虚发热及内热炽盛者忌用。

（2）常用药材　黄芪、党参、白术、陈皮、升麻、柴胡、当归、桂枝、白芍、细辛、川芎、独活、透骨草等。

（二）外治法

骨关节本身结构复杂，病因病机本虚标实，使得病程长且缠绵难愈。骨关节炎中医药综合疗法多是以内治法和外治法相结合，如中药内服加外敷或中药内服加外洗。常用于外治的中药有制川乌、制草乌、海桐皮、海风藤、红花、鸡血藤、透骨草、威灵仙、防风、白芷等。

中药外敷常用中成药有消痛贴膏、复方南星止痛膏等。

中药熏洗多选用性味辛温、归肝经的祛风湿与活血化瘀药，常用方剂有独活寄生汤、蠲痹汤等。

（三）常用中成药

表3-3-4　治疗骨关节炎的常用中成药

药品名称	组成	功效	适应证	用法用量	备注
追风透骨丸（片）	制川乌、制草乌、麻黄、桂枝、细辛、白芷、秦艽、防风、羌活、天麻、地龙、当归、川芎、赤芍、乳香（制）、没药（制）、香附（制）、茯苓、白术（炒）、天南星（制）、甘松、赤小豆、甘草	祛风除湿，通经活络，散寒止痛	用于风寒湿痹，肢节疼痛，肢体麻木	水蜜丸：口服。一次6g，一日2次 片剂：口服。一次4片，一日2次	孕妇禁用 湿热痹阻、脾胃湿热、脾胃虚弱者慎用 不可过量服用 不宜久服 高血压、冠心病、肾病患者慎用
尪痹颗粒（片）	地黄、熟地黄、续断、附子（制）、独活、骨碎补、桂枝、淫羊藿、防风、威灵仙、皂刺、羊骨、白芍、狗脊（制）、知母、伸筋草、红花	补肝肾，强筋骨，祛风湿，通经络	用于肝肾不足、风湿阻络所致的尪痹，症见肌肉、关节疼痛，局部肿大，僵硬畸形，屈伸不利，腰膝酸软，畏寒乏力；类风湿关节炎见上述证候者	颗粒剂：温开水冲服。一次6g，一日3次 片剂：口服。一次7~8片，一日3次	孕妇禁用 属湿热实证者慎用
壮骨关节丸	狗脊、淫羊藿、独活、骨碎补、续断、补骨脂、桑寄生、鸡血藤、熟地黄、木香、乳香、没药	补益肝肾，养血活血，舒筋活络，理气止痛	用于肝肾不足、气滞血瘀、脉络痹阻所致退行性骨性关节炎、腰肌劳损，症见关节肿胀、疼痛、麻木、活动受限	早、晚饭后服用。浓缩丸一次10丸；水丸一次6g，一日2次	孕妇禁用 关节红肿热痛者不宜使用 脾胃虚弱者慎用 老年患者或有肝炎病史患者在治疗期间应注意监测肝功能 避免大剂量、长疗程服用
盘龙七片	盘龙七、壮筋丹、五加皮、杜仲、珠子参、青蛙七、过山龙、秦艽、木香、祖师麻、络石藤、川乌、白毛七、铁棒锤、草乌、老鼠七、支柱蓼、红花、没药、竹根七、缬草、伸筋草、牛膝、丹参、羊角七、八里麻、重楼、乳香、当归	活血化瘀，祛风除湿，消肿止痛，滋养肝肾	用于风湿瘀阻所致的痹病，症见关节疼痛、刺痛或疼痛夜甚、屈伸不利，或腰痛，劳累加重；或跌打损伤，以及瘀血阻络所致的局部肿痛；风湿性关节炎、腰肌劳损、骨折及软组织损伤见上述证候者	口服。一次3~4片，一日3次	孕妇禁服 本品含川乌、草乌、铁棒锤有毒，应在医生指导下服用，不可过量服用 本品为风湿寒痹所设，属风湿热痹者慎用

以上中成药常用于治疗骨关节炎，在临床工作中，需根据患者的实际情况辨证施治，并注意监测不良反应。

四、案例分析

1. 患者基本信息及诊疗过程　患者，女性，74岁。患者于1年前无明显诱因出现膝痛，2天前在家中意外跌倒后疼痛加重，左膝疼痛明显，以刺痛为主，活动不便，不能行走。为进一步治疗收治入院。

体格检查：左膝关节轻肿，增粗变形，内侧间隙压痛，关节活动受限，侧向试验阴性，抽屉试验阴性。无恶寒发热，舌暗紫，苔黄腻，脉细涩。

辅助检查：左膝X线检查示左膝关节退行性变。MR检查：①左膝关节重度退行性骨关节炎，关节面软骨损伤，髌骨关节软骨软化；②左膝前后交叉韧带损伤或退变；③左膝内侧半月板毁损；④左膝关节积液。

中医诊断：膝痹　痰瘀互结证。

西医诊断：左膝关节骨关节炎。

中药方剂：秦艽10g　羌活10g　川芎10g　桃仁10g　红花10g　醋没药10g　醋香附10g　甘草泡地龙15g　丹参30g　醋五灵脂10g　皂角刺15g　桑枝30g　广海桐皮20g　法半夏15g　橘红30g　茯苓9g　炙甘草5g

（共6剂，每日1剂，水煎服）

中成药：云南白药胶囊　2粒　t.i.d.×7天。

外用药：天柏金黄散　每晚左右膝热贴敷　1贴　q.d.×7天。

经治疗，左膝疼痛明显改善，活动改善。患者要求出院。

出院带药：盘龙七片　3片　t.i.d.×7天。

（注：天柏金黄散，院内制剂，由天花粉、红花、大黄等组成，功能清热凉血、化瘀止痛。）

2. 分析评价

（1）评价该患者中药方剂治疗的合理性

①患者膝痛日久，跌倒后症状加重，症见左膝刺痛，活动不便，舌暗紫，苔黄腻，脉细涩。结合检查结果，诊断为痰瘀互结型膝痹，方用身痛逐瘀汤合二陈汤加减治疗。方中秦艽功善祛风湿、止痹痛；羌活有祛风胜湿、散寒止痛之功；

川芎既活血化瘀，又行气止痛；红花辛散温通，活血祛瘀力强；羌活善治上部风湿，独活善治下部风湿，二者合用，辛散周身，通痹止痛。醋没药活血止痛、醋香附行气止痛，助秦艽、独活止痹痛之功。甘草泡地龙行善走窜，通行经络，助川芎补气行血止痛。佐以丹参、醋五灵脂活血化瘀止痛，皂角刺、桑枝、广海桐皮祛湿通络消肿；法半夏、橘红燥湿化痰，茯苓利水，加以甘草为使，调和诸药。诸药相合，共奏祛湿化痰、活血祛瘀之功。全方组成合理。

②广海桐皮是木棉科植物木棉的干燥树皮，在广东历来作为海桐皮使用，其功效为清热利湿、活血、消肿。海桐皮是豆科植物刺桐的干燥树皮，其功效为祛风湿、通经络、止痛。在此方中选用广海桐皮佐以祛湿消肿。生地龙气腥，味微咸，由于生品腥味太重，故入药一般需经炮制。地龙用甘草水炮制后能减少其毒性和除去腥臊气味。地龙炮制法多样，在广东地区习用甘草炮制品，其他地区可选用增效矫味为目的的炮制品。

（2）评价本案例中内服中成药使用的合理性

①患者入院前2天跌倒外伤史，左膝疼痛加重，刺痛明显，并伴有轻肿。云南白药胶囊的主要成分为麝香、冰片、三七等，有化瘀止血、活血止痛之功，适用于跌打损伤所致的瘀血肿痛，故入院后使用该药合理。

②出院带药：盘龙七片主要成分盘龙七、壮筋丹、五加皮等，功效活血化瘀、祛风除湿、消肿止痛。经住院治疗疼痛缓解，活动改善，但行走仍有不便，使用盘龙七片活血祛风除湿、通利关节，出院带药合理。

（3）用药监护

①患者在院期间使用云南白药胶囊，服药期间及停药一日内，禁食蚕豆、鱼类及酸冷食物。

②出院带药盘龙七片含川乌、草乌、铁棒锤有毒。应在医生指导下使用，不可过量服用。

③云南白药及盘龙七片含草乌，服药时，不宜同时服用含半夏、瓜蒌、瓜蒌子、瓜蒌皮、天花粉、川贝母、浙贝母、平贝母、伊贝母、湖北贝母、白蔹、白及或其制剂。服药后如果出现唇舌发麻、头痛头昏、腹痛腹泻、心烦欲呕、呼吸困难等情况，应立即停药并到医院救治。

④服药期间注意监测肝生化指标，若指标异常立即停服中成药并就医。

第五节　骨质疏松症

中医学将骨质疏松症归属为"骨痿"范畴，主要是由于肾精不足、骨枯而髓减、骨失滋养导致的全身慢性退行性疾病，表现为单位体积骨量降低，骨质有机成分生成不足，继发性钙盐沉着减少，骨的微观结构退化，骨的脆性增加，易于发生骨折。

一、常见症状及体征

骨质疏松症常见症状有疼痛、脊柱变形、骨折等。疼痛最为常见，表现为全身性疼痛、躯干负荷增加时疼痛加重，严重时出现翻身、起坐及行走困难。脊柱变形是严重骨质疏松症患者的重要临床体征之一，表现为腰膝酸软，腿脚拘挛，驼背弯腰，畏寒喜暖。骨质疏松症受轻微外力或未觉明显外力可出现胸椎、腰椎压缩骨折，常伴有手足心热、咽干舌燥等。另外，骨质疏松症还可能伴有足痿无力，骨骼痿软，腰膝冷痛或腰酸胁痛、神疲肢倦，脉细弱无力等症状。

二、病因病机

中医学认为骨质疏松症的病因病机是多因素的，涉及人体多个脏腑，其中，肾精亏损为根本病因，肝筋失养乃关键因素，脾失健运是重要病因，血瘀阻滞是主要促进因素。骨质疏松症病变在骨，其本在肾，肾精亏虚，骨髓化源不足，骨络失于滋荣，骨量减少以致骨质疏松。肝藏血、主筋，肝筋失养，则筋挛拘急，易发骨痿。脾为后天之本，脾虚则气血无以生化，无以填充肾精肾气，肾中精气亏虚，骨骼失养，导致骨质疏松症发生。此外，气血与筋骨密切相关，气血运行正常，气血调和，则筋强骨健；气血运行痹阻，血瘀气滞，瘀血不去则新血不生，骨髓失养，导致骨枯而髓减，促使骨质疏松症的发生。骨质疏松症的证型主要有肾阳虚损、肝肾阴虚、脾肾阳虚、气滞血瘀。

三、常用治疗方剂、药材与中成药

（一）内治法

根据骨质疏松症的病因病机理论，结合不同的证型分析，辨证论治，临床上骨质疏松症的中医治法主要有温肾壮阳法、滋补肝肾法、补益脾肾法、活血祛瘀法。

1. 温肾壮阳法 适用于腰膝冷痛，屈伸不利，畏寒喜暖，肢体痿软，或小便频数，舌淡苔白，脉沉细无力。

（1）常用方剂 右归丸。

右归丸

【处方】熟地黄24g 山药12g 山茱萸9g 枸杞子12g 菟丝子12g 鹿角胶12g 杜仲12g 肉桂6g 当归9g 附子6g

【功效】温补肾阳，填精益髓。

【品种选择】山药：此方可选麸炒山药。生山药长于治疗虚劳咳嗽及消渴病；炒山药比生山药温燥性强，补脾胃力增强，用治脾胃、肾气亏虚。山茱萸：敛阴止汗力强，经酒炮制后温通滋补肝肾作用增强，故方中选酒制品。杜仲：盐水炮制后引药入肾，温而不燥，增强了补肝肾、强筋骨的功效，因此选用盐杜仲。附子：生附子有毒，加工炮制后毒性降低，便于内服；炮附片和淡附片均为附子的常见加工品，炮附片长于温肾暖脾，淡附片长于回阳救逆，散寒止痛，此处宜选炮附片。

【用法用量】现代用法，入汤剂，附子先煎、久煎，食远服。

【使用注意】服用过程中可能出现口干、口渴、多梦等症状，如服用丸剂可用淡盐水送服，或汤剂方中酌加养阴药，如麦冬、玉竹等。

（2）常用药材 菟丝子、淫羊藿、鹿衔草、杜仲、巴戟天、补骨脂等。

2. 滋补肝肾法 适用于腰膝酸痛，缠绵不已，足痿无力，两目干涩，眩晕耳鸣，潮热盗汗，失眠多梦，舌红少苔，脉细数。

（1）常用方剂 左归丸、六味地黄丸。

左归丸

【处方】熟地黄24g 山药12g 枸杞子12g 山茱萸12g 牛膝9g 菟丝子12g 鹿角胶12g 龟甲胶12g

【功效】补益肾阴。

【品种选择】山药：此方可选麸炒山药。

【用法用量】水煎煮，鹿角胶、龟甲胶烊化，食远服。

【使用注意】方中组成药物以阴柔滋润为主，久服常服易滞脾碍胃，故脾虚泄泻者慎用。

六味地黄丸

【处方】熟地黄24g 山药12g 山茱萸12g 泽泻9g 牡丹皮9g 茯苓9g

【功效】填精滋阴补肾。

【品种选择】熟地黄：本方使用的是熟地黄而非生地黄，是取其滋补肝肾，填精益髓，大补真阴之功。茯苓：茯苓皮长于利水消肿，茯苓偏于利水渗湿、健脾，此方中宜选用茯苓，助山药健脾运化。

【用法用量】现代用法，入汤剂，水煎煮，食远服。

（2）常用药材 熟地黄、山药、枸杞、山萸肉、龟甲胶、女贞子、黄精。

3. 补益脾肾法 适用于腰膝酸软，畏寒肢冷，双膝行走无力，肢体倦怠，食少便溏，脘腹胀满，形体虚胖，小便清长，舌淡苔白，脉沉细无力。

（1）常用方剂 金匮肾气丸加减。

金匮肾气丸加减

【处方】茯苓15g 白术15g 山药25g 熟地黄25g 山茱萸15g 盐菟丝子15g 怀牛膝15g 枸杞子15g 淫羊藿10g 杜仲10g 补骨脂10g

【功效】补益脾肾，强筋健骨。

【品种选择】牛膝：这里选用的品种是长于补肝肾强筋骨的怀牛膝，增强强筋健骨之功。淫羊藿：可用羊脂油进行油炙，增强其温肾助阳的作用，此处选用淫羊藿油炙品。

【用法用量】水煎煮，食远服。

（2）常用药材 牛膝、补骨脂、山茱萸、白术、茯苓、山药等。

4. 活血祛瘀法 适用于周身骨节刺痛，痛有定处，日轻夜重，面色晦暗，舌质淡紫，脉沉细而涩。

（1）常用方剂 身痛逐瘀汤。

身痛逐瘀汤

【处方】秦艽3g 川芎6g 桃仁9g 红花9g 羌活3g 没药6g 当归9g 五灵脂6g 香附3g 牛膝9g 地龙6g

【功效】活血行气，祛瘀通络，通痹止痛。

【品种选择】没药：该方宜用醋制品入药，醋制后能增强活血消肿止痛的作用，也能缓和刺激性，便于粉碎服用。五灵脂：该方可选用醋炒五灵脂，能除臭矫味，更能增强其逐瘀止痛之功。香附：生用长于理气宽中，醋香附疏肝止痛力增强，酒香附功善通经脉散结滞，四制香附以行气解郁、调经散结为主。此方可选用醋制品，以增强疏肝止痛之力。地龙：原方地龙为去土后使用，现多用生品或酒制品，地龙生品不利有效成分溶出，酒地龙解腥矫味，长于通经活络止痛，此处可选酒地龙。

【用法用量】水煎煮，食远服。

【使用注意】因整方活血化瘀力强，故孕妇慎用。

（2）常用药材　牛膝、郁金、延胡索、丹参、当归、三七、红花、苏木等。

综上所述，骨质疏松症在临床上常出现两种或两种以上的复杂证候类型，辨证施治需灵活应用，同时应注意加强预防和调护。由于骨质疏松症患者骨骼蛋白质和钙盐均有损失，故应在饮食中补充适量蛋白质、钙盐以及维生素D。

（二）外治法

对于骨质疏松症的关节疼痛，常用中药热敷治疗。可用防风、威灵仙、川乌、草乌、透骨草、续断、狗脊各100g，红花、三棱、干姜、川椒各60g，共为细末，每次使用50~100g，醋调糊状后装纱布袋中，将布袋外敷于局部疼痛处（注意防止烫伤），每次30分钟，每日2次。

（三）常用中成药

表3-3-5　治疗骨质疏松症的常用中成药

药品名称	组成	功效	适应证	用法用量	备注
骨松宝颗粒	淫羊藿、续断、赤芍、川芎、三棱、莪术、知母、地黄、牡蛎（煅）	补肾壮骨，活血强筋	用于肝肾不足所致的骨痿，症见背痛，腰痛膝软，骨脆易折；骨性关节炎、骨质疏松症见上述证候者	温开水冲服。一次1袋，治疗骨折及骨关节炎，一日3次；预防骨质疏松，一日2次，30天为一疗程	孕妇禁用肝功能不全者慎用
肾骨胶囊	牡蛎	滋阴潜阳，补肾壮骨	用于肝肾不足所致骨质疏松、小儿佝偻病，症见骨痛、肌肉痉挛、骨脆易折，小儿筋骨痿弱，囟门闭合较迟	口服。一次1~2粒，一日3次；孕妇和儿童遵医嘱	饭后立即服，服药后要多饮水

续表

药品名称	组成	功效	适应证	用法用量	备注
骨疏康颗粒（胶囊）	淫羊藿、熟地黄、骨碎补、黄芪、丹参、木耳、黄瓜子	补肾益气，活血壮骨	用于肾虚气血不足所致的中老年骨质疏松症，症见腰脊酸痛，腰膝酸软，神疲乏力	颗粒剂：饭后温开水冲服。一次1袋，一日2次；胶囊剂：饭后口服。一次4粒，一日2次	肝功能不全者禁用孕妇禁用宜饭后服用
仙灵骨葆胶囊（片）	淫羊藿、续断、补骨脂、丹参、地黄、知母	滋补肝肾，活血通络，强筋壮骨	用于肝肾不足、瘀血阻络所致骨质疏松症	胶囊剂：口服。一次3粒，一日2次；片剂：口服。一次3片，一日2次。4~6周为一疗程；或遵医嘱	孕妇禁用肝功能不全者禁用
强骨胶囊	骨碎补总黄酮	补肾，强骨，止痛	用于肾阳虚所致的骨痿，症见骨脆易折，腰背或四肢关节疼痛，畏寒肢冷或抽筋，下肢无力，夜尿频多；原发性骨质疏松症、骨量减少见上述证候者	饭后用温开水送服。一次1粒，一日3次，3个月为一疗程	宜餐后服用

以上中成药常用于治疗骨质疏松症，在临床工作中，需根据患者的实际情况辨证施治，并注意监测不良反应。

四、案例分析

1. 患者基本信息及诊疗过程　患者，女性，85岁。主诉：腰部疼痛，活动受限10天。体格检查：驼背畸形，双侧腰肌紧张，局部压痛。舌质淡紫，苔薄白，脉弦细。辅助检查：腰部X线检查示腰1椎体压缩骨折行椎体成形术后；考虑腰2椎体陈旧性压缩骨折；骨质疏松，腰椎退行性变。骨密度检查示腰椎正位（L1–L2）平均骨矿物含量（BMC）、骨密度（BMD）与同性别、同骨峰值（T值）年龄的健康人平均值比降低2.8SD（下降2.5SD以上考虑骨质疏松症）。

西医诊断：1.腰1椎体压缩骨折椎体成形术后；2.腰椎退行性变；3.骨质疏松症。

中医诊断：腰痛　肾虚血瘀证。

中药方剂：秦艽10g　川芎10g　桃仁10g　川牛膝10g　红花10g　五灵脂15g　羌活10g　炙甘草5g　香附10g　没药10g　地龙10g

（共3剂，每日1剂，水煎服）

西药：维D钙咀嚼片　2片　q.d.×3天。

外用药：温经玉龙散　外敷腰部　40g　q.d.×3天。

二诊：腰痛好转，但仍有压痛，活动稍受限，酸软乏力，舌淡红，苔薄白，脉细。

中药方剂：熟地黄15g　炮附片10g　肉桂5g　枸杞子15g　酒萸肉10g　牛膝15g　山药20g　当归5g　盐菟丝子15g　盐杜仲10g　鹿角胶10g（烊化）

（共7剂，每日1剂，水煎服）

中成药：仙灵骨葆胶囊　3粒　b.i.d.×7天。

西药：维D钙咀嚼片　2片　q.d.×7天。

外治：温经玉龙散　外敷腰部　40g　q.d.×3天。

三诊：患者腰部疼痛症状缓解，腰活动可；马鞍区感觉未见异常，双下肢肌力、皮肤感觉未见异常，双侧腹壁反射存，双下肢生理性神经反射存，病理性神经反射未引出。舌淡红，苔薄白，脉细。

方剂及中成药：继续使用上述方及仙灵骨葆胶囊7天。

西药：维D钙咀嚼片　2片　q.d.×7天。

（注：温经玉龙散，院内制剂，由生天南星、干姜、肉桂等组成，功能温经散寒、活血止痛。）

2. 分析评价

（1）评价该患者的初始中药方剂治疗　患者腰痛，此症状为急症，宜先治标后治本。"不通则痛"，患者腰部气血运行痹阻，血瘀气滞，骨络失养，瘀血不去，则新血不生，所以先用身痛逐瘀汤加减。方中秦艽、羌活祛风除湿；桃仁、红花、川芎活血祛瘀；没药、五灵脂、香附行血气，止疼痛；川牛膝、地龙疏通经络以利关节；炙甘草调和诸药，共同发挥活血祛瘀、理气止痛的作用。其中没药、五灵脂宜选用醋制品，增强活血散瘀止痛作用。

（2）评价二诊的中药是否合理　患者一诊以"治标"为主，活血止痛为法，经过治疗后，二诊腰痛好转，存有压痛，活动稍受限，酸软乏力；结合患者年高体弱，舌淡红，苔薄白，脉细，肝肾亏损为本病根本，因此二诊以"治本"为主，补益肝肾为基本治则，选用右归丸加减。方中炮附片、肉桂、鹿角胶温补肾阳、填精补髓，熟地黄、枸杞子、酒萸肉、山药滋阴益肾、养肝补脾，菟丝子、杜仲盐制后增强入肾补益肝肾、强筋壮骨的作用，当归养血和血，助鹿角胶以补养精血。诸药配合，共奏温补肾阳、填精健骨之功。因此二诊改用的中药方剂合理。

（3）评价二诊、三诊中仙灵骨葆胶囊使用的合理性　仙灵骨葆胶囊主要组成是淫羊藿、续断、丹参、知母、补骨脂等，功能滋补肝肾、活血通络、强筋壮骨，主要用于肝肾不足、瘀血阻络所致骨质疏松症。配合右归丸加减，可增强方剂的温补肾阳、填精健骨之功。用于骨质疏松症之老年肾虚患者属合理。

（4）用药监护

①一诊方剂使用过程，注意监护患者是否有皮下瘀斑、牙龈出血、眼底出血等症状；该方含有地龙，使用前应询问患者过敏史，使用过程中注意监护是否有皮疹、口唇麻木、血压下降等过敏反应发生，一旦发生应及时停药。

②使用温经玉龙散时，如发生皮肤轻微发红、瘙痒等症状可适当减少使用时间，严重者停用。

③感冒时不宜服用仙灵骨葆胶囊，服药期间忌生冷、油腻食物。

④仙灵骨葆胶囊可致肝酶及胆红素升高的不良反应，患者用药疗程较长，嘱患者定期监测肝功能。

第四章
外科围手术期康复的中药治疗

第一节　围手术期降逆止呕药物的使用

一、术后恶心呕吐的防治

（一）术后恶心、呕吐的病因病机

术后恶心、呕吐主要是指外科手术后除外胃瘫、肠梗阻等原因在术后出现的恶心、呕吐等临床症状，是一种不适的主观体验，多发生于术后24小时内。中医学认为手术乃金创，虽然有攻散外邪的效果，但治疗后易损伤人体正气，使邪去正伤，脏腑气血亏耗，因虚累及脾胃，中焦升降枢机失司。同时金创治疗易损伤人体的筋骨皮肉使血溢脉外而停滞，导致脾胃气机阻遏不畅。手术后患者多因气血亏虚，脾失于健运水谷，胃不能濡润温养，导致胃气不降反逆，从而引起恶心、呕吐。围手术期患者活动较少，常处卧床状态，湿邪内生，又可因脾虚而易外感，内外湿邪相合困脾，导致脾胃功能失调，胃气上逆而发生呕吐。加之手术前患者紧张、焦虑以及禁食等因素，可能导致肝郁气滞，津液气血亏虚，脏腑之间功能失调，腑气不通，胃气痞塞，清阳不升，浊阴不降，气逆而上，故引发恶心、呕吐。而麻醉药的使用也会导致一定程度的气机失调、五脏六腑功能失常，尤会产生风动痰扰的紊乱，从而发生恶心、呕吐症状。除此之外，外感六淫、药食不当等皆可致术后发生恶心、呕吐。

恶心、呕吐为外科手术后常见的临床症状，不但影响患者饮食摄入，而且影响患者术后主观感受，易加重患者紧张、焦虑的情绪，严重影响患者早期康复

的过程。因此，目前绝大多数临床工作者支持外科手术前或手术后采取预防性措施，治疗上当以扶正与祛邪并重。

（二）术后恶心、呕吐的中医学防治

恶心、呕吐的主要病机为胃失和降、胃气上逆。中医学特有的辨证论治原则在防治外科手术后的恶心、呕吐方面有独特的疗效。按施治方式分为中药内治法和中药外治法。

1. 内治法　现代中医学家根据大量临床经验及科研文献，以补虚药、化痰药、理气药、解表药、清热药防治恶心、呕吐最常用，以半夏、甘草、生姜、茯苓、陈皮、大枣、党参、黄连、竹茹、旋覆花为防治恶心、呕吐最常用的十种单味药，最常用的药对为半夏+代赭石、半夏+陈皮、半夏+竹茹、半夏+旋覆花、半夏+生姜、半夏+大枣、半夏+茯苓。

根据《中医内科病证诊断疗效标准》和《中医内科学》将外科手术后恶心、呕吐分为以下八种最为常见的证候类型，并给出对应的常用治疗方案。

（1）健脾祛湿法　适用于脾虚痰湿术后恶心、呕吐表现为脾虚痰湿者均可应用。

①常用方剂　苓桂术甘汤、降逆止呕汤。

苓桂术甘汤

【处方】茯苓12g　桂枝9g　白术9g　炙甘草6g

【功效】【品种选择】【用法用量】参见第三篇第二章第五节苓桂术甘汤。

②常用药材　茯苓、薏苡仁、白术、山药等。

（2）平调寒热法　适用于寒热错杂证。凡术后恶心、呕吐表现为寒热错杂者均可应用。

①常用方剂　半夏泻心汤、干姜黄芩黄连人参汤。

半夏泻心汤

【处方】半夏12g　黄芩9g　干姜9g　人参9g　炙甘草6g　黄连3g　大枣4枚

【功效】平调寒热，和胃降逆。

【品种选择】人参：半夏泻心汤原方中使用人参，后世医家将党参纳入使用。人参味甘性温，复脉固脱，补脾益肺；党参性平，益气生津；气虚甚者选生晒参，轻证可选用党参。半夏：辛开散结，苦降止呕，以除痞满呕逆；姜半夏经生

姜炮制后，增强降逆止呕作用，以温中化痰，降逆止呕，用于痰饮呕吐、胃脘痞满，本方可以选用姜半夏。

【用法用量】水煎煮，食远服。

干姜黄芩黄连人参汤

【处方】干姜　黄芩　黄连　人参

【功效】清上温下。

【品种选择】黄连：生品清热燥湿、泻火解毒，经姜炙后善清胃止呕，在本方中可选用姜黄连。黄芩：生品清热解毒，姜炙后增加止呕功效，本方可选用姜黄芩。

【用法用量】临床使用时，各药可参考《中国药典》、各省市中药炮制规范的剂量范围，根据患者病情个体化用药。水煎煮，分温少量多次服用，食远服。

②常用药材　半夏、黄芩、干姜、黄连、大黄等。

（3）疏肝和胃法　适用于肝胃不和证。凡术后恶心、呕吐表现为肝胃不和者均可应用。

①常用方剂　四逆散。

四逆散

【处方】柴胡6g　枳实6g　白芍6g　甘草6g

【功效】透邪解郁，疏肝理脾。

【品种选择】柴胡：方中柴胡疏利气机、畅达郁阳；柴胡经醋炙后疏肝止痛作用增强，升散之性缓和，多用于肝郁气滞的腹痛等症，本方可选用醋柴胡。枳实：行结气而降浊，理气消积，以利脾胃；枳实经麸炒后可缓和其峻烈之性，以免损伤正气，以散结消痞力胜，用于食积胃脘痞满、积滞便秘、湿热泻痢，本方可选麸炒枳实。白芍：生品泻肝火，平抑肝阳，养阴祛烦，本方可选用生品。甘草：原方中甘草为炙甘草，本方甘草主要调和诸药、益脾和中，使用炙甘草。

【用法用量】水煎煮，食远服。

②常用药材　柴胡、陈皮、枳实、化橘红、木香、白芍等。

（4）温脾散寒法　适宜于脾胃虚寒证。凡术后恶心、呕吐表现为脾胃虚寒者均可应用。

①常用方剂　吴茱萸汤。

吴茱萸汤

【处方】吴茱萸9g　人参9g　生姜18g　大枣4枚

【功效】温中补虚，降逆止呕。

【品种选择】吴茱萸：祛寒降逆，疏肝温胃，本方中可以选用制吴茱萸。党参：复脉固脱，补脾益肾；党参性平，益气生津，经米炒后健脾作用增强，本方中可以选用米炒党参，如果气虚甚也可选用红参。生姜温胃降逆，干姜温中散寒、回阳通脉，炮姜温经止血，高良姜温胃止呕，本方用于术后恶心、呕吐属脾胃虚寒者，可选用高良姜替代生姜。

【用法用量】水煎煮，食远服。

②常用药材 干姜、吴茱萸、肉桂、丁香等。

（5）温阳化饮法 适宜于水饮内停证。凡术后恶心、呕吐表现为水饮内停者均可应用。

①常用方剂 五苓散、小半夏加茯苓汤。

五苓散

【处方】猪苓9g 泽泻15g 白术9g 茯苓9g 桂枝6g

【功效】【品种选择】【用法用量】可参考第三篇第二章第五节五苓散。

小半夏加茯苓汤

【处方】半夏15g 茯苓9g 生姜8片 大枣5枚

【功效】和胃止呕，引水下行。

【品种选择】半夏：辛开散结，苦降止呕，以除痞满呕逆；姜半夏经生姜炮制后，增强了降逆止呕作用，温中化痰，降逆止呕，用于痰饮呕吐，胃脘痞满，本方可以选用姜半夏。

【用法用量】水煎煮，食远服。

②常用药材 桂枝、附子、生姜、茯苓、白术、半夏等。

（6）清热化痰法 适宜于痰热内扰证。凡术后恶心、呕吐表现为痰热内扰者均可应用。

①常用方剂 温胆汤、己椒苈黄汤。

温胆汤

【处方】半夏12g 竹茹6g 枳实6g 陈皮9g 茯苓5g 生姜6g 炙甘草3g 大枣1枚

【功效】清热化痰，降逆止呕。

【品种选择】半夏：行燥湿化痰、降逆和胃之功，呕吐重者多用姜半夏，痰多者可选用法半夏。竹茹：生品清热化痰、止呕除烦，经姜炙后增加降逆止呕的功效，本方可以选用姜竹茹。

【用法用量】水煎煮，食远服。

己椒苈黄汤

【处方】防己　椒目　葶苈子　大黄（以上四味各等份）

【功效】攻逐水饮，利水通便。

【品种选择】椒目：为芸香科植物花椒的干燥成熟种子，具有利水消肿、祛痰平喘作用；花椒来源于芸香科植物花椒或青椒的干燥成熟果皮，具有温中止痛、杀虫止痒功效；本方主要用于攻逐水饮，所以应选用椒目。葶苈子：下气行水，生品迅猛，降泄肺气作用强，长于利水消肿，宜于实证；炒葶苈子药性缓和，免伤肺气，可用于实中夹虚的患者，另外炒制后酶被破坏，利于苷类成分保存，本方可以选用生品，而体虚者可选用炒葶苈子。大黄：荡涤肠胃积热，本方可以选用生品。

【用法用量】临床使用时，各药可参考《中国药典》、各省市中药炮制规范的剂量范围，根据患者病情个体化用药。水煎煮，食远服。

②常用药材　竹茹、川贝母、茯苓、陈皮、浙贝母、竹沥等。

（7）理气化痰法　适宜于痰气互结证。凡术后恶心、呕吐表现为痰气互结者均可应用。

①常用方剂　旋覆代赭汤。

旋覆代赭汤

【处方】旋覆花9g　代赭石3g　半夏9g　人参6g　生姜15g　甘草9g　大枣4枚

【功效】降逆化痰，益气和胃。

【品种选择】代赭石：生品镇胃降气而止呕止噫，煅用止血作用增强，本方代赭石与旋覆花配伍用于降逆止呕，应选用生品。人参：补胃气，若患者气虚甚且体质偏寒可用生晒参，患者气虚轻可用党参替代。半夏：燥湿化痰，和胃降逆；姜制后长于温中化痰，降逆止呕；法半夏长于燥湿化痰；呕吐重者多用姜半夏，痰多者可选用法半夏。

【用法用量】水煎煮，食远服。

②常用药材　陈皮、半夏、化橘红、枳壳、旋覆花等。

（8）化痰息风法　适宜于风痰上扰证。凡术后恶心、呕吐表现为风痰上扰者均可应用。

①常用方剂 半夏白术天麻汤。

半夏白术天麻汤

【处方】半夏9g 白术18g 天麻6g 茯苓6g 橘红6g 甘草3g 生姜1片 大枣2枚

【功效】化痰息风，健脾止呕。

【品种选择】半夏：燥湿化痰，和胃降逆，姜制后长于温中化痰、降逆止呕；法半夏长于燥湿化痰，呕吐重者多用姜半夏，痰多者可选用法半夏。白术：生品燥湿利水为主，麸炒后健脾祛湿力强，本方可选麸炒白术。

【用法用量】水煎煮，食远服。

②常用药材 半夏、天麻、化橘红、陈皮、钩藤等。

2. 外治法 包括中药灌肠和中药外敷。中药灌肠即将中药汤剂由肛门灌入，保留于直肠或结肠内，通过肠黏膜吸收达到防治疾病的目的。选用具有行气健脾、降逆止呕功效的方剂进行保留灌肠，通过行气通便，使腑气得通，呕吐自止。有临床医案报道证实左金丸加味、黄连陈皮竹茹半夏汤加味、柴胡疏肝散加味保留灌肠，对难以口服药物治疗的呕吐有很好的效果。

中药外敷是将药物经过加工炮制后，制成丸、散、膏、饼、糊等剂型，外敷于皮肤，使药物渗透皮肤，直到经脉，循行于周身，从而起到内病外治的作用，包括穴位贴敷和皮肤贴敷。选用具有行气健脾、降逆止呕功效的中药研磨成粉，加白酒、姜汁、蜂蜜或醋调和混匀，外敷于穴位或皮肤，通过局部外敷直接发挥调理气机的作用。临床可辨证选用吴茱萸、五倍子、蜀椒、干姜、肉桂、苍术等外敷以达止呕的效果。

3.芳香疗法 也称为香薰疗法，是指采用芳香植物原料或植物精油，通过不同的途径作用于人体以实现预防、治疗疾病的目的。我国早在古时已有记载，将芳香植物装入囊内，配于腰间或置于室内，亦或燃烧艾叶、檀香等物质，通过散发芳香气味，达到调畅气机、运行气血的目的。由于使用方便，目前通过加工芳香物料发挥止呕功效的治疗手段正逐渐在临床开展应用。常用材料有生姜、薄荷、柠檬等。

二、术后肠功能恢复

术后肠功能障碍是外科术后最常见的并发症，远超其他并发症发生率，且几乎所有中等以上手术术后都会发生，特别是腹部手术。术后肠功能障碍常见腹部胀满、胀气、腹痛、恶心呕吐、排气排便异常等问题，重者则可导致电解质紊乱、肠粘连、全身炎症反应、吻合口瘘、肠道菌群失调等并发症。这些主要是由围手术期的麻醉、止痛药物的使用、手术产生的创伤应激、炎症反应、机体水及电解质失衡、术中机械牵拉以及精神影响等导致的。通过使用短效镇静、短效阿片类镇痛药、肌松药，术中减少使用阿片类药物等方式，能促进术后肠功能的恢复。

（一）常见症状及体征

一般结合患者的术后体征表现，将术后肠功能障碍归属于"腹痛""肠痹""便秘""肠结"等范畴。

（二）病因病机

分为内因和外因两大类。外因包括手术金刃损伤、外感六淫邪气、围手术期所用药物产生的不良反应、术后长期卧床不动与禁食等；内因包括气血阴阳亏虚、七情内伤等。

1. 手术金刃损伤 手术作为治疗中的"驱邪"手段，其以金石之刃治疗疾病，会导致患者术后元气受损、气血亏虚、阴阳失和，气虚则致肠道传导无力，血虚则使其蠕动减慢；人体是一个有机的整体，手术打破整体则会加重脏腑气机紊乱，而肠道运动依赖于脾胃运化功能，若脾胃升降失司、浊气不降，会导致患者排气排便障碍；另一方面，手术对人体的皮肉筋骨造成了一定的损伤，因此术后经脉气血不畅，气不行血，久致血溢脉外成瘀而内结于腑，邪毒侵袭，不通则痛。

2. 外感六淫邪气 术后正气亏虚会导致卫表不固，则六淫邪气容易滞留于腹部。《素问·皮部论》云："是故百病之始生也，必先于皮毛，邪之中则腠理开，开则入客于脉络，留而不去，传入于经，留而不去，传入于腑，廪于肠胃。"

3.药物毒性 围手术期所使用的麻醉、镇痛等药物都可被归类为毒药，因其抑制脏腑功能所导致肠功能失调。

4.术后长期卧床不动与禁食 术后长期禁食容易使脾胃功能失调，进一步影响肠功能的恢复，而长期卧床不动则导致全身气血不通。

5.七情内伤 患者的情绪也会影响术后的恢复，过多忧郁、焦虑、悲伤的负面情绪会耗损精气，导致肝气不舒、损伤脾气，加重各脏腑功能的失调。

（三）常用治疗方剂、药材与中成药

术后肠功能障碍多由虚、瘀、滞引起，其中虚证为主，时而夹杂实证之象，应标本兼顾，补虚祛实。虚证多由脾虚、气血亏虚相合而成，多以脾虚为主，脾不得健，升降功能失司，脏腑之气不通而致肠功能紊乱；气血亏虚则使血液瘀滞，脏腑不通而胀满。治疗方法多以健脾和胃、行气导滞消胀为主，若患者伴有瘀血及气血亏虚，应佐以行气活血、补益气血之品。

中药应用在术后肠功能恢复的治疗中主要包括：内服、中药保留灌肠、中药热奄包、穴位贴敷。根据患者的证候差异进行辨证论治，主要分为气机阻滞、实邪内壅型，气血亏虚、正气耗损型，脾虚气机不畅型。

1. 内治法

（1）理气温中散寒法　适用于气机阻滞、寒邪内阻证。凡术后表现为气机阻滞、寒邪内阻者均可应用。

①常用方剂　良附丸合正气天香散。

良附丸合正气天香散

【处方】高良姜　香附　乌药　紫苏叶　干姜　陈皮

【功效】温中散寒，理气止痛。

【品种选择】香附：本方中可选用醋香附入肝经，增强止痛功效。高良姜：温胃止呕，原方中高良姜需酒浸，增强行散温通的作用，因此现代应用本方时应选酒制高良姜。乌药：生品行气止痛，酒炙后温通利气力强，因此本方中可选酒炙乌药。

【用法用量】临床使用时，各药可参考《中国药典》、各省市中药炮制规范的剂量范围，根据患者病情个体化用药。水煎煮，食远服。

②常用药材　高良姜、香附、乌药、紫苏叶等。

（2）泄热通腑，行气导滞法　适用于气机阻滞、湿热壅滞证。凡术后表现为气机阻滞、湿热壅滞者均可应用。

①常用方剂　小承气汤、大承气汤。

小承气汤

【处方】大黄12g　厚朴6g　枳实9g

【功效】轻下热结，除满消痞。

【品种选择】大黄：原方中大黄需酒洗，生品清热泻下力强，本方可选生大黄。厚朴：原方厚朴去皮炙用，主要取其行气消胀作用，厚朴生品善燥湿泄满，

因此本方可选用生品。枳实：原方枳实炙用，主要取其下气开痞散结之功，枳实生品善破气消积，因此本方可选用生品。

【用法用量】水煎煮，分温三次服用，食远服。

大承气汤

【处方】厚朴24g　枳实12g　芒硝9g　大黄12g

【功效】峻下热结。

【品种选择】参见小承气汤。

【用法用量】水煎煮，分温三次服用，食远服。

②常用药材　大黄、芒硝、厚朴、枳实等。

（3）行气导滞法　适用于气滞不行，肠失传导证。凡术后表现为气滞不行，肠失传导者均可应用。

①常用方剂　六磨汤。

六磨汤

【处方】沉香6g　槟榔6g　枳壳6g　木香6g　乌药6g　大黄6g

【功效】【品种选择】【用法用量】可参考第三篇第二章第六节。

②常用药材　槟榔、枳壳、沉香等。

（4）益气通腑法　适用于脾肺气虚证。凡术后表现为脾肺气虚者均可应用。

①常用方剂　黄芪汤、参苓白术散、四君子汤。

黄芪汤

【处方】黄芪30g　麻仁10g　白蜜15g　陈皮12g

【功效】益气通便。

【品种选择】黄芪：生品补脾肺之气，蜜炙后长于益气补中，本方可选用蜜炙黄芪。麻仁：生品润下力强，炒制后润下通便作用减弱，因此本方选用生品。

【用法用量】水煎煮，分温三次服用，食远服。

参苓白术散

【处方】人参15g　白术15g　茯苓15g　白扁豆12g　薏苡仁9g　莲子9g　山药15g　砂仁6g　桔梗6g　甘草10g

【功效】【品种选择】【用法用量】可参考第三篇第二章第五节参苓白术散。

四君子汤

【处方】人参9g　白术9g　茯苓9g　甘草6g

【功效】益气健脾。

【品种选择】人参：味甘性温，补脾益肺；生晒参偏于补气养阴，红参偏温；气虚甚且体质偏寒者可选生晒参或红参，轻证可选用党参代替。白术：生品健脾补气，麸炒后能缓和燥性，增强健脾作用，本方可选麸炒白术。甘草：生品补气健脾，蜜炙后补气力强，本方可选用炙甘草。

【用法用量】水煎煮，分温三次服用，食远服。

②常用药材　人参、白术、茯苓、陈皮等。

（5）养血通腑法　适用于血虚证。凡术后表现为血虚者均可应用。

①常用方剂　润肠丸。

润肠丸

【处方】桃仁30g　羌活15g　大黄15g　当归15g　火麻仁38g

【功效】润肠通便，养血滋阴。

【品种选择】原方中大黄为生大黄，主要起泻下作用，本方用于术后血虚便秘者宜用熟大黄。

【用法用量】一次6～9g，一日1～2次。

②常用药材　桃仁、当归、熟地黄、何首乌、火麻仁、大黄等。

（6）滋阴通腑法　适用于阴虚证。凡术后表现为阴虚者均可应用。

①常用方剂　增液汤。

增液汤

【处方】玄参30g　麦冬24g　生地黄24g

【功效】滋阴增液。

【品种选择】玄参：重用玄参为君药，其性咸寒润下，善滋阴降火，润燥生津，本方中可选用生品。麦冬甘寒滋润，大有滋阴润燥之功，本方可选用生品。

【用法用量】水煎煮，分温三次服用，食远服。

②常用药材　玉竹、麦冬、玄参、南沙参、北沙参等。

（7）温阳通腑法　适用于阳虚证。凡术后表现为阳虚者均可应用。

①常用方剂　济川煎。

济川煎

【处方】当归9～15g　牛膝6g　肉苁蓉6～9g　泽泻5g　升麻1.5～3g　枳壳3g

【功效】温肾益精，润肠通便。

【品种选择】肉苁蓉：酒炙后补肾阳，益精血，润肠通便，本方可选用酒苁蓉。牛膝温肾润肠。当归：养血通便，本方可选用生品。升麻、枳壳升降气机。泽泻降浊，本方可选用生品。

【用法用量】水煎煮，分温三次服用，食远服。

②常用药材　肉苁蓉、当归、牛膝等。

（8）温中补虚，缓急止痛法　适用于中虚脏寒证。凡术后表现为中虚脏寒者均可应用。

①常用方剂　大建中汤、小建中汤。

大建中汤

【处方】蜀椒6g　干姜12g　人参6g　饴糖30g

【功效】温中补虚，降逆止痛。

【品种选择】方中蜀椒温脾胃，助命火，散寒止痛，为君药，本方可选用生品。干姜辛热，温中散寒，本方可选用生品。人参：补脾益气，配合饴糖重建中脏，本方可选用红参。

【用法用量】水煎煮，食远服。

小建中汤

【处方】饴糖30g　芍药18g　桂枝9g　生姜9g　炙甘草6g　大枣4枚

【功效】温中补虚，和里缓急。

【品种选择】饴糖：方中重用甘温质润之饴糖为君，温补中焦，缓急止痛。桂枝：温阳气，祛寒邪，本方可选用生品。白芍：养营阴，缓肝急，止腹痛，本方可选用炒白芍。甘草：益气和中，调和诸药，本方可选用炙甘草。

【用法用量】水煎煮，食远服。

②常用药材　白芍、桂枝、干姜等。

2. 外治法

（1）热奄包　又称热敷法，将中药热奄包加热到一定温度，利用其热效应、药物效应、经络效应，发挥通经活络、行气止痛、活血化瘀的作用，对于促进术后肠道运动功能恢复、减轻腹胀腹痛有一定疗效。

常用药材　吴茱萸、小茴香、粗盐。

用于术后肠功能恢复的代表中药有吴茱萸、小茴香、粗盐，可根据患者病情进行配伍使用。热敷吴茱萸具有散寒止痛、温经活络的作用；小茴香温肾散寒、和胃理气；粗盐则软坚散结、引药下行。用药后可显著降低腹胀发生率，缩短肠鸣音出现时间及肛门排气排便时间，对于腹腔术后患者、产妇产后胃肠功能恢复也有良好效果。此外，热奄包也可预防腹胀。

【功效】通经活络，行气止痛，活血化瘀。

【用法用量】单药100~250g。

【使用注意】也可根据患者不同病情在子午流注理论指导下用药。

（2）保留灌肠　中药灌肠疗法通过直肠给药，避免肝脏的首过效应，灌肠所使用的药物直接进入体循环，达到与内服相近的临床效果，生物利用度高且适用范围广泛。

①常用方剂　小承气汤、加味黄连解毒汤、大黄牡丹汤。

小承气汤

【处方】大黄12g　厚朴6g　枳实9g

【功效】轻下热结，除满消痞。

【用法用量】将熬制成100~120ml的中药液体通过灌肠器送入肠管，根据患者情况让药液在肠道停留30分钟至1小时。

加味黄连解毒汤

【处方】黄连3g　黄芩6g　黄柏6g　山栀子9g　桔梗6g　甘草3g　金银花3g　车前子3g　木通3g　炒六神曲6g　蝉蜕5g　僵蚕9g

【功效】清热泻火，燥湿止痒。

【用法用量】将熬制成100~120ml的中药液体通过灌肠器送入肠管，根据患者情况让药液在肠道停留30分钟至1小时。

大黄牡丹汤

【处方】大黄12g　桃仁9g　牡丹皮3g　冬瓜子30g　芒硝6g

【功效】泻热破瘀，散结消肿。

【用法用量】先水煎前四味（大黄、牡丹皮、桃仁、冬瓜子），去渣，纳芒硝，再煎沸，将熬制的中药液体通过灌肠器送入肠管，根据患者情况让药液在肠道停留30分钟至1小时。

【使用注意】凡重型急性化脓或坏疽性阑尾炎，阑尾炎并发腹膜炎（或有中毒性休克，或腹腔脓液多者），婴儿急性阑尾炎，妊娠阑尾炎合并弥漫性腹膜炎，阑尾寄生虫病等，均不宜用本方。

以上方剂能缩短首次自主肛门排气时间、肠鸣音恢复时间、疼痛缓解时间。

亦可在西药常规治疗基础上予以此治疗方法。重症腹部外科手术术后胃肠功能障碍患者使用加味黄连解毒汤进行保留灌肠，能有效加速患者胃肠运动能力恢复并改善肠道屏障功能。

②常用药材　大黄、芒硝、厚朴、黄连、黄芩等。

（3）穴位贴敷　常用穴位有涌泉、神阙穴等，对穴位进行有效的刺激，同时药物经过皮肤吸收而发挥药效，现多使用理气通腑类中药，单药则包括一些泻下、理气类中药。

①常用方剂　大承气汤、参黄散。

大承气汤

【处方】厚朴24g　枳实12g　芒硝9g　大黄12g

【功效】峻下热结。

【用法用量】将各味中药磨成药粉，调成糊状物后选取相应的穴位进行贴敷。

参黄散

【处方】三七　厚朴　枳实　郁金　延胡索　青皮　桃仁　当归尾　赤芍红花　穿山甲　肉桂　柴胡　甘草　大黄

【功效】逐瘀攻下。

【用法用量】将各味中药磨成药粉，调成糊状物后选取相应的穴位进行贴敷。

②常用药材　大黄、枳实、吴茱萸、小茴香。

由于术后肠功能障碍发生率高，此领域在国际上一直是研究热点之一。临床研究表明，术后肠功能恢复方面，无论是单独应用中医药治疗还是联合治疗方案，均取得良好疗效。相比较西药常规治疗，中医药治疗有独特的优势，更为安全、不良反应小、应用范围广、经济、便捷。不足之处是，尚缺乏大样本量、长周期、具有评定标准体系的临床研究资料以及中医辨证的判定标准，还需更深入进行药理作用机制研究，以取得更具备说服力的理论。

第二节　围手术期活血化瘀药物的使用

围手术期血栓主要为静脉血栓栓塞症，包括深静脉血栓形成和肺栓塞，是围手术期威胁患者生命安全的首要因素。中医典籍中没有关于"深静脉血栓"的记载，其可属中医学"脉痹""肿胀""血瘀流注""恶脉"范畴。国家中医药管理局颁布的《中医病证诊断疗效标准》将该病命名为"股肿"。肺栓塞是由于内源性或者外源性的栓子阻塞肺动脉或其分支导致肺循环障碍的一种临床综合征，栓子主要来源于下肢深静脉，从来源可归属于"脉痹"范畴，因临床表现不同归属于"胸痹""厥证""胸痛""喘证"等范畴。围手术期活血化瘀药的主要使用目的是预防和治疗血栓形成。

一、围手术期血栓形成的原因

西医认为围手术期血栓形成的原因主要有三点：一是外科患者因术前活动减少、术中制动和术后长期卧床，从而导致静脉血流明显减慢；二是麻醉及手术创伤促使组织因子释放，直接激活外源性凝血系统，导致高凝状态或血栓形成；三是患者自身因素如高龄、肥胖、恶性肿瘤等，以上均可使围手术期血栓发生风险增加。

中医对"深静脉血栓"及"肺栓塞"虽无明确定义，但自古以来就有记载。孙思邈的《备急千金要方》中有"久劳……为湿热所折，气结筋中。气血瘀滞则痛，脉道阻塞则肿，久瘀而生热。"的记载，认为湿、热、瘀可导致股肿。《圣济总录》中记载："脉痹，血道壅涩，治脉痹，通行血脉。"即瘀血阻脉、血行不畅致脉痹。《医宗金鉴》曰："瘀血作肿者，瘀血久滞于经络，忽发则木硬不红微热。"说明瘀血阻滞经络，经络不通则身体硬，久郁化热则肢体红肿、微热，这些都是早期中医对深静脉血栓的描述。近年来的临床研究表明，下肢静脉血栓形成的主要致病因素为湿、热、瘀、虚。其发病机制主要因久卧、久坐导致气血运行不畅从而血瘀脉道，水津外溢，聚而为湿，流于下肢而发；或因饮食不节，嗜食肥甘厚腻，内生湿热，湿热与瘀血互结于血脉而发。也有学者认为股肿的病因病机是因邪致瘀，其发病的根本是正虚，外邪侵袭脉络，郁滞化热，煎熬血液而形成瘀血，虚为其本，邪为其标，瘀为其变，故本病多以正虚邪实、虚实兼夹为特点。综上所述，瘀热互结与股肿的发生、发展、变化关系甚为密切，热毒内蕴是股肿发病的起因，血瘀热壅是股肿病理损害的物质基础，瘀热互结是股肿病理演变的关键环节。

二、围手术期活血化瘀药物的合理使用

中药在预防和治疗下肢深静脉血栓形成方面有显著疗效。益气活血化瘀，利

湿消肿为治疗本病的总纲。活血化瘀的中药水蛭、地龙、土鳖虫、三七、丹参、赤芍、红花、桃仁、川芎等通过改善血液黏稠度、抗血小板聚集、延长凝血酶原时间等而起活血化瘀作用，从而起到预防深静脉血栓的作用。

股肿病（下肢深静脉血栓形成）根据发病的时间分为急性期和慢性期。根据患者的证候差异进行辨证论治，急性期分为湿热下注型、血瘀湿重型；慢性期分为血瘀湿阻型、气虚湿阻型。肺栓塞根据临床表现不同可归性于胸痹、喘证、血证、厥证等范畴。肺栓塞的中医证型目前尚不统一，系统进行证型研究的文献较少。从文献上看，肺栓塞急性期多以痰瘀互阻为主，慢性期以气虚血瘀为主，治疗多以益气活血、化痰化瘀为主。

（一）内治法

1. 清热利湿、活血化瘀法　适用于湿热下注证。

（1）常用方剂　四妙勇安汤。

四妙勇安汤

【处方】金银花90g　玄参90g　当归60g　甘草30g

【功效】清热解毒，活血止痛。

【品种选择】【用法用量】【使用注意】可参考第三篇第二章第四节。

（2）常用药材　金银花、玄参、当归等。

2. 活血化瘀、利湿通络法　适用于血瘀湿重证。

（1）常用方剂　茵陈赤小豆汤合桃红四物汤。

茵陈赤小豆汤合桃红四物汤

【处方】茵陈30g　赤小豆12g　苍术9g　黄柏9g　当归9g　川芎6g　白芍9g　熟地黄12g　桃仁9g　红花6g

【功效】活血化瘀，利湿通络。

【品种选择】苍术：生苍术温燥而辛烈，祛风散寒、燥湿力强，多用于风湿痹痛；麸炒后辛性减弱，燥性缓和，增强健脾和胃的功效；本方可选用生苍术，若患者脾胃虚弱，宜选麸炒苍术以加强健脾和胃的作用。黄柏：生黄柏苦寒，清热燥湿力强，多用于清热燥湿解毒；盐黄柏引药入肾，缓和苦燥之性，增强滋肾阴、泻相火、退虚热的作用，多用于滋阴清热；酒黄柏引药上行，多用于清血分湿热；黄柏炭兼有涩性，多用于止血；本方可选用生黄柏，若患者兼有腰膝酸软等症宜选盐黄柏。当归：瘀血较重者，为增强活血作用可用酒当归。芍药：赤芍味苦入肝，善清肝凉血化瘀，对于红肿、灼热、刺痛明显的血热血瘀患者应选用赤芍；白芍味酸入肝脾，善补血敛阴平肝，与甘草配伍，酸甘化阴，缓急止痛，对于血虚阴亏，下肢拘挛疼痛的患者可选用白芍。牛膝：川牛膝味甘、微苦，善逐瘀通经，通利关节，利尿通淋，主要用于经闭癥瘕，胞衣不下，跌扑损伤，风湿痹痛，足痿筋挛，尿血血淋；怀牛膝味苦、甘、酸，长于补肝肾，强筋骨，用于经闭，痛经，腰膝酸痛，筋骨无力等症。本方可选用川牛膝以活血化瘀为主，若患者兼有腰膝酸痛宜选怀牛膝。

【用法用量】水煎煮，食远服。

【使用注意】饮食宜清淡，忌生冷厚腻之品。宜服薏苡仁、赤小豆粥。

（2）常用药材　茵陈、赤小豆、苍术、黄柏等。

3.健脾益气、利湿通络法　适用于气虚湿阻证。

（1）常用方剂　补阳还五汤合参苓白术散。

补阳还五汤合参苓白术散

【处方】黄芪120g　当归尾6g　赤芍5g　地龙3g　川芎3g　红花3g　桃仁3g 人参15g　白术15g　茯苓15g　白扁豆12g　薏苡仁9g　莲子9g　山药15g　砂仁6g　桔梗6g　甘草10g

【功效】健脾益气，利湿通络。

【品种选择】【用法用量】和【使用注意】可参见第三篇第二章的第五节和第八节。

（2）常用药材　黄芪、当归尾、赤芍、地龙等。

（二）外治法

1. 中医外敷技术　冰硝散外敷。将冰片、芒硝研为粗末，拌匀，装入布袋内外敷于患肢。

2. 中医溻渍技术　选用活血、祛湿、燥湿中药随症加减，煎煮后，泡洗足部、小腿，每日1次，每次15～30分钟，水温宜在37～40℃。

三、围手术期活血化瘀药物的用药监护

围手术期患者，因手术损伤、长期卧床、制动等原因，易致深静脉血栓形成，即中医"股肿病"。瘀血停滞是股肿病发展的最终结局，为预防围手术期股肿病的发生，临床需使用活血化瘀药物进行预防。为促进活血化瘀药物在围手术

期的合理使用，临床药师应加强活血化瘀类中药使用各个环节的监护，使药物在临床使用中发挥最大作用的同时，减少不良反应。

（一）有效性监护

股肿病急、慢性期各证型的症状有很多相似之处，如下肢明显肿胀、疼痛、痛有定处，皮色暗红等，因此在使用药物后，需对上述症状进行密切监测。各证型伴随症状亦有不同之处，为有效监测和评价中药的疗效，临床药师可通过收集患者用药前后的四诊信息，根据中医证候积分量表（表3-4-1）评价用药前后证候的变化。

以湿热下注证为例，其主要的证候表现为下肢明显肿胀，胀痛、压痛明显，皮肤色暗红而热，青筋怒张，按之凹陷，伴发热，口渴不欲饮，小便短赤，大便秘结，舌质红，苔黄腻，脉滑数。对于其伴随症状，通过中医证候积分量表进行监测和评价。对于其主要的临床表现，通过监测下肢腿围、疼痛的感受、皮肤的颜色和温度，以及是否出现凹陷性水肿进行评价。上述症状不明显，无法做出有效评价时，可通过超声辅助检查。

（二）安全性监护

活血化瘀类方药多为破血行气之品，药性峻烈，使用不当易致出血。药理研究表明，活血化瘀类药物大多具有抗凝、抗血小板聚集、促进纤溶、降低血液黏度、扩张血管、改善微循环等作用，是中医活血化瘀法的疗效基础，也是其导致出血不良反应的机制。因此，在使用活血化瘀类方药时，需重点监测出血反应。出血反应分显性出血和隐性出血，显性出血多表现为皮肤瘀斑、鼻出血、牙龈出血、便血、尿血等；隐性出血多发生在内脏或深层组织，肉眼不可见，长期隐性出血可出现面色口唇苍白、头晕、乏力、怕冷等血虚的表现。对于围手术期血栓高风险的患者，相关临床指南中推荐需使用抗栓药物，如冠心病PCI术前后，需使用双联的抗血小板药物抑制血栓的形成，骨科大手术后需使用抗凝药物预防血栓的形成等，该类药物是导致出血不良反应最常见的药物。在围手术期，活血化瘀类药物与抗栓药物联合使用的概率非常大，这也大大增加了出血反应的发生，因此，需密切监测出血症状，同时需常规监测血常规，以便及早发现隐性出血。活血化瘀类中药活血力度有强弱之分，其中虫类药物药性最强，如水蛭、土鳖虫、全蝎、僵蚕、地龙等；其次是破血逐瘀的三棱、莪术、乳香、没药、桃仁等；而川芎、赤芍、丹参、郁金、三七、当归、红花、鸡血藤等活血力度稍弱。

水蛭主要有效成分为水蛭素，可与凝血酶直接作用，抑制凝血过程；从蚯蚓中提取的蚓激酶，是一种具有纤溶活力的丝氨酸蛋白酶，可直接激活并溶解纤维蛋白原。因此，对虫类活血化瘀类药物应进行更密切的出血反应监测。

除了出血不良反应外，活血化瘀类方药还可能出现其他不良反应。虫类药物主要成分为异种蛋白，容易导致过敏反应，轻者出现皮疹、瘙痒，重者出现过敏性休克，因此，在使用虫类药物时，需详细询问患者的过敏史，对于过敏体质者应密切监测，一旦过敏及时采取救治措施。另外，虫类药物多有毒或有小毒，用量过大时容易导致中毒，如曾有服用全蝎导致神经毒性的报道。其他药物，如乳香、没药，辛香气浊，易损伤脾胃，影响食欲，甚至导致恶心、呕吐，降低患者用药的依从性。

相较于口服中药，中药注射剂出现不良反应的概率更高，且症状较严重、预后较差。如莲必治注射液引起急性肾损伤，葛根素注射液引起急性溶血，鱼腥草注射液引起过敏性休克等，这些严重不良反应事件限制了中成药注射剂在临床的使用。然而，活血化瘀类中成药疗效确切，在临床应用中仍占据较重的位置，如丹参类（丹参注射液、丹参川芎嗪注射液、复方丹参注射液、丹红注射液等）、血栓通胶囊、灯盏花素片、疏血通注射液、脉络宁注射液等仍被广泛使用。为了避免疗效显著的中成药注射剂因为严重不良反应而被临床和市场淘汰，除了严格遵循辨证论治和说明书要求外，还需从可能发生不良反应的各个环节对药品和使用药物的患者进行监管。在使用前，需仔细检查药品质量，详细询问患者过敏史，对于过敏体质患者尽量避免使用，若必须使用，则应在准备好抢救药品和设备的情况下使用，并在使用过程中密切监测不良反应。

药品的安全使用，除与药品本身有关外，还与疾病的状态相关。血液疾病、肝脏疾病等均可能会导致凝血异常，若必须使用活血化瘀类药物，需更严密监测出血反应。

表3-4-1 中医证候积分量表

中医证候积分 （请在四项备选结果中选择其中之一，并记录相应的"分值"）			
常见症状	**量化分数**		
倦怠乏力	□1无	□2肢体稍倦，可坚持轻体力工作	□3四肢乏力，勉强坚持日常活动	□4全身无力，终日不愿活动
胁肋胀痛	□1无	□2偶有	□3常有	□4持续

续表

中医证候积分 （请在四项备选结果中选择其中之一，并记录相应的"分值"）			
常见症状	量化分数		
口苦	□1无	□2晨起口苦	□3经常口苦	□4口苦持续不解
口淡	□1无	□2口中轻微无味	□口淡较重	□4口淡不欲饮食
口腻	□1无	□2偶觉口腻	□3时有口中黏腻	□4持续口中黏腻
自汗	□1无	□2动则汗出	□3稍动即汗出	□4不动汗自出
腹胀	□1无	□2偶有腹胀或食后腹胀	□3腹胀较重，每日达6小时	□4整日腹胀或腹胀如鼓
脘闷	□1无	□2偶尔	□3经常	□4整日
食欲不振	□1无	□2食量减少1/3以下	□3食量减少1/3以上	□4食量减少1/2以上
恶心呕吐	□1无	□2偶有恶心	□3时有恶心，偶有呕吐	□4频频恶心，有时呕吐
烦躁易怒	□1无	□2有时情绪不稳，烦躁发怒	□3易烦躁发怒，但多数能控制	□4经常烦躁发怒，难以自我控制
腰酸	□1无	□2晨起腰酸，捶打可止	□3持续腰酸，劳则加重	□4腰酸如折，休息不止
便溏	□1无	□2每日少于3次，大便不成形	□3每日3~6次，不成形	□4每日7次以上，成稀水样
小便发黄	□1无	□2小便稍黄	□3小便深黄而少	□4小便黄赤不利
面色萎黄	□1无	□2面色黄而尚润泽	□3面色黄而欠润泽	□4面色黄而干枯
面色无华	□1无	□2面色欠润泽	□3面色淡白，无血色	□4面色苍白无血色，兼虚肿
肢体困重	□1无	□2有困重感，尚不影响活动	□3肢体沉重，活动费力	□4沉重如裹，活动困难
目干	□1无	□2双目少津	□3双目滞涩不爽，视物常模糊	□4双目干燥，昏暗不明
口干	□1无	□2口微干	□3晨起口干少津	□4整日觉口干时欲饮
耳鸣	□1无	□2轻微	□3耳鸣重听，时发时止	□4耳鸣不止，听力减退
五心烦热	□1无	□2手足心微热	□3心烦手足心灼热	□4烦热不欲衣被
午后潮热	□1无	□2偶尔	□3反复	□4明显，经常出现
盗汗	□1无	□2头颈部汗出为主，偶有	□3胸背潮湿，反复出现	□4周身潮湿如水洗，经常出现

第三节　围手术期益气扶正药物的使用

中医理论认为"正气存内，邪不可干""邪之所凑，其气必虚"，正气虚弱是疾病发生、发展的基础。益气扶正法就是利用益气扶正类中药，扶助正气从而改善机体"虚证"状态，通过增强机体抗病能力，进而防治疾病。手术会损伤人体元气，患者在术后存在不同程度的气虚和血虚，在围手术期可以使用益气扶正法以改善患者的虚弱状态，如应用补中益气汤、四君子汤、六味地黄汤等，最终达到提高手术的切除率、降低术后并发症的发生率，提高患者生活质量以及缩短住院时间。

一、围手术期益气扶正药物的临床应用

手术的创伤、脏腑的缺失或缺损均可导致脏腑功能减退、气血津液耗损，出现各种不同的虚证或虚实夹杂表现。

在围手术期，术前以补气养血、健脾益气、滋补肝肾为主，术前中医药治疗应以调整患者的阴阳气血、脏腑功能等为首要目的，使患者能顺利完成手术，减少人体正气损耗。术前的扶正治疗，大多使用补气养血、健脾益气、滋补肝肾的方药，如四君子汤、八珍汤、十全大补汤、六味地黄汤等。手术后多表现为气血双亏、气阴两伤、脾胃失调等证候，以补气养血、健脾和胃为主，有助于机体康复。

在临床应用中，有研究表明四君子汤辅助的肠内营养能进一步改善胃癌术后机体的细胞免疫功能及部分体液免疫功能；四物汤能在一定程度上改善患者围手术期隐性失血状况；八珍汤可提升红细胞和血红蛋白数值，改善患者贫血状况，有助于患者康复；当归补血汤可有效提高结直肠癌围手术期患者机体免疫功能；补中益气汤可有效降低高龄股骨粗隆间骨折患者围手术期的炎症反应，有利于促进术后康复和减少术后并发症的发生；补气养血法能改善大肠癌术后气血两虚患者的腹胀、腹痛、倦怠乏力等症状，能促进术后快速康复。

二、围手术期益气扶正常用治疗方剂、药材与中成药

凡能补充人体物质或增强人体功能，用以治疗各种虚证的药物，统称为补益

类药物，根据药物作用和应用范围分为补气、补血、气血双补、补阴、补阳、阴阳双补等六大类。补益类药物在使用时应顾护脾胃，适当配伍健脾药、理气药，以免碍胃或伤气。

（一）补气常用治疗方剂及药材

气虚证的临床表现为神疲乏力，气短息弱，声低懒言，或面白少华，头晕自汗，活动后诸症加重，舌淡嫩，脉虚弱。补气剂主要由补气类药物组成，本类药物性味多甘温或平，主要归脾、肺经；能补益脏腑之气，用于各种气虚证，最常用于脾气虚或肺气虚证。

（1）常用方剂　四君子汤、补中益气汤。

四君子汤

【处方】人参9g　白术9g　茯苓9g　炙甘草6g

【功效】益气健脾。

【品种选择】白术：生白术以燥湿健脾、利水消肿为主，用于痰饮，水肿，以及风湿痹痛等证；土炒白术，长于补脾止泻，用于脾虚食少，泄泻便溏等证；麸炒白术能缓和燥性，增强健脾作用，用于脾胃不和，运化失常，食少胀满，倦怠乏力，表虚自汗等证；本方中选用土炒白术或麸炒白术更为合适。人参：味甘，微温，长于大补元气，适用于疾病后期元气亏虚证；党参补气之力不及人参，偏于补脾益肺，适用于脾胃气虚之倦怠乏力、食欲不振、大便溏泄及肺虚喘嗽等；西洋参长于益气养阴和清火生津，适用于气阴两虚患者。在临床实际应用中，如患者偏于脾虚，可用党参代替人参，如患者除了气虚外，仍有邪热余留，伴有阴液亏虚，可用西洋参代替人参。

【用法用量】人参剂量3～9g，另煎兑服；水煎煮，食远服。

【使用注意】服药期间忌食萝卜。人参长于大补元气，虽为补虚扶弱佳品，但必须辨证有气虚、阳虚、气血两虚或阳气衰弱者才可使用，禁止滥用。若服药期间出现头痛、心悸、血压升高等应及时停药。补气药药性多壅滞，易致中满气滞，可出现胸闷腹胀、食欲不振等，故应用时宜适当辅以理气药。

补中益气汤

【处方】黄芪18g　炙甘草9g　人参6g　当归3g　陈皮6g　升麻6g　柴胡6g　白术9g

【功效】补中益气，升阳举陷。

【品种选择】当归：补血宜用当归身，破血宜用当归尾，补血活血宜用全当归。人参：清补宜用生晒参；温补宜用红参。

【用法用量】人参剂量3～9g，另煎兑服；水煎煮，食远服。

【使用注意】补气药性多壅滞，易致中满气滞，可出现胸闷腹胀、食欲不振等，故应用时宜适当辅以理气药。

（2）常用药材　人参、党参、太子参、西洋参、黄芪、白术、山药、白扁豆、甘草等。

（二）补血常用治疗方剂及药材

补血剂治疗血虚证，主要由补血药组成，本类药物的性味以甘温或甘平为主，具有补血的功效，主治血虚证，症见面色苍白无华或萎黄、舌质较淡、脉细或细数无力等。服用补血药应适当配伍健运脾胃药，以防补血药滋腻碍胃，并使气血生化有源。

（1）常用方剂　四物汤、当归补血汤、归脾汤。

四物汤

【处方】熟地黄12g　当归9g　白芍9g　川芎6g

【功效】补血调血。

【品种选择】白芍：瘀血较重者，可以将白芍改成赤芍。熟地黄：血热证者，可以将熟地黄改为生地黄。虚寒体质者用熟地黄，热性体质者用生地黄。

【用法用量】水煎煮，食远服。

【使用注意】月经期的女性不宜服用四物汤；脾虚患者服用后易出现食欲不振、腹泻等症状。

当归补血汤

【处方】黄芪30g　当归6g

【功效】补气生血。

【品种选择】黄芪：生黄芪补气升阳作用强于炮制品，本方中应选用生黄芪加强补气行血作用。如患者食少便溏，可选用炙黄芪益气补中。

【用法用量】在当归补血汤中，黄芪与当归比例是5∶1，主要体现补气生血功效。而在补阳还五汤中黄芪与当归尾比例约为20∶1。因此，注意黄芪与归尾或当归不同比例配伍所起的作用差异。水煎煮，食远服。

【使用注意】阴虚内热证禁用。

归脾汤

【处方】人参9g 白术18g 黄芪18g 当归3g 炙甘草6g 茯神18g 远志3g 酸枣仁18g 木香9g 龙眼肉18g 大枣3枚

【功效】养心健脾，益气补血。

【品种选择】白术：在临床应用中，以脾虚便溏为主者，可选用土炒白术；以食少胀满为主者，可用焦白术。茯神：茯神功效宁心安神利水，用于心虚惊悸、健忘、失眠、小便不利等症；茯苓功效利水渗湿，健脾，宁心，用于水肿尿少、痰饮眩悸、脾虚食少、便溏泄泻、心神不安、惊悸失眠；在临床应用中，如患者以失眠为主，可选用茯神，如患者以脾虚便溏为主，可选用茯苓。

【用法用量】水煎煮，人参另煎兑服，木香后下，食远服。

（2）常用药材 熟地黄、当归、白芍、川芎、龙眼肉、阿胶、何首乌等。

（三）气血双补常用治疗方剂及药材

（1）常用方剂 八珍汤、炙甘草汤、十全大补汤。

八珍汤

【处方】人参15g 白术15g 茯苓15g 炙甘草15g 当归15g 白芍15g 熟地黄15g 川芎15g

【功效】益气补血。

【品种选择】人参：人参味甘，微温，擅于大补元气，适用于疾病后期元气亏虚证。如患者除气虚外仍有邪热余留，伴有阴液亏虚，可用西洋参代替。

【用法用量】人参另煎兑服；水煎煮，食远服。

【使用注意】服药期间忌食萝卜。

炙甘草汤

【处方】炙甘草12g 生姜9g 人参6g 地黄50g 桂枝9g 阿胶6g 麦冬10g 火麻仁10g 大枣10枚

【功效】滋阴养血，益气温阳，复脉定悸。

【品种选择】参考八珍汤。

【用法用量】方中重用生地黄为君药，滋阴养血，用量宜大。水煎煮，人参另煎兑服，阿胶烊化，食远服。

十全大补汤

【处方】当归9g 白术4.5g 茯苓9g 炙甘草3g 熟地9g 白芍4.5g 人参

3g　川芎3g　黄芪9g　肉桂1.5g

【功效】大补气血。

【品种选择】人参：在临床中可用党参代替。白术：本方中可选用麸炒白术，补气健脾疗效强。

【用法用量】水煎煮，肉桂应焗服，食远服。

【使用注意】有实热，如外来的热邪炽盛、舌苔黄厚，不宜服用。

（2）常用药材　人参、党参、太子参、西洋参、黄芪、白术、山药、熟地黄、当归、白芍、川芎、龙眼肉、阿胶、何首乌等。

（四）补阴常用治疗方剂及药材

阴虚证主要表现：其一是阴液不足，不能滋润脏腑组织，出现皮肤、咽喉、口鼻、眼目干燥或肠燥便秘。其二是阴虚生内热，出现午后潮热、盗汗、五心烦热、两颧发红；或阴虚阳亢，出现头晕目眩。补阴剂多由补阴药物组成，本类药物多甘寒或甘凉，能补阴、增液、润燥，主治阴虚液亏之证。

（1）常用方剂　六味地黄丸、左归丸。

六味地黄丸

【处方】熟地黄24g　山萸肉12g　山药12g　泽泻9g　牡丹皮9g　茯苓9g

【功效】滋补肝肾。

【品种选择】山萸肉：生品补肝益肾，收敛固脱，经酒蒸后补益肝肾作用增强，因此在本方中可选用酒萸肉入药。

【用法用量】水煎煮，食远服。

【使用注意】脾虚泄泻者慎用。

左归丸

【处方】熟地黄24g　山药12g　山萸肉12g　菟丝子12g　枸杞子12g　牛膝9g　鹿角胶12g　龟甲胶12g

【功效】滋阴补肾，填精益髓。

【品种选择】山萸肉：生品补肝益肾，收敛固脱，经酒蒸后补益肝肾作用增强，因此在本方中可选用酒萸肉入药。菟丝子：生菟丝子长于养肝明目，多用于目暗不明；盐菟丝子平补肝肾，并能增强补肾固涩的功效，因此在本方中可选用盐菟丝子。牛膝：怀牛膝长于补益肝肾，多用于肝肾亏虚之腰膝酸痛、痿软无力；川牛膝长于活血化瘀，祛风利湿，宣通关节，多用于瘀血阻滞之跌打损伤、风湿腰膝疼痛；在本方中可选用怀牛膝入药。

【用法用量】水煎煮，鹿角胶和龟甲胶烊化，食远服。

【使用注意】方中以阴柔滋润药物为主，久服常服，每易滞脾碍胃，故脾虚泄泻者慎用。

（2）常用药材　枸杞子、北沙参、百合、麦冬、石斛、黄精、龟甲、鳖甲等。

（五）补阳常用治疗方剂及药材

补阳药由助阳药组成，用于治疗各种阳虚病证的药物，具有助肾阳、益心阳、补脾阳的功能，适用于肾阳虚弱、心阳不振、脾阳虚弱等证。

（1）常用方剂　金匮肾气丸、右归丸。

金匮肾气丸

【处方】熟地黄24g　山药12g　山萸肉12g　泽泻9g　茯苓9g　牡丹皮9g　桂枝3g　炮附子3g

【功效】补肾助阳，化生肾气。

【品种选择】熟地黄：原方中的干地黄即生地黄，性寒、味甘，清热凉血，养阴生津；熟地黄性微温，味甘，滋阴补血益精填髓；本方主要起温补肾阳作用，因此可酌情选用熟地黄。山萸肉：生品补肝益肾，收敛固脱，经酒蒸后补益肝肾作用增强，因此在本方中可选用酒萸肉入药。

【用法用量】目前临床上附子内服以附片、淡附片、炮附片入药，用量3～15g，以小剂量起始使用，根据患者耐受及病情轻重逐步加量；内服应先煎、久煎。水煎煮，食远服。

【使用注意】使用过程中应注意患者有无口唇及四肢麻木、胸闷心慌、血压下降等乌头碱中毒症状，一旦发生，应及时就医。

右归丸

【处方】熟地黄24g　山药12g　山萸肉9g　枸杞子12g　杜仲12g　菟丝子12g　当归9g　鹿角胶12g　附子6g　肉桂6g

【功效】温补肾阳，填精益髓。

【品种选择】山萸肉：生品补肝益肾，收敛固脱，经酒蒸后补益肝肾作用增强，因此在本方中可选用酒萸肉入药。

【用法用量】目前临床上附子内服以附片、淡附片、炮附片入药，用量3～15g，以小剂量起始使用，根据患者耐受及病情轻重逐步加量。水煎煮，附片先煎、久煎，鹿角胶烊化，肉桂焗服，食远服。

【使用注意】使用过程中应注意患者有无口唇及四肢麻木、胸闷心慌、血压下降等乌头碱中毒症状，一旦发生应及时就医；熟地黄、鹿角胶温补滋腻，脾虚患者服用后容易出现腹胀、纳呆，甚至腹泻，因此可在原方中加入陈皮、枳壳、砂仁、麦芽、谷芽、鸡内金等健脾消食药。

（2）常用药材 鹿茸、淫羊藿、巴戟天、仙茅、杜仲、肉苁蓉、锁阳、补骨脂、益智仁、菟丝子、沙苑子等。

（六）阴阳双补常用治疗方剂及药材

（1）常用方剂 地黄饮子、龟鹿二仙胶等。

地黄饮子

【处方】熟地黄18g 巴戟天9g 山茱萸9g 石斛9g 肉苁蓉9g 附片6g 五味子6g 肉桂6g 茯苓6g 麦冬6g 石菖蒲6g 远志6g

【功效】滋肾阴，补肾阳，开窍化痰。

【品种选择】巴戟天：生品味辛而温，长于补肝肾、祛风湿，多用于肾虚兼风湿证，盐巴戟天补肾助阳之功更强，常用于肾阳不足之阳痿早泄、宫冷不孕、小便频数。因此在本方中可选用盐巴戟天入药。

【用法用量】水煎煮，附片先煎、久煎，肉桂焗服，食远服。

【使用注意】使用过程中应注意患者有无口唇及四肢麻木、胸闷心慌、血压下降等乌头碱中毒症状，一旦发生应及时停药就医。

龟鹿二仙胶

【处方】鹿角 龟甲 人参 枸杞子

【功效】滋阴填精，益气壮阳。

【品种选择】本方主以血肉有情之品，阴阳气血并补。鹿角：临床可选用鹿角胶代替，鹿角胶温肾壮阳，益精养血。龟甲：临床可选用龟甲胶代替，龟甲胶填精补髓，滋阴养血。

【用法用量】水煎煮，鹿角胶烊化兑服，龟甲胶烊化兑服；食远服。

【使用注意】脾胃虚弱而食少便溏者不宜，阴虚而有内热者亦不宜。

（2）常用药材 鹿茸、淫羊藿、巴戟天、仙茅、杜仲、肉苁蓉、锁阳、补骨脂、益智仁、菟丝子、沙苑子、枸杞子、北沙参、百合、麦冬、石斛、黄精、龟甲、鳖甲等。

（七）益气扶正常用中成药

益气扶正常用中成药如下（表3-4-2）。

表3-4-2　益气扶正常用中成药

药品名称	组成	功效	适应证	用法用量	备注
参附注射液	红参、附片	回阳救逆，益气固脱	用于阳气暴脱的厥脱症（感染性、失血性、失液性休克等）；也可用于阳虚（气虚）所致的惊悸、怔忡、喘咳、胃痛、泄泻、痹证等	肌内注射。一次2～4ml，一日1～2次　静脉滴注。一次20～100ml，（用5%、10%葡萄糖注射液250～500ml稀释后使用）　静脉注射。一次5～20ml，（用5%、10%葡萄糖注射液20ml稀释后使用）	新生儿、婴幼儿禁用
参麦注射液	红参、麦冬	益气固脱，养阴生津，生脉	用于治疗气阴两虚型休克、病毒性心肌炎、慢性肺心病、粒细胞减少症。能提高肿瘤患者的免疫功能，与化疗药物合用时，有一定的增效作用，并能减少化疗药物所引起的毒副反应	肌内注射。一次2～4ml，一日1次　静脉滴注。一次20～100ml（用5%葡萄糖注射液250～500ml稀释后应用），或遵医嘱	孕妇、哺乳期妇女禁用
生脉注射液	红参、麦冬、五味子	益气养阴，复脉固脱	用于气阴两亏、脉虚欲脱的心悸、气短、四肢厥冷、汗出、脉欲绝及心肌梗死、心源性休克、感染性休克等具有上述证候者	肌内注射。一次2～4ml，一日1～2次　静脉滴注。一次20～60ml，用5%葡萄糖注射液250～500ml稀释后使用；或遵医嘱	孕妇、新生儿、婴幼儿禁用
参芪扶正注射液	党参、黄芪	益气扶正	用于肺脾气虚引起的神疲乏力，少气懒言，自汗眩晕；肺癌、胃癌见上述证候者的辅助治疗	静脉滴注。一次250ml，一日1次，疗程21天；与化疗合用，在化疗前3天开始使用，疗程可与化疗同步结束	有内热者忌用，以免助热动血。垂危患者及孕妇禁用
康艾注射液	黄芪、人参、苦参素	益气扶正，增强机体免疫功能	用于原发性肝癌、肺癌、直肠癌、恶性淋巴瘤、妇科恶性肿瘤；各种原因引起的白细胞低下及减少症；慢性乙型肝炎	缓慢静脉注射或滴注。一日1～2次，一日40～60ml，临用前用5%葡葡糖注射液或0.9%氯化钠注射液250～500ml稀释后使用。30天为一疗程，或遵医嘱	

续表

药品名称	组成	功效	适应证	用法用量	备注
黄芪注射液	黄芪	益气养元，扶正祛邪，养心通脉，健脾利湿	用于心气虚损、血脉瘀阻之病毒性心肌炎、心功能不全及脾虚湿困之肝炎	肌内注射。一次2~4ml，一日1~2次 静脉滴注。一次10~20ml，一日1次；或遵医嘱	
归脾丸	党参、白术、炙黄芪、炙甘草、茯苓、制远志、炒酸枣仁、当归、木香、龙眼肉、大枣	益气健脾，养血安神	用于心脾两虚、气短心悸、失眠多梦、头昏头晕、肢倦乏力、食欲不振	用温开水或生姜汤送服。一次6g，一日3次	感冒发热患者不宜服用
补中益气丸	黄芪、党参、炙甘草、白术、当归、升麻、柴胡、陈皮	补中益气，升阳举陷	用于脾胃虚弱、中气下陷所致的泄泻，症见体倦乏力、食少腹胀、便溏久泻、肛门下坠	口服。一次9g，一日2~3次	感冒发热患者不宜服用
参芪十一味颗粒	人参、黄芪、当归、天麻、熟地黄、泽泻、决明子、鹿角、菟丝子、细辛、枸杞子	补脾益气	用于脾气虚所致的体弱、四肢无力	口服。一次2g，一日3次	
香砂六君丸	党参、白术、茯苓、半夏、陈皮、炙甘草、木香、砂仁	益气健脾，和胃	用于脾虚气滞，消化不良，嗳气食少，脘腹胀满，大便溏泄	口服。一次6~9g，一日2~3次	
八珍颗粒	熟地黄、当归、党参、白术、白芍、茯苓、川芎、炙甘草	补气益血	用于气血两亏，面色萎黄，食欲不振，四肢乏力，月经过多	口服。一次1袋，一日2次	
人参养荣丸	人参、白术、茯苓、炙甘草、当归、熟地黄、白芍、炙黄芪、陈皮、远志、肉桂、五味子	温补气血	用于心脾不足，气血两亏，形瘦神疲，食少便溏，病后虚弱	口服。一次6g，一日1~2次	

续表

药品名称	组成	功效	适应证	用法用量	备注
人参健脾丸	人参、白术、茯苓、山药、陈皮、木香、砂仁、黄芪、当归、远志、酸枣仁	健脾益气，和胃止泻	用于脾胃虚弱所致的饮食不化、脘闷嘈杂、恶心呕吐、腹痛便溏、不思饮食、体弱倦怠	口服。一次2丸，一日2次	
十全大补丸	党参、白术、茯苓、炙甘草、当归、川芎、酒白芍、熟地黄、炙黄芪、肉桂	温补气血	用于气血两虚，面色苍白，气短心悸，头晕自汗，体倦乏力，四肢不温，月经量多	口服。一次6g，一日2~3次	
六味地黄丸	熟地黄、酒萸肉、牡丹皮、山药、茯苓、泽泻	滋阴补肾	用于肾阴亏损，头晕耳鸣，腰膝酸软，骨蒸潮热，盗汗遗精	口服。一次8丸，一日3次	
知柏地黄丸	知母、黄柏、熟地黄、山茱萸、牡丹皮、山药、茯苓、泽泻	滋阴清热	用于潮热盗汗，耳鸣遗精，口干咽燥	口服。一次8丸，一日3次	
左归丸	熟地黄、牛膝、菟丝子、龟甲胶、鹿角胶、山药、山茱萸、枸杞子	滋肾补阴	用于真阴不足，腰酸膝软，盗汗，神疲口燥	口服。一次9g，一日2次	
金匮肾气丸	地黄、山药、山茱萸、茯苓、牡丹皮、泽泻、桂枝、附子、牛膝、车前子	温补肾阳，化气行水	用于肾虚水肿，腰膝酸软，小便不利，畏寒肢冷	口服。一次4~5g，一日2次	
健脾益肾颗粒	党参、枸杞子、女贞子、白术、菟丝子、补骨脂	健脾益肾	用于减轻肿瘤患者术后放、化疗副反应，提高机体免疫功能以及用于脾肾虚弱所引起的疾病	口服。一次10g，一日2次	

以上中成药为说明书规定可用于治疗虚证，但部分中成药的功能主治并未纳入相关适应证，临床使用时应权衡风险和获益。

第四节　案例分析

一、案例 1

1. 患者基本信息及诊疗过程　患者，男，45岁。3小时前不慎被重物砸伤右小腿，当即致右小腿疼痛、肿胀、活动受限，无法行走，伤后无昏迷呕吐、头痛不适，遂来我院门诊求治。X线片右侧胫腓骨正位侧位、右侧踝关节正侧位提示：右侧胫腓骨下段粉碎性骨折；右腓骨近端颈部骨折待排，建议复查，予维持患肢医用夹板外固定，为求进一步治疗，由门诊拟"右胫腓骨下段骨折"收入院。入院症见：神清，精神可，右小腿疼痛、肿胀、活动受限，无法行走，患肢无麻木，无恶寒发热、头晕头痛等不适，纳眠可，二便调。

辅助检查：胸片未见明显异常；心电图正常；右踝关节 + 右膝关节CT平扫 + 三维成像提示右胫腓骨下段骨折；右膝关节及右踝关节骨质未见明显异常；下肢血管彩超未见血栓形成。

诊断：右胫腓骨下段骨折，气滞血瘀证。

术后第2天，主任医师查房后指示：患者为下肢骨折，围手术期血栓风险较高，辨证使用中药汤剂，予桃红四物汤加减治疗，中成药辨证口服龙血竭片。

中药方剂：燀桃仁10g　红花5g　熟地黄15g　白芍10g　三七5g　川芎15g　当归10g　醋香附10g　醋延胡索15g

（共3剂，每日1剂，水煎服）

中成药：龙血竭片　5片　p.o.　t.i.d.×7天。

术后第5天，患者术后周围组织轻度肿胀，局部肤温稍高，舌质暗红，苔薄白，脉弦。继续予原方3剂加龙血竭片预防下肢静脉血栓形成。

术后第9天，患者术后周围组织无明显肿胀，肤温正常，舌质暗红，苔薄白，脉弦。继续予原方3剂加龙血竭片　5片　t.i.d.×7天，预防下肢静脉血栓形成，患者情况明显好转，要求出院。

2. 分析评价

（1）评价该患者的初始中药方剂治疗

①下肢深静脉血栓形成属于中医"股肿""肿胀"等范畴。中医治疗以清热

利湿、活血化瘀、健脾行气为主。

患者为下肢骨折，围手术期后制动，血栓风险较高，中医四诊合参，证属"气滞血瘀"，采用活血化瘀、行气止痛法，以桃红四物汤加减治疗。方中以桃仁、红花为君，力主活血化瘀；以甘温之熟地、当归滋阴补肝、养血；芍药养血和营，以增补血之功；川芎、三七、醋香附、延胡索活血行气、调畅气血，以助活血之功。全方配伍得当，使瘀血祛、新血生、气机畅，化瘀生新；补血而不滞血，和血而不伤血。

②处方中选用醋香附及醋延胡索，醋制引药入肝，增强药物行气止痛的功效。患者为骨折术后，除血栓风险高，术口疼痛，使用醋香附及醋延胡索止痛效果更佳。

（2）评价本案例中龙血竭片的使用合理性　龙血竭片主成分龙血竭，功效活血散瘀，定痛止血，敛疮生肌。用于跌打损伤，瘀血作痛，妇女气血凝滞，外伤出血，脓疮久不收口以及慢性结肠炎所致的腹痛、腹泻等。该药为中成药，应辨证使用。该患者辨证为气滞血瘀，治则活血化瘀、行气止痛，符合龙血竭片的适用证型，但药品说明书功效主治并未包含龙血竭片用于下肢深静脉血栓预防，故属超说明书用药，需做好超说明书用药备案申请，并与患者签署知情同意书。

（3）用药监护

①本案例中使用的中药汤剂偏于温燥，使用过程中可能会引起大便秘结，必要时可在原方中加入少量大黄保持排便正常。

②注意患者有无不明原因的皮肤瘀斑、牙龈出血、眼底出血等出血症状，一旦发生，嘱患者及时前往医院调整用药。同时定期监测血分析及凝血功能。

③桃红四物汤预防下肢静脉血栓形成原方疗程一般为7～14天，目前临床使用疗程多为14天。实际使用中，应考虑患者年龄、体质、耐受度等因素进行综合判断，注意中病即止。

④嘱患者卧床休息，适当抬高患肢；饮食宜清淡，忌食辛辣、鱼腥之品。

二、案例2

1. **患者基本信息及诊疗过程**　患者，女性，68岁。患者曾于2017年10月因"头晕、冷汗、恶心呕吐1天"就诊。行电子胃镜检查，发现胃角近胃体侧有一0.8cm×0.6cm深溃疡，取病理示：胃角符合低分化腺癌，部分呈印戒样。全腹部CT示：胃窦部胃壁稍增厚，结合病史，考虑胃窦癌可能。于11月行胃癌根治术，术后病理示：1.胃窦低分化腺癌，侵犯至外层及周围纤维、脂肪组织，胃小弯及大网膜淋巴结均未见肿瘤转移，两切缘均未见肿瘤。HER-2阴性。2.各组淋巴结未见肿瘤。

初诊时症见：形体消瘦，体重45kg，纳差，呕吐，神疲乏力，气短不足以息，眠差，盗汗，二便可，舌质偏红暗，舌苔白，脉沉细。高血压病史近5年，规律服用降压药物，血压控制在130～140/70～80mmHg。

中医诊断：胃癌病　肝郁脾虚型。

中药方剂：党参15g　白术15g　茯苓20g　姜半夏10g　柴胡15g　白芍15g 枳壳15g　龙骨30g　牡蛎30g　糯稻根15g　地骨皮15g　甘草6g

（共7剂，每日1剂，水煎服）

中成药：康艾注射液　50ml+0.9%氯化钠注射液250ml　q.d.　i.v.gtt.。

二诊：术后，患者晨起乏力，纳可，眠差，盗汗，无口干口苦，二便调。舌淡红苔薄白，脉沉。中医辨证为肝郁脾虚型，治以疏肝健脾、收敛止汗为法。方用四君子汤合四逆散加减。

中药方剂：党参30g　白术15g　茯苓25g　甘草6g　柴胡15g　白芍15g 枳壳15g　姜半夏10g　龙骨30g　牡蛎30g　糯稻根15g　麦冬15g　山慈菇15g　半枝莲15g　木香10g

（共7剂，每日1剂，水煎服）

三诊：服用上述方药后，患者诸症减轻，纳可，眠欠佳，小便调，大便较溏，余无明显不适，舌淡红苔薄白，脉弦细。方用四君子汤合玉屏风散加减。

中药方剂：党参15g　白术15g　茯苓20g　甘草6g　黄芪15g　防风10g 陈皮10g　法半夏10g　山慈菇15g　土鳖虫6g　枳壳15g　龙骨30g　牡蛎30g

（共7剂，每日1剂，水煎服）

2.分析评价

（1）评价该患者的中药方剂治疗　胃癌属于中医"胃脘痛""噎膈""反胃""癥积"等病范畴，胃癌的病因有饮食不节、情志失调、素体亏虚等，临床常见肝胃不和、胃热津伤、痰瘀互结、脾肾亏虚等证候，多采用理气和胃、清热解毒、化痰祛瘀、补益脾肾法。晚期胃癌患者正气虚弱，重在补虚扶正，辅以祛邪抗癌。

在胃癌围手术期，术前以补气养血、健脾益气、滋补肝肾为主，治疗应以调整患者的阴阳气血、脏腑功能等为首要，使患者能顺利完成手术，较少地损耗人体正气。术后以补气养血、健脾和胃为主，手术会耗气伤血，手术后多表现为气血双亏、气阴两伤、脾胃失调等证候，术后补气养血、健脾和胃，有助于机体的康复。

本例患者为胃癌术后，初诊时症见乏力，眠差，呕吐，盗汗，舌淡红、苔薄白，脉沉，四诊合参，本病属于中医"癥积"范畴，辨证为肝郁脾虚型。脾为后天之本、气血生化之源，脾虚则气血生化不足，可见乏力；肝郁脾虚，气血灌注无源，心失阴血润养，故失眠；脾虚气摄血之功失职，营阴外泄，故见盗汗。临床采用疏肝健脾，兼收敛止汗法，首诊以四君子汤合四逆散加减。四君子汤益气健脾，主要由人参、白术、茯苓、甘草组成，临床常用党参代替人参补气健脾。四逆散出自《伤寒论》，其主要功效为行气解郁，调和肝脾。方中法夏和胃止呕，柴胡疏肝解郁，白芍敛阴泻热、补血养肝，枳壳散结行气，再加上龙骨、牡蛎、糯稻根收敛止汗，甘草健脾和中，全方组成合理。

三诊时，症见眠欠佳，大便较溏余无明显不适，舌淡红苔薄白，脉弦细。此为脾虚湿困，痰瘀蕴结，方用四君子汤益气健脾，加黄芪、防风合玉屏风散以升阳止泄，陈皮、枳壳行气通滞，山慈菇散结解毒，土鳖虫活血祛瘀，龙骨、牡蛎宁心安神，法夏散结燥湿。全方以健脾益气为本，辅以散结消肿，提高了患者围手术期的生活质量和临床疗效，全方组成合理。

（2）评价本案例中的康艾注射液使用合理性　康艾注射液主要成分为黄芪、人参、苦参素，益气扶正，增强机体免疫功能。临床研究和 Meta 分析也证实了康艾注射液抗肿瘤的有效性和安全性。康艾注射液不仅能抑制癌细胞，提高机体免疫力，增强疗效，还能减轻化疗引起的不良反应，缓解疼痛，改善机体微循环，提高患者生活质量，符合"扶正抑瘤"的抗癌治疗原则。

康艾注射液说明书中适应证是益气扶正，增强机体免疫功能。用于原发性肝癌、肺癌、直肠癌、恶性淋巴瘤、妇科恶性肿瘤。该患者为胃癌患者，此处用药属于超说明书适应证用药，然而有系统评价研究表明：康艾注射液具有增强机体免疫功能，改善机体微循环，抑制胃癌细胞的增殖、侵袭、迁移等作用，康艾注射液可以在临床胃癌患者中使用。

该药对于胃癌治疗的安全性和有效性仍需要更多大规模多中心的临床研究去证实，临床使用康艾注射液治疗胃癌时，建议按照超说明用药的相关要求做好备案和管理工作。

（3）用药监护

①处方中龙骨和牡蛎需要先煎20分钟，木香需要后下。

②方剂中含有土鳖虫，因此使用前应询问患者过敏史，如既往对土鳖虫、蜈蚣等动物蛋白有过敏反应，应建议医生更换其他药物。

③临床使用康艾注射液时，应正确选择用法用量、溶媒，并单药使用，同时医护人员应加强用药后对患者的观察，特别是开始静脉滴注的30分钟内，发现异常立即停药，采取积极的救治措施。

④肿瘤患者应少吃多餐，饮食宜清淡，忌食辛辣、鱼腥之品。

第四篇

毒性中药在外科治疗中的管理及应用

第一章
毒性中药的管理

第一节　管理依据

一、毒性中药的定义

传统中医药理论认为中药的"毒"有三重含义：一是药物的总称；二是指中药的偏性，指药物的作用强烈、峻猛；三是指中药的毒副作用，与现代医学的毒副作用相当。

传统毒性中药主要是指具有速发、直接或固有的毒性引起毒副作用的中药，并不包括迟发性、隐匿性、偶发性、特异性、间接性等特点的品种。《中国药典》把传统毒性中药分为"大毒""有毒"和"小毒"三级。

本篇所指的毒性中药包括毒性中药材、毒性中药饮片以及含毒性中药饮片的中成药。

二、毒性中药管理的法律法规

目前毒性中药管理主要沿用国务院1988年发布的《医疗用毒性药品管理办法》、原卫生部1989年发布的《关于贯彻执行〈医疗用毒性药品管理办法〉的通知》及1990年发布的《关于<医疗用毒性药品管理办法>的补充规定》。涉及毒性中药的目录、生产、收购、炮制、检验、包装、专用标签、保管、使用等多个环节，实现毒性中药购、销、存、用过程的控制。历版《中国药典》也收载部分毒性中药，对其毒性成分进行限量检验，2007年发布的《医院中药饮片管理规范》也强调了含毒性中药饮片处方的调剂、给付及保管的相关规定。

三、毒性中药分级划分与目录

1988年颁布的《医疗用毒性药品管理办法》纳入毒性中药管理的品种共28种：砒石（红砒、白砒）、砒霜、水银、生马钱子、生川乌、生草乌、生白附子、生附子、生半夏、生南星、生巴豆、斑蝥、青娘虫、红娘虫、生甘遂、生狼毒、生藤黄、生千金子、生天仙子、闹羊花、雪上一枝蒿、红升丹、白降丹、蟾酥、洋金花、红粉、轻粉、雄黄。其中红升丹与红粉实为同物异名。

因纳入毒性中药管理目录的品种没有包含全部《中国药典》中的毒性中药和临床中新发现、各省市中药材炮制规范中收录及地方习用中药材中具有较强毒性的品种，同时不包含毒性中药的炮制品，容易造成管理上空白，药学专家提出"毒性中药饮片"分级管理方案，某些毒性较大的中药饮片经过炮制后毒性仍然较强的品种也应纳入管理。按传统毒性大小分类，毒性中药饮片可分为大毒、有毒、小毒。2020年版《中国药典》收载的毒性中药品种见表4-1-1，其他临床中新发现、各省市中药材炮制规范中收录及地方习用中药材中具有较强毒性的品种，如葛上长亭、雷公藤等可参照此标准管理。

表4-1-1　2020年版《中国药典》收载的毒性中药

毒性中药分级	毒性中药名称
大毒	生川乌、生草乌、生马钱子、制马钱子、马钱子粉、生天仙子、生巴豆、巴豆霜、红粉、闹羊花、斑蝥
有毒	三颗针、干漆、土荆皮、山豆根、生千金子、千金子霜、生天南星、制天南星、木鳖子仁、木鳖子霜、生甘遂、醋甘遂、仙茅、生白附子、制白附子、白果、炒白果仁、白屈菜、生半夏、朱砂、朱砂粉、华山参、全蝎、芫花、醋芫花、苍耳子、炒苍耳子、两头尖、黑顺片、白附片、淡附片、炮附片、苦楝皮、金钱白花蛇、京大戟、醋京大戟、制草乌、牵牛子、炒牵牛子、轻粉、香加皮、洋金花、臭灵丹草、生狼毒、醋狼毒、常山、炒常山、商陆、醋商陆、硫黄、制硫黄、雄黄、蓖麻子、蜈蚣、罂粟壳、蜜罂粟壳、蕲蛇、蟾酥粉、制川乌
小毒	丁公藤、九里香、土鳖虫、大皂角、川楝子、小叶莲、飞扬草、水蛭、艾叶、北豆根、地枫皮、红大戟、两面针、吴茱萸、制吴茱萸、苦木、苦杏仁、炒苦杏仁、金铁锁、草乌叶、南鹤虱、鸦胆子、重楼、急性子、蛇床子、猪牙皂、绵马贯众、绵马贯众炭、紫萁贯众、蒺藜、榼藤子、鹤虱、翼首草

毒性中药管理的法律法规更新较慢，且不涉及毒性中药制剂的管理，这样容易出现管理漏洞。很多医疗机构已开始加强对毒性中药制剂的管理，监管毒性中药超剂量、超疗程使用引起的急性中毒与蓄积中毒的情况。

第二节　管理要点

一、人员管理

人员管理包括指定的药品经营单位从事毒性中药的收购、验收、储存保管、供应人员的管理；药店、医疗单位从事毒性中药采购、验收、储存保管、开具、调剂、发药、煎煮人员以及药厂负责含毒性中药制剂生产、配制和质量检验人员的管理。

1. 涉及毒性中药相关工作的人员必须定期进行毒性中药法律法规相关培训。

2. 药品生产企业必须由医药专业人员负责生产、配制和检验含毒性中药的制剂，每次配料，必须经 2 人以上复核无误，并详细记录每次生产所用原料和成品数，经手人要签字备查。所有工具、容器要处理干净，以防污染其他药品。标示量要准确无误，包装容器要有毒药标志。

3. 经营单位采购人员应从有资质的、指定的药品经营单位购买毒性中药。

4. 经营单位调配处方时，必须认真负责，计量准确，按医嘱注明要求，并由调剂人员及具有中药师以上技术职称的复核人员签名盖章后方可发出。

5. 医生应每年参加医疗机构组织的毒性中药使用培训并掌握毒性中药中毒的抢救方法。

二、储存和保管

收购、经营、加工、使用毒性药品的单位必须建立健全保管、验收、领发、核对等制度，做到来源可追溯、领发有票据、账物相符，严防收假、发错毒性中药，严禁与其他药品混杂，做到划定仓间或仓位，专柜加锁并由专人保管；做到定期养护，避免发生生虫、发霉、氧化等变质情况。

三、处方管理

根据《医疗用毒性药品管理办法》，涉及毒性中药的处方文书包括投料生产记录、医疗机构处方、科研用药申请单以及购买证明信等。

1. 生产含纳入《医疗用毒性药品管理办法》管理的毒性中药的制剂或其他

产品，必须严格执行生产工艺操作规程，在本单位药品检验人员的监督下准确投料，并建立完整的生产记录，保存五年备查。

2. 医疗单位供应和调配纳入《医疗用毒性药品管理办法》管理的毒性中药，凭医生签名的正式处方；药店供应和调配毒性药品，凭盖有医生所在的医疗单位公章的正式处方。每次处方剂量不得超过二日极量（《中国药典》用量上限）。处方一次有效，取药后处方保存二年备查。

3. 科研和教学单位所需的毒性中药纳入《医疗用毒性药品管理办法》管理的毒性中药，必须持本单位的证明信，经单位所在地县以上卫生行政部门批准后，供应部门方能发售。证明信应由供应部门按相应规定保管备查。

4. 群众自配民间单、秘、验方若需用到纳入《医疗用毒性药品管理办法》管理的毒性中药，购买时要持有本单位或者城市街道办事处、乡（镇）人民政府的证明信，供应部门方可发售。每次购用量不得超过二日极量。证明信应由供应部门按相应规定保管备查。

四、医疗机构毒性中药饮片管理

（一）建立毒性中药饮片购进准入制度

医疗机构购进《医疗用毒性药品管理办法》中记载的毒性中药及药典中标示为"大毒"的品种，应由所需用药的临床科室提出申请，药学部（或）药剂科组织质量管理小组评估，经药事管理与药物治疗学委员会同意方可购进。

（二）建立毒性中药饮片管理制度

为了确保《医疗用毒性药品管理办法》中记载的毒性中药及药典中标示为"大毒"的毒性中药在购进、使用、贮存、入出库、调剂、煎煮各环节的安全，以加强对此类中药品种在采购、验收、储存、销售各环节的管理，防止中毒或死亡事故的发生，应制定毒性中药管理制度。

1. **经营企业的资质审查** 采购前需严格审核经营企业的资质，是否具有经营毒性中药的资质，严格把关，以确保所购进中药质量。

2. **毒性中药有计划采购** 采购计划每个品种不宜超过一个月的总用量。用量小、损耗大的品种，如马钱子粉、生甘遂等，可适当放宽至三个月的总用量。

3. **毒性中药验收、入库、保管** 验收合格后立即存于专用双锁的专用柜中，有条件的医疗机构可安装摄像头，避免失窃。及时入库，并登记在毒性中药专用账册上，内容包括品名、批号等信息。定期养护，保证贮存温、湿度符合保证其质量的条件。严格实行"三专"制度，做到"专人负责，专柜加锁，专用账册"。

4.出库　毒性中药出库由专人领取，领取人应准确规范填写领药单，双人复核药品名称、包装、专用标签、规格、数量。领药单按相关规定保管备查。领药人还需在中药仓毒性中药管理专用账册上领出签名。

5."三专"制度　毒性中药饮片在中药房保管、调剂、发药严格实行"三专"制度，"专人负责，专柜加锁，专用账册"。详见"（三）中药房分级管理"。

（三）中药房分级管理

中药房毒性中药饮片管理一般实行三级分级管理，贯穿领药、保管、调剂、核发、煎煮整个链条，做到可追溯。

1.第一级　《医疗用毒性药品管理办法》中记载的毒性中药及药典中标示为"大毒"的品种。该类毒性中药从领药、保管、开具、调剂、发药等均应按《医疗用毒性药品管理办法》中的规定严格执行。

（1）领药　专人领药，准确、规范填写领药单，双人复核药品名称、包装、专用标签、规格、数量。领药单按相关规定保管备查。

（2）保管　专柜加锁，并张贴毒性中药黑底白字"毒"的专用标识，专柜宜放置在医院监控摄像头监控的范围内，以防失窃；做好双人双锁管理，以防误拿；做好交接班的清点工作，双人每天盘点，每天有交接班记录，账物相符。并由专人定期养护，做到"推陈出新"，检查其性状、是否虫蛀霉变，以防影响疗效。

（3）处方开具　每次处方剂量不得超过二日极量。

（4）调剂　双人调配、复核，调剂误差控制在±1%，最好采用精确度高的电子称称量。

（5）核发　双人核发。

（6）煎煮　发药交待时若是川乌、附子之类的，嘱咐患者先煎、久煎；医疗机构提供煎药服务的，应制定毒性中药的煎煮规范。如外用中药含有毒性饮片，发药时，务必请患者明确用法用量，并且告知相关中毒情况：口服中药出现口唇发麻、胸闷等情况请暂停服药并及时就医；外用中药出现皮肤瘙痒、红肿热痛等情况请暂停外用并及时就医。

（7）继续教育　定期学习毒性中药饮片的鉴定、炮制方法、用法用量、禁忌证、煎服方法，指导患者合理用药；加强对毒性中药饮片的不良反应、中毒症状、中毒后解救方法的学习，增强防范意识。

2. 第二级、三级　除《医疗用毒性药品管理办法》中记载的毒性中药外，在药典中被标示为"有毒""小毒"中药，该类毒性中药在使用过程中，如处方剂量超出药典推荐量，建议经处方医生双签后再行调剂。

（四）毒性中药饮片管理案例

毒性中药在治疗疼痛、癌症、疑难杂病方面有显著作用，是中医"以毒攻毒"特色思路的应用。现有的法律法规对毒性中药饮片在临床上应用管理比较严格，有部分毒性中药饮片应用经验的临床医师认为难以有效发挥毒性中药饮片的疗效，加上毒性中药在外用与内服上安全性差异大，宜根据医院现有毒性药物品种制定灵活政策，制定增补管理办法。以下为某省级医院发布的《关于印发<毒性中药饮片使用有关规定>的通知》的部分内容，供参考。

1. 开具该类处方的医师必须熟悉所使用毒性中药饮片的药性、适应证、毒副作用、用药配伍及中毒的抢救方法。

2. 医师必须按规定的用量、用法进行双签名或签署知情同意书。管理范围详见下表。

属于管理范围的中药饮片

药品名称	内服需双签名剂量范围	内服需签知情同意书剂量范围
麻黄	11～30g（含30g）	30g以上（不含30g）
细辛	4～15g（含15g）	15g以上（不含15g）
黑顺片	16～30g（含30g）	30g以上（不含30g）
炮附片	16～30g（含30g）	30g以上（不含30g）
制川乌	16～30g（含30g）	30g以上（不含30g）
药品名称	**外用签名**	**内服签名**
生川乌		
生草乌		
生附子（粉）		
生半夏	外用＞7剂（不含7剂）需签署知情同意书	任何剂量内服均需双签名并签署知情同意书
生天南星		
生甘遂（粉）		
制马钱子（粉）		
雄黄		

注：麻黄、细辛虽然临床不属于毒性中药饮片，但药性峻猛，临床用量过大时不良反应发生较多。

3. 开具处方时系统将自动提示打印知情同意书，一式两份，一份交患者，另一份由药学部保存。

4. 毒性中药饮片外用7剂以上须签署知情同意书。

5. 药学部应严格把关，尤其注意药物的配伍是否合理，指导患者采用正确的煎煮方法。

6. 目录中如需增加毒性中药饮片，新增毒性中药饮片的管理要求同上。

7. 根据医院情况，麻黄、细辛等药性较峻烈品种均列入此目录管理。

8. 毒性中药饮片纳入医院药品质量管理小组专项检查内容，不定期对毒性中药使用情况进行抽检。

由此可见，若确实是病情需要，使用《医疗用毒性药品管理办法》中记载的毒性中药及药典中标示为"大毒"的品种，内服任何剂量医师必须在处方中双签名并签署知情同意书，实施医师和药师的告知义务；内服使用其他毒性较大毒性中药饮片，超大剂量使用时，医师必须在处方中双签名并签署知情同意书，实施医师和药师的告知义务；外用《医疗用毒性药品管理办法》中记载的毒性中药及药典中标示为"大毒"的品种，超7天疗程医师必须在处方中双签名并签署知情同意书，实施医师和药师的告知义务。既严格管理医师开具毒性中药饮片的行为，又为临床有需要的患者开放通路，收放灵活，规范药学部门的管理。

第二章
毒性中药的应用

在外科疾病药物治疗中，毒性中药（毒性药材、毒性中药饮片、含毒性中药饮片的中成药）的特点明显，应用较为广泛，在把握好使用原则、保证安全性的基础上，往往可获良效。

一、外科常用毒性中药特点

1. 品种丰富，剂型多样 用于治疗外科疾病的毒性中药品种丰富，多以温里药、活血化瘀药、息风止痉药、祛风湿药、安神药、开窍药和拔毒生肌止痒药为主。其中温里药主要包括附子、川乌、草乌等；活血化瘀药主要包括斑蝥、水蛭、土鳖虫等；息风止痉药主要有蜈蚣、全蝎、蒺藜等；祛风湿药主要有蕲蛇、金钱白花蛇、马钱子、闹羊花、雷公藤等；安神药主要有朱砂等；开窍药主要有蟾酥、大皂角等；拔毒生肌止痒药主要有红粉、轻粉、雄黄、硫黄等。

用于治疗外科疾病的毒性中药剂型多样，内服常用汤、散和膏剂三种。汤剂疗效快，易吸收，作用强；散剂表面积较大，易分散，奏效快；而内服膏剂浓度高，体积小，剂量小。外治法除使用传统的膏剂、丹剂、散剂、洗剂、糊剂、酊剂、熏剂、捻剂和油剂外，还包括现代的剂型，如巴布贴剂、凝胶贴剂、栓剂、乳剂、软膏、气雾剂、离子导入剂等。外治法也是中医辨证施治的另一种体现，将药物直接作用于皮肤或黏膜，使之吸收发挥治疗作用，是外科独具的治疗方法。临床中常根据不同病情选择合适的药物剂型，发挥优势特色，利于疾病治疗、人体康复。

2. 作用迅速，功强力专 对毒性中药的"毒"有两种认知：一是指药物的性味、归经、升降浮沉及有毒、无毒等，统称为药物的偏性；二是指药物的毒副作用。在现存最早的药学专著《神农本草经》中即将中药分为有毒与无毒两类。

在外科疾病治疗中，常利用有毒中药以偏纠偏。张介宾《类经》中记载："药以治病，因毒为能，所谓毒者，以气味之有偏也。盖气味之正者，谷食之属是也，所以养人之正气；气味之偏者，药饵之属是也，所以去人之邪气。"外科常用毒性中药往往偏性较强，作用迅速，功效显著，可达到祛除病邪、协调脏腑功能、纠正阴阳盛衰的作用，增强抗病能力，反映了中医"以偏治偏"治病思路。

二、外科毒性中药使用原则

1. 辨证准确，证候相符　《伤寒论》记载："桂枝下咽，阳盛则毙；承气入胃，阴盛以亡。"说明正确辨证施治的重要性，尤其是在使用毒性中药时。辨证失准、寒热错投、攻补倒置而引起不良反应或发生药源性疾病的情况时有发生。

属于温里剂的四逆汤，具有温中祛寒，回阳救逆功效，方中生附子大辛大热，温壮肾阳，祛寒救逆。若使用时辨证不当，热厥患者误用此方，则发生中毒的概率会大大增加。安宫牛黄丸（牛黄、水牛角浓缩粉、人工麝香、珍珠、朱砂、雄黄、黄连、黄芩、栀子、郁金、冰片），可清热解毒，镇惊开窍，用于热病，邪入心包，高热惊厥，神昏谵语；中风昏迷及脑炎、脑膜炎、中毒性脑病、脑出血、败血症见上述证候者。由于安宫牛黄丸含有朱砂、雄黄等毒性中药材，使用时更要注意辨证准确，对痰热不明显或脾胃虚寒的患者不仅不适合，还会加重病情。另外有一些通经络中成药如大活络胶囊、尪痹胶囊等，它们成分中也有毒性中药材，临床常出现辨证与用药不相符的情况，需要引起注意。

2. 中病即止，控制疗程　毒性中药，尤其是代谢速率慢的药物，长期服用后会造成药物在体内蓄积，引起蓄积中毒。《内经·五常政大论》云："大毒治病，十去其六；常毒治病，十去其七；小毒治病，十去其八；无毒治病，十去其九；欲肉果菜食养尽之，无使过之、伤其正也。"临床用药不仅考虑单次用药剂量，还应考虑用药时间和用药总量，中病即止，控制好疗程，以避免药物蓄积引发不良反应。

例如润燥止痒胶囊，其含有何首乌成分。2014年，国家药品不良反应监测中心在《药品不良反应信息通报》中特别提出口服何首乌及其成方制剂可能有引起肝损伤的风险。有研究显示何首乌致肝损伤的主要化学物质可能为顺式二苯乙烯苷，长期服用含有何首乌的制剂可导致肝酶升高。雄黄中的砷盐毒性较大，服用以后可抑制酶系活性，从而减弱酶的正常功能，阻止细胞的氧化和呼吸，严重干扰组织代谢；长期服用后可出现皮疹、脱甲、麻木、疼痛，亦可有口腔炎、鼻炎、结膜炎、结肠炎的相应表现；甚者可有肌肉萎缩、剧烈疼痛及膈神经麻痹所引起的呼吸暂停等症状。

3.内服与外用兼顾　外科疾病的中医治疗中，为避免内服药物不奏效，常联合外治法，采用多途径入药。外治法是内治法相对而言的治疗法则，同样需要辨证施治。有些外科疾病发病部位在皮肤，口服药物的同时往往需结合外用膏剂，如外科疾病初起、成脓和溃后各个阶段的肿疡、溃疡，使用膏药如太乙膏、金黄膏等对明显红肿热痛的阳证疮疡效果较好。另有一些临床常用的外用制剂如复方南星止痛膏、活血止痛膏等，要警惕多途径用药的叠加中毒。

4.从小量开始，不宜超量使用　由于古代度量衡差异、动物药剂量描述不一、中药剂量差异较大以及用药者主观随意等因素，中药临床用药剂量有时不够规范，虽然有不少医家大胆应用大剂量毒性中药而获良效，但不能为达到治疗目的而盲目加大药物剂量。如确需加大剂量，也应该结合患者的具体情况从小剂量开始，逐渐增加至最大治疗量。《神农本草经》描述："若有毒药以疗病，先起如黍粟，病去即止，不去倍之，不去十之，取去为度。"

例如马钱子以及含有马钱子的中成药伸筋活络丸、平消片、接骨丸、通痹片、痹棋胶囊等，马钱子中的生物碱既是有效成分也是有毒成分，治疗剂量和中毒剂量较为接近，成人用量5mg即可发生中毒现象，30mg可致死，因此更须注意不能超量使用。

5.避免禁忌用药

（1）证候禁忌　由于毒性中药的药性不同，偏性较大，具有一定的适用范围，外科疾病治疗中尤其要注意避免毒性中药证候禁忌，如阴虚内热、肝阳上亢、痰火内盛者不宜应用心宝丸、桂附地黄丸等；热证患者不宜应用附子等。

（2）配伍禁忌　中药配伍讲究"宜"和"忌"。历代医家对配伍禁忌药物的认识不一致，金元时期才把药物的配伍禁忌概括为"十八反"和"十九畏"。《神农本草经》曰："药有单行者，有相须者，有相使者，有相畏者，有相恶者，有相反者，有相杀者。凡此七情，和合视之。当用相须相使者，勿用相恶相反者"。药物配伍可能增进方剂的疗效，也可能相互抵消或削弱。有的可以降低或消除毒副作用，也有的可以产生毒副作用。临床处方用药一定要讲究配伍的法度，君臣佐使合理配伍，切忌胡乱拼凑处方，更不能违反配伍禁忌。

例如瓜蒌、白及、白蔹可加强乌头的毒性；甘草配伍甘遂，增加方剂毒性；牵牛子不与巴豆、巴豆霜同用；硫黄不与芒硝、玄明粉同服等。

（3）个体差异　药物产生毒副作用除了剂量蓄积导致外，还有一种特异质反应，这类反应发生的主要原因是遗传因素，与剂量无关，这类人对某些药物特别敏感，很小剂量即可产生较强的药理作用和不良反应，如附子的中毒剂量一般在30g以上，但也有在复方中使用3g附子发生中毒的情况。有文献证实，有些人对何首乌不敏感，长期服用含有何首乌的中成药未发生肝脏损伤，但也有人服用含有何首乌的汤剂或制剂容易出现肝脏损伤。

另一方面，不同种族人群对同一剂量药物的敏感度不同，产生的作用与反应也不同。如许多药物进入体内后需要经过乙酰化过程代谢转化，乙酰化过程有慢性和快性之分，日本人、爱斯基摩人多为快乙酰化者，中国人中慢乙酰化者占26.5%，欧美白种人中慢乙酰化者高达50%～60%。

此外，在某些病理状况下，由于药物在体内的代谢反应可能发生质与量的变化，用药者的病理状况可能影响或改变药物的药理作用，甚至引发不良反应，临床用药时必须充分认识这一影响因素，注意患者病理特点，避免不良反应的发生。如有慢性肝脏疾病的患者，对药物的清除速率降低，使药物的血浆半衰期延长，造成经肝脏排泄的药物在体内蓄积，引发不良反应。肾功能不全患者，经肾脏排泄的药物的排泄速度减慢，容易造成药物在体内蓄积，引发不良反应，且肾功能不全患者容易发生低蛋白血症，血浆中药物的蛋白结合率低，游离药物浓度高，血药浓度增加，引发不良反应。

（4）女性特殊时期禁忌　女性月经期、妊娠期、哺乳期等不同的生理状态对药物的反应会有差异。如经期、妊娠期妇女对泻下药敏感，作用峻猛的泻下药，如芒硝、甘遂、大戟、芫花、商陆、牵牛、巴豆等，可导致盆腔器官充血而引起月经过多或流产；经期、妊娠期的妇女对活血化瘀药也非常敏感，易导致月经过多和流产，应尽量避免应用；大部分有毒中药是有妊娠禁忌的，妊娠期特别是怀孕最初3个月的妇女，必须禁用有致畸危险的中药，否则会影响胚胎的正常发育，导致胎儿畸形。

三、常见毒性中药中毒症状和救治方法

毒性中药的毒性反应可累及消化系统、泌尿系统、血液系统、呼吸系统、神经系统等多个系统，可引起全身或局部病变。在应用毒性中药饮片或含毒性中药饮片的中成药时，需熟悉毒性中药发生毒性反应的症状，掌握救治办法。

（1）乌头类毒性中药　常见药物有生川乌、生草乌、生附子及其炮制品，引起中毒的成分是双酯型、单酯型和醇胺型生物碱3种类型的毒性生物碱，其中双酯型生物碱毒性最剧烈。乌头类生物碱对神经系统，尤其是迷走神经影响最大，使其先兴奋后抑制，并可直接作用于心脏，产生异常兴奋，导致心律失常，甚至引起室颤而死亡。严重心律失常及呼吸中枢麻痹是乌头碱中毒致死的主要原因。此类药物中毒后应立即停药，采用催吐、导泻、输液等对症措施实施解救，阿托品能对抗迷走神经的过度兴奋、利多卡因治疗乌头类中药中毒后出现的室性心律失常。

（2）马钱子　常见药物有生马钱子、制马钱子及马钱子粉，引起中毒的成分是番木鳖碱（士的宁）和马钱子碱，它们导致强制性惊厥，最后可因呼吸麻痹而致死。中毒初期出现头晕、头痛、烦躁不安、面部肌肉紧张、吞咽困难等症状，进而伸肌与屈肌同时做极度收缩，发生典型的士的宁惊厥、痉挛，甚至角弓反张，可因呼吸肌痉挛窒息或心力衰竭而死亡。出现惊厥时，静脉注射异戊巴比妥钠0.3~0.5g或地西泮10~20mg。呼吸麻痹者及时行气管插管、人工机械呼吸来解救。

（3）蟾酥　蟾酥主要含蟾酥毒素，为Ⅰ类强心苷。一般认为其引起中毒的机制类似洋地黄，服用吸收快，作用消失得也快，蓄积性小，一般用药0.5~2小时后会出现头晕头痛、呕吐、胸闷、心悸，心电图显示ST-T改变及传导阻滞，类似洋地黄中毒，严重时出现房颤、血压下降、体温下降、呼吸困难、休克，最后呼吸衰竭、循环麻痹而死亡。中毒时可采用阿托品抑制蟾酥引起的迷走神经兴奋带来的房室传导阻滞和心律失常，利用利多卡因防止发生室颤，若出现惊厥可用地西泮、氯丙嗪或苯巴比妥等药物。

（4）雄黄　雄黄引起中毒的成分是砷盐，砷盐毒性较大，进入体内后减弱酶的正常功能，阻止细胞的氧化和呼吸，严重干扰组织代谢。吸收较快，但排泄甚慢，常易引起积蓄中毒，急性中毒表现为口干咽燥、流涎、剧烈呕吐、头痛、头晕、烦躁不安、腹痛腹泻，甚者多部位出血、惊厥、意识丧失、发绀（紫绀）、呼吸困难并呈休克状态，可因出血、肝肾功能衰竭、呼吸中枢麻痹而死亡。中毒后采取催吐、洗胃，应用二巯基丙醇类进行特异性解救。

（5）朱砂、轻粉、红粉　此类中药引起中毒的主要成分是含汞化合物，含汞化合物对人体组织有腐蚀作用，口服者一般可见口腔及咽喉部烧灼痛、黏膜肿胀、出血糜烂，口内有金属味，恶心呕吐，腹痛、腹泻，黏液便或血便，甚至出现出血性肠炎、胃肠穿孔，惊厥，震颤。汞吸收入血后，可导致"汞毒性肾病"，出现水肿、尿少、蛋白尿、管型尿。严重者可发生肾功能衰竭，昏迷，抽搐，血压下降，甚至休克，呼吸浅表、急促，最终死于呼吸衰竭。中毒后应立即停药，采用催吐、洗胃、导泻、输液等对症解救，可应用对抗剂：口服磷酸钠、醋酸钠；应用解毒剂：首选二巯基丙磺酸钠、硫代硫酸钠等金属解毒剂。

（6）雷公藤 雷公藤引起中毒的主要成分是雷公藤碱、雷公藤次碱、雷公藤宁碱等，主要中毒表现有药物性肝炎、肾功能不全、粒细胞减少、白细胞减少、血小板减少、闭经、精子数量减少、心律失常等消化、泌尿、血液及生殖等多系统损害。尚无特殊对抗药，主要采取对症治疗及支持疗法。

参考文献

［1］陈红风.中医外科学［M］.5版.北京：中国中医药出版社，2021.

［2］中华中医药学会.中医外科临床诊疗指南［M］.北京：中国中医药出版社，2020.

［3］赵尚华.中医外科心得集［M］.北京：学苑出版社，2010.

［4］林毅，唐汉均.现代中医乳腺病学［M］.北京：人民卫生出版社，2003.

［5］周岱翰.临床中医肿瘤学［M］.北京：人民卫生出版社，2003.

［6］杨志波.中医皮肤性病学［M］.上海：上海科学技术出版社.2020.

［7］秦国政.中医男科学［M］.北京：中国中医药出版社，2012.

［8］黄桂成，王拥军.中医骨伤科学［M］.北京：中国中医药出版社，2016.

［9］黄桂成.中医筋伤学［M］.北京：中国中医药出版社，2016.

［10］吴勉华，石岩.中医内科学［M］.北京：中国中医药出版社，2021.

［11］陈潮祖.中医治法与方剂［M］.北京：人民卫生出版社，2009.

［12］张廷模.临床中药学［M］.上海：上海科学技术出版社，2012.

［13］李广庆.中药调剂学概论［M］.北京：中国医药科技出版社，1995.

［14］钟赣生.中药学［M］.北京：中国中医药出版社，2019.

［15］李冀，左铮云.方剂学［M］.北京：中国中医药出版社，2021.

［16］孙洪胜，全世建.中药临床方剂学［M］.北京：人民卫生出版社，2016.

［17］钟凌云.中药炮制学［M］.北京：中国中医药出版社，2021.

［18］梅全喜，曹俊岭.中药临床药学［M］.北京：人民卫生出版社，2013.

［19］国家药典委员会.中华人民共和国药典［S］.2020年版.北京：中国医药科技出版社，2020.

［20］国家药典委员会.中华人民共和国药典临床用药须知［M］.2020年版.北京：中国医药科技出版社，2022.

［21］高希言.中医大辞典［M］.太原：山西科学技术出版社，2017.

［22］南京中医药大学.中药大辞典［M］.2版.上海：上海科学技术出版社，2006.